大国医经典医案赏析系列（第二辑）

薛己经典医案赏析

总主编　吴少祯　李家庚

主　编　李云海　张志峰

中国健康传媒集团
中国医药科技出版社 ·北京

内容提要

薛己（1487～1558年），字新甫，号立斋，江苏苏州人，明朝著名医家。薛己初为疡医，后以内科驰名，并通晓外、妇、儿等各科。

本书以《薛己医案全集》为蓝本，对其中内、外、妇、儿、骨伤、五官、疠疡等各科病证，共计480个案例进行了赏析，充分反映薛氏学术思想，高度概括薛氏临证经验。可启发后学，为当今中医临床提供参考和借鉴。

图书在版编目（CIP）数据

薛己经典医案赏析／李云海，张志峰主编．—北京：中国医药科技出版社，2019．7（2025．6重印）

（大国医经典医案赏析系列．第二辑）

ISBN 978－7－5214－1131－7

Ⅰ．①薛…　Ⅱ．①李…②张…　Ⅲ．①医案—汇编—中国—明代　Ⅳ．①R249．48

中国版本图书馆CIP数据核字（2019）第074103号

美术编辑　陈君杞
版式设计　易维鑫

出版　**中国健康传媒集团**｜中国医药科技出版社
地址　北京市海淀区文慧园北路甲22号
邮编　100082
电话　发行：010－62227427　邮购：010－62236938
网址　www.cmstp.com
规格　710×1000mm 1/16
印张　29¼
字数　428千字
版次　2019年7月第1版
印次　2025年6月第2次印刷
印刷　三河市万龙印装有限公司
经销　全国各地新华书店
书号　ISBN 978－7－5214－1131－7
定价　60.00元

获取新书信息、投稿、为图书纠错，请扫码联系我们。

《大国医经典医案赏析系列（第二辑）》

编 委 会

《薛己经典医案赏析》

编委会

主　编　李云海　张志峰

副主编　桑红灵　林连美　蔡　蓉　张雪荣
杨德群

编　委　（按姓氏笔画排序）
吕烈洋　刘缨红　李云海　杨德群
张志峰　张雪荣　林连美　桑红灵
曹　姗　蔡　蓉

秘　书　蔡　蓉（兼）

编者的话

薛己（1487~1558年），字新甫，号立斋，江苏苏州人，明朝著名医家。薛己初为疡医，后以内科驰名，并通晓外、妇、儿等各科。薛己毕生著述宏富，包括《内科摘要》《外科发挥》《外科心法》《外科枢要》《外科经验方》《女科撮要》《保婴粹要》《正体类要》《口齿类要》《疠疡机要》，等等，在这些医著中记录有大量的医论、医案，其中蕴含着薛己鲜明的学术思想及丰富的临证治验，为其毕生医学实践的精华所在。因此，选录其中部分医案进行深入赏析，探寻其辨证论治的思路，总结其治病遣方的特色，前后推究，考镜源流，融会新知，必定能够更好地发掘古代名医经验，推动中医学术发展，提高中医临床疗效，基于此，特编写《薛己经典医案赏析》一书。

本书以《薛己医案全集》为蓝本，对其中内、外、妇、儿、骨伤、五官、疠疡等各科病证，共约480个案例进行了赏析。本书撰写时，依据薛己医案的完整性及其代表性，选取各病证的典型医案数则，完整保留其原貌，然后以中医理论为基础，运用辨证论治思维方法，参阅、引证历代医家相关阐述，对其进行分析和阐发，并力求言简意赅，条理分明，从而探寻医案中理、法、方、药的脉络，深刻阐明医案内在精神，借此充分反映薛氏学术思想，高度概括薛氏临证经验。如此，可启发后学，为当今中医实践提供参考和借鉴。

《薛己医案全集》各科医案，载有脉、症、治及方名，案下未见方药，方药以附方的形式附于每一病证后。为了让读者知晓薛己所用方药，本书将所选录医案的方剂以方剂索引的形式附录于书末，便于读者检索、学习。

《薛己经典医案赏析》编写分工：李云海、刘缨红编写《内科摘要》医案；张雪荣、曹姗编写《疠疡机要》医案；张志峰编写《外科发挥》《外科心法》医案；桑红灵编写《女科撮要》医案；杨德群编写《外科枢要》医案；林连美编写《保婴撮要》医案；蔡蓉、吕烈洋编写《正体类要》《口齿类要》医案。

本书可供临床中医师及学习研究中医者参考，由于编者水平有限，不当或疏漏之处在所难免，恳请广大读者提出宝贵意见。

编　者

2018年12月

目　录

内科摘要·卷上

内科摘要·卷下

女科撮要·卷上

女科撮要·卷下

外科发挥

外科心法与外科枢要

正体类要

口齿类要

疠疡机要

保婴撮要·卷一

保婴撮要·卷二

保婴撮要·卷三

保婴撮要·卷四

保婴撮要·卷五

保婴撮要·卷六

保婴撮要·卷七

内科摘要·卷上

一、元气亏损内伤外感等病证

案1 心脾不足兼中风

车驾王用之，卒中昏愦，口眼㖞斜，痰气上涌，咽喉有声，六脉沉伏。此真气虚而风邪所乘。以三生饮一两，加人参一两，煎服即苏。若遗尿，手撒，口开，鼾睡，为不治；用前药亦有得生者。夫前饮乃行经络、治寒痰之药，有斩关夺旗之功。每服必用人参两许，驾驱其邪，而补助真气，否则不惟无益，适足以取败矣！观先哲用芪附、参附等汤，其义自见。

【赏析】

薛氏提出："设或六淫外侵而见诸证，亦因其气内虚而外邪承袭。"（《明医杂著·卷四·风症》）此与《内经》所言"邪之所凑，其气必虚"是一致的。病人心脾亏损，元真不足，风邪趁机侵袭，故而犯病，由此看出中风病的本质属于本虚标实。脾气亏虚，脾失运化，痰自生，痰浊偏盛，上壅清窍，内蒙心神，神机闭塞，心虚则气怯，此时外感风邪，伤及经络，故有卒中昏愦，口眼㖞斜，痰气上涌，咽喉有声的症状。口眼㖞斜，其病在络，《金匮要略·中风历节病篇》云："络脉空虚，贼邪不泻，或左或右，邪气反缓，正气即急，正气引邪，㖞僻不遂。"可作参佐。风痰在经之证，脉当浮滑，而今反六脉沉伏，可知真气之虚。用三生饮（南星、川乌、附子、木香）加人参，君以人参直补心脾之虚，臣以南星祛经络之风痰，佐以附子、乌头走络开闭，使以木香理气。全方补真气，行经络，治寒痰，标本兼治。若遗尿手撒、口开鼾睡，则为真气离散的表现，五脏失去固摄，故为不治。

案2 脾失健运，痰饮内停

州判蒋大用，形体魁伟，中满，吐痰，劳则头晕。所服皆清痰、理气。余曰：中满者，脾气亏损也；痰盛者，脾气不能运也；头晕者，脾气不能升也；指麻者，脾气不能周也。遂以补中益气加茯苓、半夏以补脾土，用八味地黄以补土母而愈。后惑于《乾坤生意方》云：凡人手指麻软，三年后有中风之疾，可服搜风、天麻二丸以预防之。乃朝饵暮服，以致大便不禁，饮食不进而殁。愚谓预防之理，当养气血、节饮食、戒七情、远帏幕可也。若服前丸以预防，适所以招风取中也。

【赏析】

脾气亏虚，水谷津液运化失常，而致痰盛、中满；劳倦伤脾，痰阻中焦，清阳不升，头窍失养，出现头晕的症状；手指发麻，可知脾虚阳气不周，麻属气虚也。脾胃不足，痰湿易滞，故薛氏以补中益气汤加茯苓、半夏，增其健脾祛湿之功，全方健脾和胃，补中以升清阳。中气久虚，则水谷不能荣养先天，阳精不藏，阴精不化，故治以八味地黄丸，平补阴阳，以做后天化生之资。在预防疾病方面，亦需要辨证对待，薛氏认为可以从调养气血、调节饮食、调畅情志、远离房事入手，搜风、天麻二丸防病的前提是服药者须元气不亏，身体壮实，平素腠理密闭且腑气通畅者。倘误用于元气不足之人，或表气不密易汗者，或里气虚寒便溏者，不仅不能防病，反而会加重病情。

案3　中风兼外感风寒

一男子卒中，口眼歪斜，不能言语，遇风寒四肢拘急，脉浮而紧。此手足阳明经虚，风寒所乘。用秦艽升麻治之稍愈，乃以补中益气加山栀而痊。若舌喑不能言，足痿不能行，属肾气虚弱，名曰痱证，宜用地黄饮子治之。然此证皆由将息失宜，肾水不足，而心火暴盛，痰置于胸也。轻者自苏，重者或死。

【赏析】

病人脾胃素虚，正气亏损，复感风寒邪气而致气血逆乱，经脉闭阻。薛氏认为此乃手足阳明经虚，风寒所乘，故有口眼歪斜、不能言语、四肢拘急、脉浮而紧的临床表现。用秦艽升麻汤治之稍愈，乃以补中益气汤加栀子而痊，遵《内经》“治痿独取阳明”之法。李中梓曰：“至哉坤元，为五脏之主，木盛风淫，则仓廪之官受制，脾主四肢，故痿痹也，口为土之外候，眼为木之外候，故俱病也。

升麻、白芷皆阳明本药，故用为直入之兵，桂枝、芍药和其荣卫，防风、秦艽驱散风邪，葱根佐风药发汗，则无微不达，又藉人参、甘草补而和之，则大气周流，而邪气有不散者乎。”稍愈后，以补中益气汤补益中气，扶助正气，以防闭门留寇，故先祛邪后扶正。若舌喑无声，足痿不耐行走，属下元虚衰，痰浊上泛之喑痱，方用地黄饮子，滋肾阴，补肾阳，阴阳并补，上下同治，而以治本治下为主，下元得以补养，虚阳得以摄纳，水火相济，痰化窍开则喑痱可愈。然肾阴亏损，阴精不能上承，因而心火偏亢灼伤津液成痰，结于胸中，轻者自愈，重者或死。

案4　中风兼脾虚湿热

一男子，体肥善饮，舌本强硬，语言不清，口眼歪斜，痰气涌盛，肢体不遂。余以为脾虚湿热，用六君加煨葛根、山栀、神曲而痊。

【赏析】

《丹溪心法·中风》云：“湿土生痰，痰生热，热生风也。”并且《临证指南医案·中风》也指出：“风木过动，中土受伐……饮食变痰……痰火阻窍，神志不清。”皆说明饮食不节，脾失健运，酿湿生痰阻络蒙窍可诱发本病。此人素有痰湿，饮食内伤，郁而化热，损伤脾胃之气，运化无力，痰浊瘀血留滞脉络，血脉阻滞，遂成裹囊，导致中风发生，见语言不清，口眼歪斜，痰气涌盛，肢体不遂。薛氏认为此根本乃脾虚湿热，治以六君子汤加煨葛根、栀子、神曲而痊。本方重在补益脾胃之虚，兼以苦燥淡渗以祛湿浊，颇合脾欲缓、喜燥恶湿之性；加葛根解肌退热，升津舒筋；栀子清阳明热，防止温补太过；神曲健脾消食，理气化湿。

案5　脾肺气虚

一儒者，素勤苦，恶风寒，鼻流清涕，寒噤，嚏喷。余曰：此脾肺气虚，不能实腠理。彼不信，服祛风之药，肢体麻倦，痰涎自出，殊类中风。余曰：此因风剂耗散元气，阴火乘其土位。遂用补中益气加麦门冬、五味，治之而愈。

【赏析】

《灵枢·本脏》云：“卫气者，所以温分肉，充皮肤，肥腠理，司开合。”脾肺气虚，腠理不实，风寒之邪乘袭，则见恶风寒，鼻流清涕而寒噤嚏喷。气虚外感，如若辨证不清，误用祛风之药，则伤耗元气，脾气虚甚，清阳下陷，阴火乘其土位，泛滥肌腠，耗伤气阴，则症见肢体麻倦，痰涎自出，殊类中风。薛氏遵东垣之理，投治气虚发热而立的补中益气汤加麦冬、五味子而治之。方中重用黄芪为君，入脾肺，而补中气、固表气；臣以人参、白术、炙甘草大补元气、补脾和中；君臣相伍，可大补一身之气；佐以当归补气之品，陈皮理气和胃，使补而不滞；更加升麻、柴胡升提下陷之中气；再加麦冬、五味子以养脾肺之气阴。补其中而升其阳，甘寒泻阴火则愈。

案6　元气亏损内伤

秀才刘允功，形体魁伟，不慎酒色，因劳怒头晕仆地，痰涎上涌，手足麻痹，口干引饮，六脉洪数而虚。余以为肾经亏损，不能纳气归源而头晕；不能摄水归源而为痰；阳气虚热而麻痹；虚火上炎而作渴。用补中益气合六味丸料治之而愈。其后或劳役或入房，其病即作，用前药随愈。

【赏析】

病人因饮食、情志内伤致元气亏损。肾主纳气，肾气虚则不能纳气归源，上蒙心窍故头晕；肾主水，肾气虚则不能摄水归源，水化无力，聚湿成痰；正气不足而虚热灼伤津液，肌肤失养，则手足麻痹；虚火上炎，伤津则渴；六脉洪数而虚是邪气盛而体虚的表现。肾藏精，主人体的生长发育与生殖，为先天之本；脾主运化，为气血生化之源，为后天之本。先后天之间的关系是“先天生后天，后天养先天”，肾精必须得到脾运化的水谷精微之气不断资生化育，才能充盛不衰。故用补中益气汤以补中气，以助肾之气化，合六味地黄丸滋补肾阴。病人肾虚，久劳或房室更易伤肾，容易反复。

案7　元气亏损兼中气不足

宪幕顾斐斋，饮食起居失宜，或半身并手不遂，汗出神昏，痰涎上涌。王竹西用参芪大补之剂，汗止而神思渐清，颇能步履。后不守禁，左腿自膝至足肿胀甚大，重坠如石，痛不能忍，其痰甚多，肝脾肾脉洪大而数，重按则软涩。余朝用补中益气加黄柏、知母、麦门、五味煎送地黄丸，晚用地黄丸料加黄柏、知母数剂，诸症悉退。但自弛禁，不能痊愈耳。

【赏析】

病人因饮食起居失宜，致脾气虚弱。脾为气血生化之源，气虚则肌肤经脉失于濡养，故有时半身并手不遂；气虚卫外不固则汗出；生化无源无以养神，则神昏；脾气虚运化水液失常，则痰涎上涌。本病属于素体本虚，用参芪大补之剂以补元气效果可观。后因病人不注意禁忌而损伤中阳之气。脾气虚无力运化水液，水液停聚于下则肿大；水液聚而不化则痰甚多；脾主升清，中阳之气不足，无力升举，则重坠如石；气机阻塞，不通则痛；脉洪大而数，重按则软涩，为中气不足，邪热充盈脉道。早上阳气初升，服用补中益气汤以补益中气，加黄柏、知母、麦冬、五味子清热滋阴；晚上阴气盛，服用六味地黄丸以补肾阴。但若放松禁忌，则不能够痊愈。

案8 脾肾两虚之筋骨疼痛

锦衣杨永兴，形体丰厚，筋骨软痛，痰盛作渴，喜饮冷水，或用愈风汤、天麻丸等药，痰热益甚，服牛黄清心丸，更加肢体麻痹。余以为脾肾俱虚，用补中益气汤、加减八味丸，三月余而痊。以后连生七子，寿逾七旬。《外科精要》云：凡人久服加减八味丸，必肥健而多子。

【赏析】

《素问·宣明五气》中提到“肾主骨”，肾精亏虚，无以濡养骨骼，则筋骨软痛；病人本属痰湿体质，脾虚水液运化失常，聚湿成痰，加之肾虚不能摄水归源，故痰盛；痰湿内蕴，日久化热，津液不能上承，故口渴，喜冷饮。起初认为是风湿痹，用愈风汤、天麻丸，祛风除湿止痛，反使痰热益盛；服牛黄清心丸清热化痰，本就脾肾两虚，再用苦寒之药，则直中脾阳，攻下伤阴伤阳，故筋骨麻痹。此病是本虚，以脾肾两虚为主，故应健脾补肾。方用补中益气汤，以健脾升阳；八味丸有温补肾阳之效，益肝肾，强筋骨，长服有强身健体、补益肝肾的作用。因此，病人后连生七子，寿逾七旬，正如《外科精要》所云：“凡人久服加减八味丸，必肥健而多子。”

案9　肾阴精不足，血虚发热动风

先母七十有五，遍身作痛，筋骨尤甚，不能伸屈，口干目赤，头晕痰壅，胸膈不利，小便短赤，夜间殊甚，遍身作痒如虫行。用六味地黄丸料加山栀、柴胡治之，诸症悉愈。

【赏析】

肾为先天之本，主骨生髓，肾阴精不足，骨髓不充，故遍身作痛，筋骨尤甚，不能屈伸；脑为髓之海，肾精不足则髓海空虚，而病头晕目眩；肾虚不能摄水归源，故痰壅；肾藏精，为封藏之本，阴精亏虚，封藏不固，阴不制阳，相火妄动，而病手足心热，口燥咽干，小便短赤，而夜间阳入于里，阴不敛阳，故症状在夜间尤甚；肾精亏损，阴液亏虚，故而生风，遍身作痒如虫行；阴虚不制阳，则血热而目赤。薛氏用六味地黄丸加栀子、柴胡。方中熟地黄益肾填精；山茱萸滋补肝肾，涩精；山药滋肾补脾，收涩固精；以牡丹皮、茯苓、泽泻泻相火，健脾渗湿；再以柴胡、栀子清气血分之热，诸症悉愈。

案10　时疮愈后误治，肝阳上亢

一男子，时疮愈后，遍身作痛，服愈风丹，半身不遂，痰涎上涌，夜间痛甚。余作风客淫气治，以地黄丸而愈。

【赏析】

时气变化，邪气凑袭，发为时疮，虽愈，已耗伤阴血，筋脉失于濡养，故遍身作痛。误以为风寒湿痹，用愈风丹以祛风散寒、活血止痛，然因其性燥烈，复损伤肝血肾阴，后阴不制阳，阳亢化风，肝风夹痰，流窜经络，经气不利，故半身不遂；痰随风升，故痰涎上涌；夜间阳入于里，此时阴虚，阴不敛阳，故痛甚。薛氏以之为六淫风邪，治之用地黄丸滋补肝肾而愈。

案11 肝肾阴虚误治，损其肝血

一老人，两臂不遂，语言謇塞，服祛风之药，筋挛骨痛。此风药亏损肝血，益增其病也。余用八珍汤补其气血，用地黄丸补其肾水，佐以愈风丹而愈。

【赏析】

老人肝肾阴虚，阴不制阳，肝阳上亢，阳亢化风。足厥阴肝经络舌本，肝风夹痰上窜，故语言謇涩；肝风夹痰，流窜经络，经气不利，故两臂不遂。然用祛风之药，过于燥烈，损伤肝之阴血、肾之阴液，肝风愈盛，风动则筋挛；肾主骨，肾亏则骨痛，疾病反而加重。薛氏用八珍汤之人参、白术、茯苓、甘草补气，熟地黄、白芍、当归、川芎补血和血；用地黄丸熟地黄、山茱萸、山药、泽泻、茯苓、牡丹皮来滋阴补肾，正如陈自明在《妇人良方·卷三·贼风偏枯方论》中所云："治行痹者，散风为主，御寒利湿仍不可废，大抵参以补血之剂，盖治风先治血，血行风自灭也。"故在补益肝肾之后，佐以愈风丹，标本兼治而愈。

案12 肝郁脾虚误治，复伤气血生风

一妇人，因怒吐痰，胸满作痛，服四物、二陈、芩、连、枳壳之类，不应，更加祛风之剂，半身不遂，筋渐挛缩，四肢痿软，日晡益甚，内热口干，形体倦怠。余以为郁怒伤脾肝，气血复损而然。遂用逍遥散、补中益气汤、六味地黄丸调治，喜其谨疾，年余悉愈，形体康健。

【赏析】

妇人因怒伤肝脾，肝失疏泄，脾失健运，气机郁滞。肝气郁结，气不行津，津聚为痰，气机上逆而吐痰；肝失疏泄，气机不畅，经脉不利，故胸满作痛。治当疏肝解郁，健脾行气化痰，然服用四物汤、二陈汤等养血行气药，不应。更加燥烈之祛风剂，脾肝肾之气血复损，阴不潜阳，阳亢化风，肝风夹痰，流窜经络，经气不利，则半身不遂；阴虚筋脉失于濡养，故筋渐挛缩，四肢痿软，而日晡外界阳气旺盛，与体内肝阳相合，故日晡益甚；阴虚内热则口干；脾主四肢肌肉，中气不足，故形体倦怠。薛氏用逍遥散疏肝解郁、养血健脾，补中益气汤补

中益气，六味地黄丸滋阴补肾，年余而愈。

案13　肝脾肾亏虚兼肝气郁结

一妇人，怀抱郁结，筋挛骨痛，喉间似有一核，服乌药顺气散等药，口眼歪斜，臂难伸举，痰涎愈甚，内热晡热，食少体倦。余以为郁火伤脾，血燥风生所致。用加味归脾汤二十余剂，形体渐健，饮食渐佳；又服加味逍遥散十余剂，痰热少退，喉核少利；更用升阳益胃汤数剂，诸症渐愈。但臂不能伸，此肝经血少，用地黄丸而愈。

【赏析】

病人因情志不遂，肝失疏泄，气机郁滞。肾主骨，肝主筋，元气亏虚，肝气郁结，筋脉失养，故筋挛骨痛；气不行津，津聚为痰，痰气搏结于咽部则为梅核气。服乌药顺气散后出现臂难伸举，口眼歪斜，痰涎愈甚，日晡潮热，乃因肝气郁结，横逆犯脾，郁火伤脾，肝肾阴血俱虚，血燥生风所致。用加味归脾汤治疗，由归脾汤加上疏肝解郁、升举阳气之柴胡和泻火除烦、清热凉血解毒之栀子，以补养心脾，养血除热；服用二十余剂后阴血复而症状轻，改用加味逍遥散，疏肝健脾，脾健痰消，如《济生方·痰饮论治》所云："人之气贵乎顺，顺则津液流通，绝无痰饮之患。"继用升阳益胃汤，以缓解脾胃虚弱，肢体倦怠，饮食无味；因肝经血少导致臂不能伸，用滋阴补肾的地黄丸而愈。

案14　肝血虚发热

一产妇，筋挛臂软，肌肉掣动，此气血俱虚而有热，用十全大补汤而痊。其后因怒而复作，用加味逍遥散而愈。

【赏析】

产后气血两虚，血失濡养致筋挛臂软，肌肉掣动。服用主治气血不足的十全大补汤，方中四君补气，四物补血，更与补气之黄芪和少佐温煦之肉桂，则补益气血之功更著。怒伤肝，肝主藏血，阴血不足，而生虚热，且血不荣筋则致筋挛臂软，肌肉掣动。服用加味逍遥散，方中柴胡能升，所以达其逆也；芍药能收，所以损其过也；牡丹皮、栀子能泻，所以伐其实也；木盛则土衰，白术、甘草，扶其所不胜也；肝伤则血病，当归所以养其血也；木实则火燥，茯神所以宁其心也，治疗肝血虚发热，故而痊愈。

案15　产后气血两虚

一产妇，两手麻木。服愈风丹、天麻丸，遍身皆麻，神思倦怠，晡热作渴，自汗盗汗。此气血俱虚。用十全大补加炮姜，数剂诸症悉退，却去炮姜，又数剂而愈。但有内热，用加味逍遥散，数剂而愈。

【赏析】

产后气血两虚，血虚而不能濡养肢体，故两手麻木。先误以为是产后有瘀血兼感受风寒湿邪，而成湿痹，服用愈风丹、天麻丸以祛风除湿，活血通络止痛。服后出现遍身皆麻，神思倦怠，晡热作渴，自汗盗汗，乃因前方药性燥烈，复损伤肝血。血虚不能濡养肢体，故遍身皆麻；肝阴虚则晡热作渴、盗汗；产后气血两虚，形神失养，故神思倦怠、自汗。服用十全大补汤加炮姜以温经止血，主治脾胃虚寒、脾不统血之出血病证；然此妇人是产后气血两虚，虚寒的表现并不明显，故数剂后不用。以清热养血的加味逍遥散，数剂而愈。

案16　阴虚致痿

一男子，足痿软，日晡热。余曰：此足三阴虚，当用六味、滋肾二丸补之。

【赏析】

足三阴经虚损是指以肝、脾、肾三脏功能衰退，气血阴阳亏损为主。足太阴脾经为生化之源，后天六经之主；足少阴肾为先天之本，藏精之府；足厥阴肝调畅气机，为阴阳生气之根。脾肾两虚，筋脉迟缓，则两足痿软无力；肝肾阴虚内热故而出现日晡发热的现象。薛氏用六味丸、滋肾丸，滋补肝肾。其中六味地黄丸可以达到三阴同补的效果，熟地黄补肾阴，山茱萸肝肾同补，通过补肝达到补肾的目的，山药能健脾益肾。由此看出脾肾功能旺盛，则精髓强，水谷充，形神俱荣。

二、饮食劳倦亏损元气等病证

案1　五脏亏虚兼饮食内损

光禄高署丞，脾胃素虚，因饮食劳倦，腹痛胸痞，误用大黄等药下之，谵语烦躁，头痛，喘汗，吐泻频频，时或昏愦，脉大而无伦次，用六君子加炮姜四剂而安，但倦怠少食，口干发热，六脉浮数，欲用泻火之药。余曰：不时发热，是无火也；脉浮大，是血虚也；脉虚浮，是气虚也。此因胃虚五脏亏损，虚证发见。服补胃之剂，诸症悉退。

【赏析】

金代著名医家李东垣在《脾胃论》中指出：“内伤脾胃，百病由生。”脾为后天之本，气血生化之源。病人脾胃素虚，运化功能减弱，加之饮食不节，劳倦损伤更伤脾胃，进而导致腹痛胸痞；此时误用大黄等攻下之药，耗伤阴液，损伤正气，气血亏虚，遂致谵语烦躁，时而昏愦，头痛；脾虚气逆则吐泻频频，脉大而无伦次。用六君子汤加炮姜，旨在健脾补气，和中化痰。倦怠少食，口干发热，六脉浮数，看似为火热之邪灼伤阴液，但是薛氏认为病人时而发热实为体内无火，血虚阳气浮越于外，故脉浮大，疾病的本质仍在脾胃虚弱，五脏皆禀受脾的生理功能，故五脏亏损，此时抓住本源补益脾胃，营养五脏，病证皆可消散。

案2　脾胃虚弱兼肾阳虚衰

大尹徐克明，因饮食失宜，日晡发热，口干体倦，小便赤涩，两腿酸痛，余用补中益气汤治之。彼知医，自用四物、黄柏、知母之剂，反头眩目赤，耳鸣唇燥，寒热痰涌，大便热痛，小便赤涩。又用四物、芩、连、枳实之类，胸膈痞满，饮食少思，汗出如水；再用二陈、芩、连、黄柏、知母、麦门、五味，言语谵妄，两手举拂，屡抬反甚。复求余，用参、芪各五钱，归、术各三钱，远志、茯神、酸枣仁、炙甘草各一钱，服之熟睡良久，四剂稍安。又用八珍汤调补而愈。

【赏析】

夫阴虚乃脾虚也，脾为至阴，因脾虚而致前症，盖脾禀于胃，故用补中益气汤甘温之剂以生发胃中元气，而除大热。前医反用苦寒，复伤脾血。若前症果属肾经阴虚，亦因肾经阳虚不能生阴耳。经云：“无阳则阴无以生，无阴则阳无以化。”又云：“虚则补其母”，故用补中益气汤、六味地黄汤以补其母，尤不宜用苦寒之药。世以脾虚误为肾虚，辄用黄柏、知母之类，反伤胃中生气，害人多矣。大凡足三阴虚，多因饮食劳役，以致肾不能生肝，肝不能生火而害脾土不能滋化，但补脾土，则金旺水生，木得平而自相生矣。薛氏用人参、黄芪大健脾气，并用养血安神之药，令之寐安以养，病人症状乃解。后用八珍汤调补气血而愈。

案3　元气亏损兼外感表邪

秀才刘贯卿，劳役失宜，饮食失节，肢体倦怠，发热作渴，头痛恶寒，误用人参败毒散，痰喘昏愦，扬手掷足，胸间发斑，如蚊所呐。余用补中益气加姜、桂、麦门、五味，补之而愈。

【赏析】

饮食失节，劳役过度，致脾气耗伤，运化失常，症见纳少、腹胀、便溏、肢体倦怠、少气懒言、面色萎黄、形体消瘦等；脾为气血生化之源，亦主四肢肌肉，脾气不足，精微不得输布，气血生化无源，不能充达四肢肌肉，肢体失养，故见肢体倦怠；发热恶寒、头痛、作渴，为外感之象。病人素有正气亏虚，易感外邪，故兼有太阳经病变。病人误用人参败毒散，方中多有辛苦之品，乃外感风寒湿邪之成方，不解其脾气亏虚之本。辛苦之物多居中下，辛开苦降，而正气清扬上行，又加之外感之邪未尽，六淫邪气首犯华盖，致肺气上逆而喘；湿邪蒙蔽心窍而症见昏愦、扬手掷足；又有胸间发斑之症，斑之初萌，与蚊迹相类，多属内伤外邪，其里有湿，郁而化热，热乘虚出于皮肤而发为斑也。是故薛氏兼顾表里，标本同治，以补中益气汤健脾益气固本，又投之生姜、桂枝外解表邪，以麦冬、五味子敛阴养血，共奏表里双解、虚实同治之功。余等遣方用药，也应兼顾表里虚实，究其根本，以防疾病误之变之，难以治愈。

案4　元气亏损兼外感风热

黄武选，饮食劳倦，发热恶寒，或用解表之药益甚，再剂昏愦，胸发黑斑，脉洪数而无力。余欲用补中益气之剂，不从而殁。

【赏析】

饮食失节，劳役过度，久致脾虚，元气亏损，多见纳少、腹胀、便溏、肢体倦怠、少气懒言、面色萎黄、形体消瘦等症；正虚易感外邪，症见发热恶寒、头痛、脉浮，多属气虚外感，反复发作。治宜健脾益气固本，若单纯用解表药，未及其病之根本，难以奏效。故病人再剂昏愦、胸发黑斑，此处结合脉洪数而无力，可知其乃虚阳外泄，里虚而表热之邪愈盛。热蒙心窍神脑，而发昏愦；热邪乘虚出于皮肤而见发斑；又脾气虚弱，气血生化无源，气血不足，易致气滞血行不畅而为瘀，血瘀化热，透达肌表，发为黑斑；脉象洪数无力，皆为里虚外热之佐证。治宜究其疾病之根本，除却其病因，投之补中益气汤以健脾益气固本，温补元气，令邪不可干，机体内外和谐无虞尔。

案5　元气亏虚之心脾两虚

一儒者，素勤苦，因饮食失节，大便下血，或赤或暗，瘥半载之后，非便血则盗汗，非恶寒则发热，血汗二药用之无效，六脉浮大，心脾则涩，此思伤心脾，不能摄血归源。然血即汗，汗即血。其色赤暗，便血盗汗，皆火之升降微甚耳；恶寒发热，气血俱虚也。乃午前用归脾加麦门、五味以补心脾之血，收耗散之液，不两月而诸症悉愈。

【赏析】

病人素勤苦，劳则伤气，气虚则血虚，又因饮食失节，损伤脾阳，脾不统血，故大便下血。薛氏认为，便血盗汗，都是由心火的升降失常造成的；恶寒发热，则乃气血两虚造成。

津液与血同源于饮食的精华之气，而汗为津液所化，故有“汗血同源”之说，且心主血，汗为血之液，正如《医宗必读》云：“心之所藏，在内为血，发于外者为汗，汗者心之液也。”由此可见汗与心有密切关系，若出汗过多，会耗气也会伤及津液而损及心血。心藏神而主血，脾主思而统血，思虑过度，心脾气血暗耗，故要补益心脾之血，薛氏用归脾汤加麦冬、五味子。方中以人参、黄芪、白术、甘草甘温之品补脾益气以生血，使气旺而血生；当归、龙眼肉甘温补血养心；茯苓（多用茯神）、酸枣仁、远志宁心安神；木香辛香而散，理气醒脾，与大量益气健脾药配伍，复中焦运化之功，又能防大量益气补血药滋腻碍胃，使补而不滞，滋而不腻；用姜、枣调和脾胃，以资化源；又加麦冬、五味子滋阴益气。

案6　元气亏虚之真寒假热

癸卯春人日，余在下堡顾氏会间，有儒者许梅村云：余亲马生者，发热烦渴，时或头痛，昨服发散药，反加喘急腹痛，其汗如水，昼夜谵语。余意此劳伤元气，误汗所致，其腹必喜手按。许往询之，果然。遂与十全大补加附子一钱，服之熟睡，唤而不醒，举家惊惶；及觉，诸症顿退，再剂而痊。凡人饮食劳役起居失宜，见一切火症，悉属内真寒而外假热，故肚腹喜暖，口畏冷物，此乃形气病气俱属不足，法当纯补元气为善。

【赏析】

病人出现发热烦渴，时而头痛，自认为是风寒束表，用发散药辛温散寒，却发汗太过，出现喘急腹痛，发汗如水。薛氏认为，这是误用汗法，导致元气大伤，肾气衰弱。病人腹痛喜按，当属虚证。遂用十全大补汤加附子，方中人参、白术、茯苓、甘草四味即四君子汤，能益气补中，健脾养胃；当归、熟地黄、白芍、川芎四味即四物汤，能养血滋阴，补肝益肾；黄芪大补肺气，与四君子同用，则补气之功更优；又用肉桂补元阳，暖脾胃；诸药合用，共奏温补气血之功；加附子以温肾阳。凡因饮食起居、劳作而生病，见到热象的表现，实属真寒假热，即内有真寒而外见某些假热的证候，可见病人肚腹喜暖，口畏冷物，此为元气亏虚，阴寒内生，格阳于外，治当纯补元气，调理气血即可。

案7　饮食劳倦兼元气亏损

一男子，饮食劳倦而发寒热，右手麻木，或误以为疔毒，敷服皆寒凉败毒，肿胀重坠，面色萎黄，肢体倦怠，六脉浮大，按之如无。此脾胃之气虚也。询之果是销银匠，因热手入水梅银，寒凝隧道，前药益伤元气故耳。遂用补中益气汤及温和之药煎汤，渍手而愈。

【赏析】

男子由于饮食劳倦，脾胃气虚发热，故见发寒热、肿胀重坠、面色萎黄、肢体倦怠、六脉浮大、按之如无等症。且因热手入水梅银，寒凝隧道，气机不畅，经脉不通，故元气亏损，且前药寒凉解毒亦伤元气。内伤气虚之证，薛氏常用补中益气汤及温和之药煎汤，通过渍手的方法，以温通经脉，补气健脾，使元气通畅。《脾胃论》载："内伤不足之病，苟误认作外感有余之病，而反泻之，则虚其虚也"，认为内伤不足当补之，不可泻之。基于此，李杲创制补中益气汤，薛氏将该方用于正虚元气不足，如其所言："治中气不足，肢体倦怠，口干发热，饮食无味；或饮食失节，劳倦身热，脉洪大而虚……或元气虚弱，感冒风寒，不胜发表，宜用此代之。"薛氏认为虚当实之，切勿犯虚虚实实之过，另寒凝经脉，当用温药疏通，其寒凝在手，故可采用渍手之法，能更快速地到达病处。

案8　饮食劳倦兼脾虚下陷

一儒者，修左足伤其大趾甲少许，不见血，不作痛，形体如故。后饮食劳倦，足重坠微肿痛，或昼睡或夜寐，其足如故，误服败毒之剂，寒热肿痛。盖脾起于足大趾，此是脾气虚弱下陷，用十全大补汤而愈。

【赏析】

足太阴脾经起于足大趾内侧端，儒者修左足伤其大指甲少许，损伤脾气，后又因饮食劳倦，脾气更伤，故或昼睡或夜寐，然败毒之剂多药性苦寒，易伤脾胃，致脾气虚弱下陷。薛氏用《太平惠民和剂局方》十全大补汤，既可实现气血双补之效，亦有收敛疮疡之功。本方是由四君子汤合四物汤再加黄芪、肉桂所组成。方中以四君子汤补气，以四物汤补血，更与补气之黄芪和少佐温燥之肉桂组合，则补益气血之功更著。

案9　元气亏损兼阴虚火旺

余素性爱坐观念书，久则倦怠，必服补中益气加麦门、五味、酒炒黑黄柏少许，方觉精神清妥，否则夜间少寐，足内酸热，若再良久不寐，腿内亦然，且兼腿内筋似有抽缩意，致两腿左右频移，辗转不安，必至倦极方寐，此劳伤元气，阴火乘虚下注。丁酉五十一岁，齿缝中如有物塞，作胀不安，甚则口舌有如疮然，日晡益甚，若睡良久，或服前药始安。至辛丑时五十有五，昼间齿缝中作胀，服补中益气一剂，夜间得寐。至壬寅有内艰之变，日间虽服前剂，夜间齿缝亦胀，每至午前诸齿并肢体方得稍健，午后仍胀。观此可知，血气日衰，治法不同。

【赏析】

薛氏素性爱坐观念书，久则倦怠，劳伤元气，则阴火乘虚下注，热灼经脉，经脉失于濡养，故症见“夜间少寐，足内酸热，若再良久不寐，腿内亦然，且兼腿内筋似有抽缩意，致两腿左右频移，辗转不安，必至倦极方寐”。薛氏用补中益气汤方，取其升阳之功，加麦冬、五味子益气养阴，黄柏滋阴清热，使阴阳调和，精神清妥。“齿缝中如有物塞，作胀不安，甚则口舌有如疮然，日晡益甚。”其一，是由于脾胃在官窍为口；其二，中气虚，清阳下陷，郁遏不运，则阴火上乘。故用补中益气汤，体现甘温除热法。其症状在51岁时，通过充分休息或者服用补中益气汤可缓解，但到55岁则必须通过服药的方式才可缓解，若到了56岁服药也无法缓解，是由于内部阳气已经衰败，血气亏虚，只有午前人体阳气最盛之时，阴火才得以被阳气抑制，肢体方得稍健，午后夜间阳气又不足以抑阴，又见齿缝胀。体现中医辨证论治的思想。

三、脾胃亏损心腹作痛等病证

案1　肝郁脾虚

唐仪部，胸内作痛，月余腹亦痛，左关弦长，右关弦紧，此脾虚肝邪所乘。以补中益气加半夏、木香二剂而愈，又用六君子汤二剂而安。此面色黄中见青。

【赏析】

五脏主五色，脾在色为黄，肝在色为青，病人面色黄中见青，故病在肝脾。脾属土，肝属木，土木本相乘相侮，故土虚则木乘，表现为左关弦长，右关弦紧；脾虚运化失职，肝郁气机不畅，不通则痛，故胸内作痛，腹亦痛。《金匮要略·脏腑经络先后病篇》云："脾能伤肾，肾气微弱，则水不行；水不行，则心火气盛；心火气盛，则伤肺；肺被伤，则金气不行；金气不行，则肝气盛。故实脾，则肝自愈。此治肝补脾之要妙也。"故薛氏用补中益气汤以健脾气，扶土抑木，另加半夏、木香，以燥湿化痰，行气散结止痛。病愈后，又用六君子汤加强燥湿化痰之力，以使人体安和。

案2　脾气虚弱兼肝火犯胃

仪部李北川，常患腹痛，每治以补中益气加山栀即愈。一日因怒，肚腹作痛，胸胁作胀，呕吐不食，肝脉弦紧。此脾气虚弱，肝火所乘。仍用前汤吞左金丸，一服而愈。此面色黄中见青兼赤。

【赏析】

病人常腹痛，为脾胃气虚所致，故用补中益气加栀子，健脾益气兼清热利湿。后因情志所伤，加之素体脾气虚弱，怒伤肝，肝火所乘，横逆犯胃，肝胃不和，症见肚腹作痛，胸胁作胀，呕吐不食，肝脉弦紧。属肝火犯胃之证，如《素问·至真要大论》所云："诸逆冲上，皆属于火""诸呕吐酸，暴注下迫，皆属于热"。火热当清，气逆当降，故治宜清泻肝火为主，兼以降逆止呕。薛氏以补中益气汤益气健脾，左金丸清泻肝火、降逆止呕，取《难经·六十九难》"实则泻其子"之意。

案3　肝火犯脾

太守朱阳山，因怒腹痛作泻，或两胁作胀，或胸乳作痛，或寒热往来，或小便不利，饮食不入，呕吐痰涎，神思不清。此肝木乘脾土。用小柴胡加山栀、茯苓、陈皮、制黄连一剂即愈。制黄连，黄连、吴茱萸等份，用热水拌湿二三日，同炒焦，取连用，后仿此。

【赏析】

怒伤肝，肝属木，脾属土，肝气郁滞太过，横逆犯脾胃，影响脾胃消化功能。肝胆互为表里，少阳为枢，一旦邪犯少阳，徘徊于半表半里之间，外与阳争而为寒，内与阴争而为热，故往来寒热；少阳经脉起于目锐眦，下耳后，入耳中，其支者，会缺盆，下胸中，贯膈循胁，络肝属胆，故邪在少阳，经气不利，少阳相火郁而为热，所以胸胁苦满；胆热犯胃胃失和降，故见饮食不入，呕吐痰涎；《素问·举通论》载："怒则气上……怒则气逆"，又《素问·生气通天论》载："大怒则形气绝，而血郁于上，使人薄厥"，故而神志不清。故用小柴胡汤治疗以和解少阳；又加茯苓益气健脾，实土以御木乘，且使营血生化有源；陈皮辛苦而温，理气燥湿，醒脾和胃；制黄连苦寒以泻热；栀子清热且利湿。全方使得少阳得解，脾胃得运，逆气得降，诸症皆除。

案4　脾胃虚弱兼寒邪入内

儒者沈尼文，内停饮食，外感风寒，头痛发热，恶心呕吐，就治敝止。余用人参养胃加芎、芷、曲蘖、香附、桔梗一剂而愈。次日抵家，前病仍作，腹痛请治，以手重按痛即止，此客寒乘虚而作也，乃以香砂六君加木香、炮姜，服之睡觉，痛减六七，去二香再服，饮食少进，又加黄芪、当归，少佐升麻而愈。

【赏析】

外感风寒损伤脾阳，脾失运化，饮食内停，食积郁而化热故见头痛发热；脾胃虚弱，饮食内停，阻滞气机故见恶心呕吐。薛氏以人参养胃汤，加上川芎、白芷、曲蘖、香附、桔梗等行气化积，1 剂而愈。次日，前病仍作，腹痛请治，腹痛以手重按即止，说明该证属虚，此为客寒乘虚而作也。以香砂六君子汤行脾胃之气，加木香行气，炮姜温补脾阳、驱除寒邪，又加黄芪、当归，少佐升麻补中益气养血，使正气得复，而诸症得愈。

案 5　脾胃虚寒兼心腹作痛

府庠徐道夫母，胃脘当心痛剧，右寸关俱无，左虽有，微而似绝，手足厥冷，病势危笃，察其色，眼胞上下青暗。此脾虚肝木所胜。用参、术、茯苓、陈皮、甘草补其中气，用木香和胃气以行肝气，用吴茱萸散脾胃之寒、止心腹之痛，急与一剂，挨滚先服，煎熟再进，诸病悉愈。向使泥其痛无补法，而反用攻伐之药，祸不旋踵。

【赏析】

病人胃脘部剧痛，脉象右寸关俱无，左虽有，微而似绝。《诊家枢要》云："微，不显也。依稀轻细，若有若无，为血气俱虚之候……左寸微，心虚忧惕，荣血不足……关微……四肢恶寒拘急。"此证为虚寒危笃之证。眼胞为"五轮"之肉轮，为脾所主，今肉轮上下见青，为肝木乘土之征。方用四君子汤加陈皮补其中气，用木香和胃气以行肝气，用吴茱萸散脾胃之寒、止心腹之痛。薛氏对本案记载、分析都较为详尽，意在警醒后人不可拘泥于"痛无补法"之说，而应辨证施治。如《素问·脏气法时论》曰："肾病者……虚则胸中痛，大腹小腹痛"，实为因虚致痛，当补虚止痛。

案 6　心脾亏损兼心腹作痛

一妇人，怀抱郁结，不时心腹作痛，年余不愈，诸药不应，余用归脾加炒山栀而愈。

【赏析】

病人情志抑郁不舒，时有心腹作痛，是劳伤心脾，气血亏虚所致。心藏神而主血，脾主思而统血，思虑郁结过度，心脾气血暗耗，故心腹作痛。《正体类要》云："思虑伤脾，血虚火动，寤而不寐；或心脾作痛，怠惰嗜卧，怔忡惊悸，自汗，大便不调。"薛氏用归脾汤加炒栀子，以人参、黄芪、白术、甘草甘温之品补脾益气以生血，使气旺而血生；当归、龙眼肉甘温补血养心；茯苓、酸枣仁、远志宁心安神；木香辛香而散，理气醒脾，与大量益气健脾药配伍，复中焦运化之功，又能防大量益气补血药滋腻碍胃，使补而不滞，滋而不腻；用姜、枣调和脾胃，以资化源；加炒栀子，能清泻三焦火邪，泻心火而除烦。

全方特点有三：一是心脾同治，重点在脾，使脾旺则气血生化有源，方名归脾，意在于此；二是气血并补，但重在补气，意即气为血之帅，气旺血自生，血足则心有所养；三是补气养血药中佐以木香理气醒脾，补而不滞。

四、脾胃虚寒阳气脱陷等病证

案1 脾胃虚寒

谭侍御，但头痛即吐清水，不拘冬夏，吃姜便止，已三年矣。余作中气虚寒，用六君加当归、黄芪、木香、炮姜而瘥。

【赏析】

脾胃虚弱，中气不足，清阳不升，脑失所养，故见头痛；中阳不振，脾胃纳运失常，胃气不降则吐清水。生姜味辛、性温，具有散寒、止呕的功效，用于治疗胃寒呕吐，遂能取效。《食物本草》记载："孙真人云，姜为呕家圣药。盖辛以散之，呕乃气逆不散，此药行阳而散气也。"薛氏用六君子汤益气健脾、燥湿化痰；又加当归、黄芪、木香、炮姜，其中木香行气，炮姜温补脾阳、驱除寒邪，黄芪、当归补中益气，使正气得复，而诸症得愈。

案2 脾气虚寒下陷

一儒者，四时喜极热饮食，或吞酸嗳腐，或大便不实，足趾缝湿痒。此脾气虚寒下陷，用六君加姜、桂治之而愈。稍为失宜，诸疾仍作，用前药更加附子钱许，数剂不再发。

【赏析】

病人脾胃虚寒，阴寒内生，故见四时喜热饮，大便不实，皆为脾虚湿盛，湿性趋下，甚则足趾缝湿痒。故薛氏用六君子汤加减，意在健脾补气，和中化湿；又因虚寒内盛，加姜、肉桂治之，意在补脾阳。但病人虽愈，却极易复发。考虑病人体内阴盛阳衰，已伤及肾阳，故加附子。张元素认为其温暖脾胃，除脾湿肾寒，补下焦之阳虚；李杲认为其除脏腑沉寒，三阳厥逆，湿淫腹痛，胃寒蛔动，补虚散壅。基于此，薛氏加附子补脾肾阳气，令病人痉愈不再发。

案3　脾胃气虚而下陷

一男子，形体倦怠，饮食适可，足趾缝湿痒，行坐久则重坠。此脾胃气虚而下陷，用补中益气加茯苓、半夏而愈。

【赏析】

病人脾胃素虚，气血生化无权，故而形体倦怠；脾失健运，湿气渐生，湿性趋下重浊，可见足趾缝湿痒；脾虚升举失职，则行坐久而重坠，正如李东垣云："皆有脾胃先虚，而气不上行之所致也。"薛氏用《脾胃论》的补中益气汤意在补中益气，升阳举陷；另外加茯苓淡渗利湿；加半夏能行水湿，降逆气，而善祛脾胃湿痰。故而愈。

案4　脾胃虚寒无火

一男子，食少胸满，手足逆冷，饮食畏寒，发热吐痰，时欲作呕，自用清气化痰及二陈、枳实之类，胸腹膨胀，呕吐痰食，小便淋漓，又用四苓、连、柏、知母、车前，小便不利，诸病益甚。余曰：此脾胃虚寒无火之证，故食入不消而反出。遂用八味丸补火以生土，用补中益气加姜、桂培养中宫，生发阳气，寻愈。

【赏析】

病人脾胃虚寒，饮食不能由脾阳腐熟运化，故食少；脾虚湿盛，气机上逆，故生痰、时欲作呕；脾主四肢，脾阳虚衰，故见肢冷、畏寒。病人虽自用清气化痰及二陈、枳实之类的药物，但脾胃虚寒的病机仍在，且服用寒性药物更损伤脾阳，故可见症状加重，痰湿亦重；后又见小便不利，可知胃虚寒，阳气脱陷，伤及肾阳，肾主二便，肾阳虚衰则不能温煦膀胱，导致气化不利，且二陈温燥伤津，四苓淡渗耗津，终致小便不利的重症。薛氏用八味丸补火以生土，温补肾阳；用补中益气汤加干姜、肉桂，健脾补气，升脾阳。两者合用，可达脾肾同补之功，阳气得以生发。

五、命门火衰不能生土等病证

案1 脾胃虚寒

一儒者，虽盛暑喜燃火，四肢常欲沸汤渍之，面赤吐痰，一似实火，吐甚宿食亦出，惟食椒、姜之物方快。余谓食入反出，乃脾胃虚寒，用八味丸及十全大补加炮姜渐愈，不月平复。一妇人饮食无过碗许，非大便不实必吞酸嗳腐，或用二陈、黄连，更加内热作呕。余谓东垣先生云，邪热不杀谷，此脾胃虚弱，未传寒中。以六君加炮姜、木香数剂，胃气渐复，饮食渐进。又以补中益气加炮姜、木香、茯苓、半夏数剂痊愈。后怒，饮食顿少，元气顿怯，更加发热，诚似实火，脉洪大而虚，两尺如无，用益气汤、八味丸两月余，诸症悉愈。

【赏析】

本证乃命门火衰，火不暖土，以致脾胃虚寒。命门火衰，阴寒内盛，故病人虽盛暑喜燃火；阳气难以布达四肢，故四肢常欲沸汤渍之；脾胃虚寒，脾失健运，故食入反吐；又面赤吐痰，类似实火，但实乃命门火衰，阳损及阴，阴不维阳，浮阳外越之征；脾虚不运，湿聚为痰，脾胃虚寒，气机失调，故吐甚宿食出；惟食椒、姜之物方快，提示脾胃有寒。

薛氏论脏腑病证，以足三阴肝、脾、肾为多，本案从脾、肾论治。用八味丸治命门火衰，补火生土，温肾暖脾，脾运自健，体现薛氏治病求本的思想。用十全大补汤温补气血，加炮姜温暖脾胃，不日平复。综观两方，皆为温补之剂，充分体现了薛氏临证用药善用温补。

先是脾胃虚弱，温脾健胃用六君子汤加炮姜、木香恢复胃气和饮食；后又用补中益气汤治疗气虚和饮食不调，脾肾虚寒阳气脱陷证；再加益气汤、八味丸治疗脾胃气虚、中气下陷，温肝补肾，暖丹田。

案2　肾阳虚衰

工部陈禅亭，发热有痰，服二陈、黄连、枳壳之类，病益甚，甲辰季冬请治。其脉左尺微细，右关浮大，重按微弱。余曰：此命门火衰，不能生土而脾病，当补火以生土，或可愈也。不悟，仍服前药，脾土愈弱，到乙巳闰正月病已革。复邀治，右寸脉平脱，此土不能生金，生气绝于内矣，辞不治。经云：虚则补其母，实则泻其子。凡病在子，当补其母，况病在母而属不足。反泻其子，不死何候？

【赏析】

病人发热有痰，故用二陈汤、黄连、枳壳，清热涤痰，但收效甚微，病益甚。追其病因乃命门火衰不能化生脾土所致，肾中阳气不足，而致脾虚，故脉左尺微细，右关浮大，重按微弱。治当以补母肾阳的不足，反泻子脾，则病情危重。薛氏认为命门之火衰不能生土，虚寒使之然也，若专主脾胃误矣，可服八味丸则愈。现右寸脉平脱，乃土不能生金，生气绝于内之候，故不治。

六、肾虚火不归经发热等病证

案1　肝肾血亏，虚火内扰

通安桥顾大有父，年七十有九，仲冬将出，小妾入房，致头痛发热，眩晕喘急，痰涎奎盛，小便频数，口干引饮，遍舌生刺，缩敛如荔枝然，下唇黑裂，面目俱赤，烦躁不寐，或时喉间如烟火上冲，急饮凉茶少解，已濒于死。脉洪大而无伦且有力，扪其身烙手。此肾经虚火游行其外。投以十全大补加山茱、泽泻、丹皮、山药、麦门、五味、附子一钟，熟寐良久，脉症各减三四。再与八味丸服之，诸症悉退，后畏冷物而痊。

【赏析】

男子七十有九，肾脏衰，天癸竭，行房事，肾经亏耗。正如《素问·上古天真论》云："男不过尽八八，女不过尽七七，而天地之精气皆竭矣。"肝肾之精血耗伤，阳气上跃，精气下伤，故眩晕；肾不纳气则喘息；脾湿生痰则痰涎壅盛；小便频数是为肾不主水；内伤火扰，津液损伤，是故头痛发热，口干引饮，遍舌生刺，下唇黑裂，面目俱赤；火扰心神则烦躁不寐；喉间如烟火上冲，见于虚火冲上，火不归元。正如薛氏所述"此肾经虚火游行于外"，主要病机是肾精血亏虚，虚火内扰。薛氏采用滋补脾气、益肾填精血为主，用十全大补汤加山茱萸、山药、泽泻、牡丹皮（实为六味地黄丸之框架），再加麦冬、五味子补肾安神，加附子阴中求阳、助火归元。服药后熟寐以养阴固本，症减悉数，服八味丸，肾之阴阳双补，偏于滋肾精，阳中求阴，鼓舞阴精生成。后畏冷物而痊乃正气欲复，卫阳稍虚之顺象。本案薛氏抓住了主要病机，用药滋肾补脾、滋阴助阳为主。

案2　肾阴亏虚，虚火上炎

一儒者，口干发热，小便频浊，大便秘结，盗汗梦遗，遂致废寝。用当归六黄汤二剂，盗汗顿止；用六味地黄丸，二便调和；用十全大补汤及前丸，兼服月余，诸症悉愈。

【赏析】

该儒者症状为口干发热，小便频浊，大便秘结，为肾虚火旺所致；肾阴亏虚不能上济心火，虚火伏于阴分，助长阴分伏火迫使阴液失守而盗汗；虚火上炎，故见面赤心烦；火耗阴精，乃见口干唇燥。方用当归六黄汤，生地黄、熟地黄入肝肾而滋肾阴，当归养血增液，血充则心火克制，三药合用，使阴血充则水能制火；黄连清泻心火，合以黄芩、黄柏泻火以除烦，清热以坚阴。故两剂盗汗顿止。当归六黄汤益气实卫以固表；六味地黄丸顾未定之阴，则二便调和；用十全大补汤及前丸温补气血，益气健脾滋肾。诸症悉愈。

七、脾胃亏损吐酸嗳腐等病证

案1　食积气郁见嗳腐吞酸

赵吏部文卿，患吐不止，吐出皆酸味，气口脉大于人迎二三倍，速予投剂。余曰：此食郁上宜吐，不须用药。乃候其吐清水无酸气，寸脉渐减，尺脉渐复。翌早吐止，至午脉俱平复，勿药自安。后抚陕右过苏顾访，倾盖清谈，厚过于昔，且念余在林下，频以言慰之。

【赏析】

胃主受纳腐熟，以通降为顺，“饮食自倍，肠胃乃伤”，饮食不节易导致食物不能充分腐熟，胃气夹积食，浊气上逆，吐出酸味；胃失和降，故恶心、吐不止；气口脉大于人迎二三倍说明脉体宽大，充实有力，表明内热充斥，脉道扩张，气盛血涌，属于里实热证。宜因势利导采用吐法，如《素问·阴阳应象大论》云：“其高者，因而越之。”但呕吐终伤胃气，多为病家所畏，故医者每每将其束之高阁而不问津，然该病案病人为食物郁积于上，亦是邪气实的表现，故应大胆使用吐法，使邪气有所出路，快速达到祛邪的目的，正所谓“有故无殒，亦无殒也”。

案2　脾胃虚寒兼里寒

儒者胡济之，场屋不利，胸膈膨闷，饮食无味；服枳术丸，不时作呕；用二陈、黄连、枳实，痰涌气促；加紫苏、枳壳，喘嗽腹胀；加厚朴、腹皮，小便不利；加槟榔、莪术，泄泻腹痛。悉属虚寒，用六君加姜、桂二剂，不应。更加附子一钱，二剂稍退，数剂十愈六七。乃以八味丸痊愈。

【赏析】

该病人服用枳术丸后呕吐不止，本想行枳实、白术行气导滞、健脾消食之功效，但病人本来就脾气虚弱，里寒不解，行气太过致使胃气不和，呕吐不止。以二陈、黄连、枳实与之，欲止呕，却又见咳嗽、喘息、腹胀之症，乃是苦味伤胃，致使脾胃受损，升降失节。后又用厚朴行气，出现小便不利的症状；以槟榔、莪术下气行水，又见泄泻腹痛。这些证候都属于虚寒之征，所以薛氏用六君子汤加生姜、桂枝治之，见效不显，又加一味附子，两剂症状稍减。其中，人参补脾益肺，生津止渴，安神益智；白术健脾益气，燥湿利水；茯苓利水渗湿，健脾化痰，利湿而不伤正气；陈皮、半夏合茯苓、白术增强其理气健脾、燥湿化痰之功效；甘草调和诸药；加生姜止呕；桂枝、附子升阳，表里兼顾。用了几剂之后病愈六七成，阳气升举，正气卫外。所以换八味丸继续温补肝肾脾胃，补暖丹田，清上实下，调理气血，最后得以痊愈。

案3　胃中湿热郁火

余母太宜人，年六十有五，己卯春二月，饮食后偶闻外言忤意。呕吐酸水，内热作渴，饮食不进，惟饮冷水。气口脉大而无伦，面色青赤。此胃中湿热郁火，投之以药，入口即吐。第三日吐酸物，第七日吐酸黄水，十一日吐苦水。脉益洪大，仍喜冷水，以黄连一味煎汤，冷饮少许。至二十日加白术、白茯苓。至二十五日加陈皮，三十七日加当归、炙甘草，至六十日始进清米饮半盏，渐进薄粥饮，调理得痊。

【赏析】

病人年事已高，素体有虚，食后因情志不遂令胃气失和呕吐酸水；胃中郁热故渴饮冷水；脾气虚弱不能布散运化水谷，故而饮食不进。治当以补脾气、和胃清热。但病人服用了清胃热燥湿邪的方药后，入口即吐，第3天可见吐酸物，第7天吐酸黄水，第11天吐苦水，脉象更加洪大，且喜饮冷水不变，说明胃中湿热未除。方药之性太过，因病人年龄偏大，应当徐徐治之，故薛氏先以黄连一味药煎汤冷饮送服，取黄连清热泻火之功效，先缓其胃。服用了20天后，又加白术和白茯苓，白术健脾益气，茯苓燥湿利水渗湿，养脾胃正气使病人能正常饮食，补益气血。又过5天，加陈皮理气健脾，燥湿化痰，既加强白术、茯苓的功效，又行气理气以免药物苦性太过伤气。由于病人阳气不足，且素体虚衰，所以又加当归、炙甘草升举阳气，补血养血。用药 3 个月后，病人自身阳气渐复，开始进食清米汤，慢慢饮薄粥，和养胃气，调理身体，病即痊愈。

案 4　脾胃亏虚兼痰湿

一妇人，吞酸嗳腐，呕吐痰涎，面色纯白。或用陈、黄连、枳实之类，加发热作渴，肚腹胀满。余曰：此脾胃亏损，未传寒中。不信，仍作火治，肢体肿胀如蛊。余以六君子加附子、木香治之，胃气渐醒，饮食渐进，虚火归经；又以补中益气加炮姜、木香、茯苓、半夏，兼服痊愈。

【赏析】

病人吞酸嗳腐，呕吐痰涎，面色纯白，是脾胃亏损，胃失和降，脾气不足之症。用陈皮、黄连、枳实等药行气导滞、清热化痰后，见发热作渴之症，且腹部胀满。薛氏认为这是脾胃亏损，但病未入寒中，所以不应火治，然已误用，故水饮内停，肢体肿胀。因而薛氏用六君子汤健脾益气，燥湿化痰，加木香、附子治疗肢体水肿，调中导滞，缓和胃气，使胃气渐醒，可以饮食入胃，虚火归经。病情缓解后改用补中益气汤补中益气，升阳举陷，加炮姜、木香、茯苓、半夏止呕降逆，利水渗湿。薛氏用药抓住了病证的辨别要点，直抓主症，先治后补，内外兼治。

案 5　脾胃亏损之寒凝腹痛

仙云：家母久患心腹疼痛，每作必胸满呕吐厥逆，面赤唇麻，咽干舌燥，寒热不时，而脉洪大。众以痰火治之，屡止屡作，迨乙巳春发热频甚，用药反剧，有朱存默氏谓服寒凉药所致，欲用参术等剂。余疑痛无补法，乃请立斋先生以折中焉。先生诊而叹曰：此寒凉损真之故，内真寒而外假热也，且脉息弦洪而有怪状，乃脾气亏损，肝脉乘之而然，惟当温补其胃。遂与补中益气加半夏、茯苓、吴茱、木香，一服而效。家母病发月余，竟夕不安，今熟寐彻晓，洪脉顿敛，怪脉顿除，诸症释然。先生之见，盖有本欤，家母余龄，皆先生所赐，杏林报德，没齿不忘。谨述此，乞附医案，谅有太史者采人仓公诸篇，以垂不朽，将使后者观省焉。嘉靖乙巳春月吉日，陈湖眷生陆佃顿首谨书。

【赏析】

病人脾胃虚寒时久，损伤阳气，虚阳外浮，故出现内真寒而外假热。脾胃虚寒，寒性凝滞，不通则痛；同时中焦虚寒，气机升降失常，故胸满；胃气上逆则呕吐；虚阳外浮出现咽干口燥等症状；脾气虚，肝木乘土而出现脉息弦洪而有怪状。其病机乃脾胃虚寒，肝气犯胃。薛氏用补中益气汤加半夏、茯苓、吴茱萸、木香对症治疗。补中益气汤能健脾益气，调理脾胃虚寒；加半夏、茯苓是考虑到脾虚不能温化水饮，内生痰湿；吴茱萸、木香疏肝理气，同时温胃暖脾。故一服对症而愈。

案6　脾胃虚损之脾气郁结

一妇人，年三十余，忽不进饮食。日饮清茶三五碗，并少用水果，三年余矣。经行每次过期而少。余以为脾气郁结，用归脾加吴茱，不数剂而饮食如常。若人脾肾虚而不饮食，当以四神丸治之。

【赏析】

本案病人脾气郁结，脾失健运，故不进饮食；气血生化乏源致血虚，故经量少而延期。治以归脾汤益气养血。汪昂在《医方集解·补养之剂》称归脾汤为“手少阴、足太阴药也。血不归脾则妄行，参、术、黄芪、甘草之甘温，所以补脾；茯神、远志、枣仁、龙眼之甘温酸苦，所以补心，心者，脾之母也。当归滋阴而养血，木香行气而舒脾，既以行血中之滞，又以助参、芪而补气。气壮则能摄血，血自归经，而诸症悉除矣”。在此基础上，加吴茱萸疏肝理气兼暖胃。若脾肾虚弱不思饮食，则可用四神丸，方中补骨脂补命火，散寒邪，为君药；吴茱萸、肉豆蔻温暖脾胃，涩肠止泻，均为臣药；五味子收敛固涩，是为佐药；生姜暖胃散寒，大枣补益脾胃，同为使药。共成温肾暖脾之功。

八、脾肾亏损停食泄泻等病证

案1　肝脾不和

进士刘畔甫，停食腹痛，泻黄吐痰，服陈、山栀、黄连、枳实之类，其症益甚，左关弦紧，右关弦长，乃肝木克脾土，用六君加木香治之而愈。若食已消而泄未已，宜用异功散以补脾胃；如不应，用补中益气升发阳气。凡泄利色黄，脾土亏损，真气下陷，必用前汤加木香、肉蔻温补；如不应，当补其母，宜八味丸。

【赏析】

病人有宿食内停，腹痛、泄泻色黄、吐痰，实为肝气上冲，进犯脾土，使用陈皮、黄连、枳实等调理气机的药后，病人症状并未缓解，且左关弦紧，右关弦长，此乃肝木克脾土之脉。故改用六君子汤加木香，达到益气健脾，燥湿化痰的作用。若食已消而泄未已，则用异功散。异功散由四君子汤加入陈皮所得，有芳香醒脾之功，用于治疗脾胃虚弱兼气滞证。如不缓解，则用补中益气汤升发阳气。凡脾胃虚弱，真气下陷，泻下色黄，必用补中益气汤加木香、肉豆蔻以温补。若此法无效，则用八味丸，补其肾水。

案2　痰湿壅滞

旧僚钱可久，素善饮，面赤痰盛，大便不实。此肠胃湿痰壅滞，用二陈、芩、连、山栀、枳实、干葛、泽泻、升麻一剂，吐痰甚多，大便始实。此后日以黄连三钱泡汤饮之而安。但如此禀厚者不多耳。

【赏析】

《格致余论》有言：“酒性大热大毒”，《本草纲目》亦言：“痛饮则伤精耗血，损胃亡精，生痰动火"，说明长期嗜酒者，易于酿湿化热生痰。病人面赤痰盛、大便不实，此乃痰湿壅滞。经用二陈之剂燥湿化痰，黄芩、黄连、栀子之属清热燥湿，一剂即现吐痰甚多、大便始实，以后又日以黄连三钱，泡汤饮之而安。此可佐证始用二陈、枳实等方药针对痰盛、大便不实之痰湿证，而芩、连、栀子等药物则针对湿热禀厚。故此案为素体湿热之人患有痰湿证，诊疗模式为先行辨证结合辨体用方，继以辨体用药善后。

案3　脾肾亏损兼肾阳虚误治

一羽士，停食泄泻，自用四苓、黄连、枳实、曲蘖益甚。余曰：此脾肾泄也，当用六君加姜、桂送四神丸。不信，又用沉香化气丸一服，卧床不食，咳则粪出，几到危殆，终践余言而愈。盖化气之剂峻厉猛烈，无经不伤，无脏不损，岂宜轻服。

【赏析】

脾肾阳虚导致的停食泄泻，本应健脾益气，温补肾阳，养胃和中，当用六君子汤加干姜、桂枝送四神丸温肾散寒，涩肠止泻。但因其亦可见腹胀、气郁气滞等症状，故病人自己误用四苓汤、黄连、枳实、曲蘖等通腑气，行气消痞。又用沉香化气丸，辛凉发散之品，过食易伤阳气，本就脾肾阳虚，故更加重病情。中阳不振，则卧床更不食；肾阳虚衰，气机逆乱，故关门不固，咳则粪出，几到危殆。化气之剂峻厉猛烈，无经不伤，无脏不损，不可轻服。

案4　脾胃亏损兼肝木克脾，脾肾两虚误治

嘉靖乙未，绍患肝木克脾，面赤生风，大肠燥结，炎火冲上，久之遂致脏毒下血，肠鸣溏泄，腹胀喘急，驯到绝谷，濒于殆矣。诸医方以黄连、枳实之剂投之，辗转增剧，乃求治于立斋先生。先生曰：尔病脾肾两虚，内真寒而外虚热，法当温补。遂以参、术为君，山药、黄芪、肉果、姜、附为臣，茱萸、骨脂、五味、归、苓为佐，治十剂，俾以次服之。诸医皆曰：此火病也，以火济火可乎？绍雅信先生不为动，服之浃旬，尽剂而血止，诸病遄已。先是三年前，先生过

绍，谓曰：尔面部赤风，脾胃病也。不治将深，予心忧之，而怠缓以须。疾发又惑于众论，几至不救，微先生吾其土矣。呜呼！先生之术亦神矣哉！绍无以报盛德，敬述梗概，求附案末，以为四方抱患者告。庶用垂惠于无穷云。长州朱绍。

【赏析】

脾肾两虚，肝木克脾，脾胃亏损，可见“面赤生风，大肠燥结，火炎冲上，久之遂致脏毒下血，肠鸣溏泄，腹胀喘急，驯到绝谷，濒于殆”。以黄连、枳实之剂投之，反伤阳气，使病情增剧。脾肾两虚，内真寒而外虚热，法当温补。药用人参大补元气，白术健脾益气，为君；山药性平，健脾养胃，黄芪微温，益气固表，肉豆蔻、干姜、附子益气温阳，健脾和中，温补肾阳，为臣；吴茱萸疏肝下气，补骨脂温肾助阳，五味子生津滋肾，当归补肝血，茯苓健脾利湿，为佐。全方以健脾养胃，温补肾阳为主，兼疏解肝气，滋补肾阴，生津利湿。脾胃病，不治将深，治却宜缓。

九、脾胃亏损停食痢疾等病证

案1 脾胃亏损兼停食痢疾，误治后气阴两伤

少宗伯顾东江，停食患痢，腹痛下坠，或用疏导之剂，两足胀肿，食少体倦，烦热作渴，脉洪数，按之微细。余以六君加姜、桂各二钱，吴茱、五味各一钱，煎熟冷服之，即睡觉，而诸症顿退，再剂全退。此假热而治以假寒也。

【赏析】

脾胃虚弱，湿热内聚，下迫肠道发为痢疾；脾虚气机壅滞则为腹痛；脾主升清，脾虚气机下陷，则有下坠感；误以为邪热积聚胃肠，采用疏导下利之法，更伤津液，肾气受损，水气内停，则见肿胀；脾虚运化失常，湿气积聚，则有食少，困倦；肾阴受损，阳气浮越于外，发为潮热；灼伤津液则渴，故脉洪数，然本为脾肾两虚，为真寒假热，故按之微细。用六君子汤益气健脾，加上干姜、桂枝温肾化寒，吴茱萸温胃健脾，五味子补肾。虽为热证，却以温补之法治疗。

案2 脾胃亏损兼误下后阳虚

太常边华泉，呕吐不食，腹痛后重，自用大黄等药一剂，腹痛益甚，自汗发热，昏愦，脉大。余用参、术各一两，炙甘草、炮姜各三钱，升麻一钱，一钟而苏；又用补中益气加炮姜，二剂而愈。

【赏析】

脾胃虚弱，胃气上逆发为呕吐；脾虚运化失常则不食；气虚无法推动水谷则为后重；气机壅滞不通则为腹痛。病人误以为邪热积聚，采用大黄泻热通便，故气虚更甚，出现自汗发热、昏愦、脉大而虚之症。病在脾胃虚弱，下之后，损伤阳气。故用人参益气，白术、炙甘草健脾，炮姜温阳，升麻升举脾阳，气行则

缓，脾胃之气行则病自止。后用补中益气汤加炮姜，益气温中，气充则脾胃合和。

案3 脾胃亏损兼肾虚

廷评曲汝为，食后入房，翌午腹痛，去后似痢非痢，次日下皆脓血，烦热作渴，神思昏倦，用四神丸一服顿减；又用八味丸料加五味、吴茱、骨脂、肉蔻，二剂痊愈。

【赏析】

食后入房，损耗阳气，脾肾虚弱，气机壅滞故出现腹痛；脾肾虚弱，气机下陷，水湿内停，肠失固涩，故似痢非痢；房事损伤肾精，肾阴亏虚，见阴虚发热、烦热而渴、神思困倦等症；虚热下迫肠道故见脓血。用四神丸温肾涩肠止泻，治标及止。用八味丸平补肝肾；加五味子、补骨脂、肉豆蔻温补肾阳，加强补肾之功；吴茱萸除湿燥脾、健脾补肾以治本，脾肾和则愈。

案4 脾胃亏损兼湿热痢疾

判官汪天锡，年六十余，患痢，腹痛后重，热渴引冷，饮食不进，用芍药汤内加大黄一两，四剂稍应，仍用前药，大黄减半，数剂而愈。此等元气百无一二。

【赏析】

脾胃亏损，正气不足，湿热邪气入里，而成痢疾。症见腹痛后重，热渴引冷，饮食不进，属湿热痢疾之证。薛氏用芍药汤清热燥湿，调气和血。此方重用芍药养血调营、缓急止痛；配以当归活血，体现“行血则便脓自愈”之义；木香、槟榔加小剂量大黄行气导滞，“调血则后重自除”；合黄连、黄芩泻下通腑，乃“通因通用”之法；又入少量肉桂，助归、芍行血和营；炙甘草调和诸药，缓急止痛。诸药合用，湿去热清，气血调和，下痢可愈。

案5　脾胃亏损兼脾虚便血

通府薛允頫下血，服犀角地黄汤等药，其血愈多，形体消瘦，发热少食，里急后重。此脾气下陷，余用补中益气加炮姜，一剂而愈。

【赏析】

脾胃亏损，脾气虚弱，气不摄血，故下血；脾气下陷，故里急后重。症见便血，形体消瘦，发热少食，里急后重。原用犀角地黄汤，更损脾胃之阳气，故血愈多。薛氏用补中益气丸补中益气，升阳举陷。李东垣曰："脾胃气虚，则下流于肾，阴火乘其土位。故脾证始得，则气高而喘，身热而烦，其脉洪大而头痛，或渴不止，其皮肤不任风寒而生寒热。盖阴火上冲，则气高而喘，为烦热，为头痛，为渴而脉洪。脾胃之气下流，使谷气不得升浮，是春生之令不行，则无阳以护其荣卫，则不任风寒，乃生寒热，此皆脾胃之气不足所致也。"此方用黄芪补中益气、升阳固表为君；人参、白术、甘草甘温益气、补益脾胃为臣；陈皮调理气机，当归补血和营为佐；升麻、柴胡协同参、芪升举清阳为使。综合全方，一则补气健脾，使后天生化有源，脾胃气虚诸症自可痊愈；二则升提中气，恢复中焦升降之功能，使下脱、下垂之症自复其位，且全方皆为甘温之药而治气虚发热症，即所谓"甘温除热"之法也。

案6　脾胃亏损兼寒痢

一上舍，患痢后重，自知医，用芍药汤，后重益甚，饮食少思，腹寒肢冷。余以为脾胃亏损，用六君加木香、炮姜，二剂而愈。

【赏析】

脾胃亏损，阳气不足，升举无权，脾胃虚寒，运化腐熟无力而下痢后重，纳差，腹寒肢冷。先用芍药汤，芍药汤主湿热痢，偏用寒凉药，故下痢更甚。薛氏用六君子汤加炮姜和木香，健脾益胃，温中散寒。对于此方，《太平惠民和剂局方》云："荣卫气虚，脏腑怯弱。心腹胀满，全不思食，肠鸣泄泻，呕哕吐逆，大宜服之。"此案正是荣卫气虚，脾胃虚寒，见上述之症，故两剂而愈。

案7　脾胃亏损兼误用酒乳而致痢

一老人，素以酒乳同饮，去后似痢非痢，胸膈不宽，用痰痢等药不效。余思《本草》云：酒不与乳同饮，为得酸则凝结，得苦则行散。遂以茶茗为丸，时用滑茶送三五十丸，不数服而瘥。

【赏析】

病人年长，脾胃亏虚，误用酒乳而得痢。症见下痢，胸膈不宽。用痰痢之药除痰，不能尽散。薛氏用茶茗为丸，得苦行散，服之而解。《本草纲目》中云："茶苦而寒，阴中之阴，沉也，降也，最能降火，火为百病，火降则上清矣。"然火有五火，有虚实，若少壮胃健之人，心、肺、脾、胃之火多盛，故与茶相宜。温饮则火因寒气而下降，热饮则茶借火气而升散；又兼解酒食之毒，使人神思闿爽，不昏不睡，此茶之功也。故茶性苦，得苦则解。

案8　脾虚泄泻兼肝肾不足

一老妇，食后，因怒患痢，里急后重，属脾气下陷，与大剂六君加附子、肉蔻、煨木香各一钱，吴茱五分，骨脂、五味各一钱五分，二剂诸症悉退，惟小腹胀满，此肝气滞于脾也，与调中益气加附子、木香五分，四剂而愈。后口内觉咸，此肾虚水泛，与六味地黄丸，二剂顿愈。

【赏析】

怒则伤肝，肝失疏泄，气机不调，脾胃虚弱，运化失职，脾气下陷，则里急后重。与六君子汤以益气健脾燥湿，附子、补骨脂温肾助阳，肉豆蔻、煨木香、吴茱萸、五味子敛气行气化滞、温补中焦兼用收涩。此为以温补之法治疗痢疾的典型案例。薛氏既尊崇李杲之理，重视补益脾胃，又继承王冰、钱乙之法，重视温补肾命。在脾胃与肾命两者之间相较，薛氏临证更重视脾胃，四君子汤、六君子汤及其加减方为薛氏调理脾胃常用之剂。肝失疏泄，气机不调，肝气郁滞则小腹胀满。故用调中益气汤以强健脾胃、升阳固表，加用附子温阳、木香行气。肾阳虚衰，水气不行，阳虚水泛故口内觉咸，以六味地黄丸滋阴补肾。

案9　脾肾亏虚兼肝火上炎

横金陈梓园，年六十，面带赤色，吐痰口干，或时作泻。癸卯春就诊，谓余曰：仆之症，或以为脾经湿热，痰火作泻，率用二陈、黄连、枳实、神曲、麦芽、白术、柴胡之类，不应何也？余脉之，左关弦紧，肾水不能生肝木也。右关弦大，肝木乘克脾土也。此乃脾肾亏损，不能生克制化，当滋化源。不信。余谓其甥朱太守阳山曰：令舅不久当殒于痢。至甲辰夏果患痢而殁。

【赏析】

左关弦紧，右关弦大，左关主肝，右关主脾。浅见者以为是肝火上炎而面赤；脾经湿热，痰火作泻而吐痰口干，或时作泻，但用二陈汤、黄连、枳实、神曲、麦芽、白术、柴胡平肝火，清湿热，服之无效。而薛氏诊之为脾肾亏虚，不能生克制化。肝脾五行相克，若肝气过旺，疏泄太过，肝木乘脾土则脾虚，脾土不能制肾水；脾久虚，后天不能养先天，而致肾虚，故脾肾兼亏；或因肾阳虚衰，火不生土，而致脾胃虚损。故在治疗时应当补脾而兼顾其肾，当滋化源。补脾则土生金，金生水，木得平而自相生矣，则利自止。

十、脾胃亏损疟疾寒热等病证

案1　脾胃亏虚兼外感

冬官朱省庵，停食感寒而患疟，自用清脾、截疟二药，食后腹胀，时或作痛，服二陈、黄连、枳实之类，小腹重坠、腿足浮肿，加白术、山楂，吐食未化，谓余曰：何也？余曰：食后胀痛，乃脾虚不能克化也；小腹重坠，乃脾虚不能升举也；腿足浮肿，乃脾虚不能运行也；吐食不消，乃脾胃虚寒无火也。治以补中益气加吴萸、炮姜、木香、肉桂一剂，诸症顿退，饮食顿加，不数剂而痊。大凡停食之症，宜用六君、枳实、厚朴。若食已消而不愈，用六君子汤。若内伤外感，用藿香正气散；若内伤多而外感少，用人参养胃汤。若劳伤元气兼外感，用补中益气加川芎；若劳伤元气兼停食，补中益气加神曲、陈皮。若气恼兼食，用六君加香附、山栀。若咽酸或食后口酸，当节饮食。病作时，大热燥渴，以姜汤趁热饮之。此截疟之良法也。每见发时，饮啖生冷物者，病或少愈，多致脾虚胃损，往往不治。大抵内伤饮食者必恶食，外感风寒者不恶食。审系劳伤元气，虽有百症，但用补中益气汤，其病自愈。其属外感者，主以补养，佐以解散，其邪自退。若外邪既退，即补中益气以实其表；若邪去而不实其表，或过用发表，亏损脾胃，皆致绵延难治。凡此不问阴阳日夜所发，皆宜补中益气，此不截之截也。夫人以脾胃为主，未有脾胃实而患疟痢者，若专主发表攻里，降火导痰，是治其末而忘其本。前所云乃疟之大略，如不应，当分六经表里而治之。说见各方。

【赏析】

脾胃亏损，元气不足，饮食内伤，水饮内停。症见腹胀，腹痛，下肢浮肿，呕吐，属脾胃虚寒之证。薛氏常用补中益气汤、六君子汤加减，健脾消食。如果既有内伤又有外感，可用藿香正气散；内伤多外感少，则可用人参养胃汤。如果劳伤元气兼外感，用补中益气汤加川芎；如果劳伤元气兼停食，用补中益气汤加神曲、陈皮。如果气恼兼食，用六君子汤加香附、栀子。如果出现咽酸或者食后口酸，就当调节饮食。疾病发作时，大热燥渴，热饮姜汤是治疗截疟的好方法。即便有很多症状，但主要的病因是劳伤元气，用补中益气汤就可以达到很好的疗效。补中益气汤还可实其表，如果邪去而不实表或过用发表，则亏损脾胃，疾病绵延不治。所以不管是阴阳失调还是日夜发病，都可用补中益气汤。脾胃亏损而患疟疾的人，如果专主发表攻里，降火导痰，就只是治标而忘记治本，这是治疗疟疾所忌讳的，应当分六经表里来治疗。

案2　患疟寒热之证

大尹曹时用，患疟寒热，用止截之剂，反发热恶寒，饮食少思，神思甚倦，其脉或浮洪或微细。此阳气虚寒，余用补中益气，内参、芪、归、术各加三钱，甘草一钱五分，加炮姜、附子各一钱，一剂而寒热止，数剂而元气复。

【赏析】

本案乃误用止截之剂的变证。症见发热恶寒，饮食少思，神疲倦怠，脉浮洪或微细，属阳气虚寒之证。薛氏找到了治疗该疟疾的根本，结合变证，使用补中益气汤，收效明显。该方重用人参、黄芪、当归、白术，补益阳气发表，炮姜、附子用量较少，如薛氏所言："夫人以脾胃为主，未有脾胃实而患疟痢者，若专主发表攻里，降火导痰，是治其末而忘其本，前所云乃疟之大略。"

案3　久疟兼脾胃亏损寒热之证

一儒者，秋患寒热，至春未愈，胸痞腹胀，余用人参二两、生姜二两煨熟，煎顿服，寒热即止。更以调中益气加半夏、茯苓、炮姜数剂，元气顿复。后任县尹，每饮食劳倦疾作，服前药即愈。大凡久疟乃属元气虚寒。盖气虚则寒，血虚则热，胃虚则恶寒，脾虚则发热，阴火下流则寒热交作，或吐涎不食，泄泻腹痛，手足逆冷，寒战如栗，若误投以清脾截疟二饮，多致不起。

【赏析】

久疟气虚，脾胃亏损，寒热交争。症见发热恶寒，呕吐，劳倦，胸痞腹胀，腹痛泄泻，手足逆冷。薛氏用人参、生姜（煨）煎服，解寒热。再用调中益气汤加半夏、茯苓、炮姜调中益气，使元气恢复。但每次饮食劳倦，疾病又复发，煎服前药就可痊愈。此久疟乃元气虚寒所致。气虚则寒，血虚则热，胃虚则恶寒，脾虚则发热，阴火下流则寒热交作，症见吐涎不食，泄泻腹痛，手足逆冷，寒战如栗。若用清脾截疟之方，则疾病加重不治。

案4　脾胃亏损兼疟邪外感

一上舍，每至夏秋，非停食作泻，必疟痢霍乱，遇劳吐痰，头眩体倦，发热恶寒，用四物、膝、芩、连、枳实、山栀之类，患疟服止截之药，前症益甚，时或遍身如芒刺然。余以补中益气加茯苓、半夏，内参、芪各用三钱，归、术各二钱，十余剂痊愈。若间断其药，诸病仍至，连服三十余剂痊愈，又服还少丹半载，形体充实。

【赏析】

脾胃不足，正气亏虚，随感疟邪，又因劳倦过度，则症见吐痰、头眩体倦、发热恶寒，此属正虚外感之证，非停食作泻。若医以营血亏虚兼内热医之，用四物汤加牛膝、黄芩、黄连、枳实、栀子之类则为误治，故前症加剧，时或遍身如芒刺。薛氏用补中益气汤加茯苓、半夏，重用人参、黄芪及当归、白术，十余剂乃愈。其用补中益气汤补中益气，升阳举陷，甘温除热；再加茯苓利水，半夏祛痰。薛氏认为病人元气素虚，不能间断其药，故连服三十余剂，则邪去正复。虚者须缓补，故又服还少丹，温肾补脾，养血益精，以壮实形体，抵御外邪。

案5　疟久而致脾肺气虚兼阴火下流

一妇人，疟久不愈，发后口干倦甚，用七味白术散加麦门、五味作大剂，煎与恣饮，再发稍可，乃用补中益气加茯苓、半夏，十余剂而愈。凡截疟余常以参、术各一两，生姜四两、煨熟，煎服即止；或以大剂补中益气加煨姜尤效，生姜一味亦效。

【赏析】

《诸病源候论·久疟候》云：“夫疟皆有伤暑及伤风所为，热盛之时，发汗吐下过度，脏腑空虚，营卫伤损，邪气伏藏，所以引日不瘥，仍故休作也。”妇人久疟，损伤正气，致脾胃气虚，阴火下流，故见口干倦甚，当有咳嗽、短气、寒热往来、面色萎黄、纳差、大便稀溏等症。故用七味白术散健脾益气，和胃生津，再加麦冬养阴生津，五味子涩精止泻，不拘时服。如果再次发作，病情稍减，乃可用补中益气汤加茯苓、半夏，以补中益气，升阳举陷，健脾燥湿化痰，乃可愈。薛氏截疟常以人参、白术各一两，生姜四两（煨熟），煎服即止，或以大剂补中益气汤加煨姜尤效，生姜一味亦效。

案6　脾胃亏损兼饱胀

一妇人，久患寒热，服清脾饮之类，胸膈饱胀，饮食减少。余用调中益气加茯苓、半夏、炮姜各一钱，二剂而痊。

【赏析】

妇人感受疟邪，邪正交争，是以恶寒发热，乃服用清脾饮。盖疟发寒热，原属少阳半表半里，故此方乃加减小柴胡汤从温脾而变也。青皮、柴胡平肝破滞，厚朴、半夏平胃祛痰，茯苓、白术清热利湿，甘草补脾调中，草果散太阴积寒、除痰截疟。病人仍有饱胀感，饮食减少，乃脾虚气机阻滞，故而用调中益气汤益气健脾，和中祛湿。在此方基础上加茯苓、半夏、炮姜，则祛湿力量更强，故两剂而痊愈。

案7　脾胃亏损兼纳差

一妇人，为劳役停食，患疟，或用消导止截，饮食不思，体瘦腹胀。余以补中益气借用参、芪、归、术、甘草，加茯苓、半夏各一钱五分，炮姜五钱，一剂顿安。又以前药炮姜用一钱，不数剂元气复而痊愈。

【赏析】

饮食劳倦，损伤脾胃，以致脾胃气虚。脾胃为营卫气血生化之源，脾胃气虚，纳运乏力，故饮食减少；脾主升清，脾虚则清阳不升，中气下陷，症见腹胀，体瘦。治宜补益脾胃中气，升阳举陷。血为气之母，气虚时久，营血亦亏，故用当归养血和营，协人参、黄芪、白术、甘草以补气养血；陈皮理气和胃，使诸药补而不滞；并以少量升麻、柴胡升阳举陷，协助君药以升提下陷之中气，《本草纲目》谓："升麻引阳明清气上升，柴胡引少阳清气上行，此乃禀赋虚弱，元气虚馁，及劳役饥饱，生冷内伤，脾胃引经最要药也"；加茯苓、半夏淡渗利水，化饮降逆；炮姜温养中阳。诸药合用，使气虚得补，气陷得升，诸症自愈。

十一、脾肺亏损咳嗽痰喘等病证

案1 脾肺气虚误汗后的变证——痉病

地官李北川，每劳咳嗽，余用补中益气汤即愈。一日复作，自服参苏饮益甚，更服人参败毒散，项强口噤，腰背反张。余曰：此误汗亡津液而变痉矣。仍以前汤加附子一钱，四剂而痊。

【赏析】

脾肺气虚，误用汗法，损伤津液，症见项强口噤、腰背反张，属痉病。薛氏用补中益气汤补中益气，辅以附子温经散寒、回阳通络。其处方特点是肺脾兼顾，但仍以补脾为主，培土生金。如《医宗金鉴》谓“黄芪补表气，人参补里气，炙草补中气”，三药合用可大补一身之气；白术助脾运化，以资气血生化之源；当归养血，使气有所依附；陈皮理气和胃，使诸药补而不滞；升麻引阳明清气上升；柴胡引少阳之气上升，为少阳引经要药；附子回阳，以治误汗伤阳所致之痉病。

案2 命门火衰脾肺虚咳嗽

司厅陈国华，素阴虚患咳嗽，以自知医，用发表化痰之药，不应；用清热化痰等药，症愈甚。余曰：此脾肺虚也。不信，用牛黄清心丸，更加胸腹作胀，饮食少思，足三阴虚证悉见。朝用六君加桔梗、升麻、麦冬、五味，补脾土以生肺金；夕用八味丸，补命门火以生脾土，诸症悉愈。经云：不能治其虚，安问其余。此脾土虚，不能生肺金而金病，复用前药而反泻其火，吾不得而知也。

【赏析】

薛氏在《内科摘要·饮食劳倦亏损元气等症》中提到“夫阴虚乃脾虚也”，

又云："大凡足三阴虚，多因饮食劳役，以致肾不能生肝，肝不能生火，而害脾土不能滋化，但补脾土，则金旺水生，木得平而自相生矣。"此处之阴虚即脾虚，若用解表化痰与清热化痰药则更加戕伤脾胃，而病渐重。朝阳东升，元气生发则带药入阳分而补脾肺，故用六君子汤加桔梗、升麻、麦冬、五味子，补脾土以生肺金；夜幕西沉，元气入里则带药入阴分，故用八味丸补命门火以生脾土。

案3　脾虚生痰咳嗽

中书鲍希伏，素阴虚，患咳嗽，服清气化痰丸及二陈、芩、连之类，痰益甚；用四物、黄柏、知母、玄参之类，腹胀咽哑，右关脉浮弦，左尺脉洪大。余曰：脾土既不能生肺金，阴火又从而克之，当滋化源。朝用补中益气加山茱、麦门、五味，夕用六味地黄加五味子，三月余，喜其慎疾得愈。

【赏析】

立斋所谓阴虚即脾虚，当如《内科摘要·饮食劳倦亏损元气等症》所云"日晡发热，口干体倦，小便赤涩，两腿酸痛"等症，是用清痰化热之类，则更伤脾气而痰益甚；用补阴凉血，则脾气不升。阳郁于阴，故左尺洪大，此乃肾中伏火也；右关浮弦，乃阳郁不升。此案初则为脾土不能生肺金，终则脾气伤而下流于肾，肾阳不能上行，郁而化火，是谓阴火。李东垣云："脾胃气虚，则下流于肾，阴火得以乘其土位，故脾证始得，则气高而喘，身热而烦，其脉洪大而头痛。"故立斋朝用补中益气汤以升举元气，加麦冬、五味子以滋阴，加山茱萸以固下；夕用六味地黄丸以补下，加五味子以敛上。如此则土金相生，金水相合，水土合德，饮食休息得宜，而病痊。

案4　脾肺亏损咳嗽痰喘之肺痈

武选汪用之，饮食起居失宜，咳嗽吐痰，用化痰发散之药。时仲夏，脉洪数而无力，胸满面赤，吐痰腥臭，汗出不止。余曰：水泛为痰之证，而用前剂，是谓重亡津液，得非肺痈乎。不信，仍服前药，翌日，果吐脓。脉数，左三右寸为甚。始信，用桔梗汤一剂，脓数顿止，再剂全止，面色顿白，仍以忧惶。余曰：

此症面白脉涩，不治自愈。又用前药一剂、佐以六味丸治之而痊。

【赏析】

此为脾肺亏损，脾肺气虚，脾失运化，肺失宣降，李用粹在《证治汇补·痰证》中云："脾为生痰之源，肺为储痰之器。"吐痰腥臭者为肺痈。脉洪数而无力，表明气分热盛且邪盛正衰。此时用桔梗汤，桔梗为君能浮而治上焦，利肺痈，为众药之舟楫也；以甘草为臣佐，合而治之，其气自下也；桔梗开发肺气，同甘草泻出肺中伏火。肺痈今已溃后，虚邪也，故以桔梗之苦、甘草之甘，解肺毒排痈脓也。此治乃已成肺痈，轻而不死者之法也。

案5　脾虚湿甚化热

学士吴北川，过饮痰壅，舌本强硬，服降火化痰药，痰气益甚，肢体不遂。余作脾虚湿热治之而愈。

【赏析】

病人饮食不节，脾虚失于运化，致痰饮多，进而阻滞气血运行，终致舌本强硬。误服降火化痰药，其性寒凉，更伤脾阳，令脾虚更甚，痰浊更重，以致阻碍阳气运行经络而肢体不遂。此为脾虚湿热，宜用健脾祛湿清热之药治之。

案6　肺肾阴虚兼有脾虚

上舍史瞻之，每至春咳嗽，用参苏饮加芩、连、桑、杏乃愈。乙巳春患之，用前药益甚，更加喉喑，就治。左尺洪数而无力。余曰：此是肾经阴火刑克肺金，当滋化源。遂用六味丸加麦门、五味、炒栀及补中益气汤而愈。

【赏析】

病人患病有明显的季节性，每至春咳嗽，春天是肝气升发之时，肝火上逆犯肺，此为木火刑金。本案本在肺气虚损，故用参苏饮加减而愈。次年再患，实为肾水不足，水不涵木，致木动而生火刑金。肾经之火，当壮水以主之。若仍用前方则难达病所，虽肺气愈虚而阴火被遏，故咳嗽益甚，反加喉喑，此乃久病多虚，肺肾阴虚，虚火灼金所致，谓金破不鸣。故既用六味丸以壮水，麦冬与五味子滋肺阴、敛肺气，炒栀子清泻三焦郁火，再用补中益气汤培土以生金。先用六味，后继补中者，乃因水虚为本，金破为标也。

案7 脾虚失运之痰嗽气喘

儒者张克明，咳嗽，用二陈、芩、连、枳壳，胸满气喘，清晨吐痰；加苏子、杏仁，口出痰涎，口干作渴。余曰：侵晨吐痰，脾虚不能消化饮食；胸满气喘，脾虚不能生肺金；涎沫自出，脾虚不能收摄；口干作渴，脾虚不能生津液。遂用六君加炮姜、肉果，温补脾胃。更用八味丸，以补土母而愈。

【赏析】

本案病人吐痰、气喘、口渴，均由脾虚所致。脾气亏虚而致脾失健运，不能化饮，故清晨吐痰；土不生金，肺失宣降，则胸满气喘；口干作渴，乃脾虚不能运化津液所致。治当采用“病痰饮者，当以温药和之”之法，用六君子汤加炮姜、肉豆蔻温补脾胃。薛氏治病追究病人体质，从脾虚之源入手，用八味丸以补土母，最终病人痊愈。

案8 肺胃阴虚之痰嗽

一男子，夏月吐痰或嗽，用胃火药不应，余以为火乘肺金，用麦门冬汤而愈。后因劳复嗽，用补中益气加桔梗、山栀、片芩、麦门、五味而愈。但口干体倦，小便赤涩，日用生脉散而痊。若咳属胃火有痰，宜竹叶石膏汤；胃气虚，宜补中益气加贝母、桔梗。若阴火上冲，宜生脉散送地黄丸，以保肺气生肾水。此乃真脏之患，非滋化源决不能愈。

【赏析】

病人发病在夏日，正值肺金畏火之时，症见吐痰咳嗽，乃火乘肺金所致。金被火乘，肺气必虚，故用麦门冬汤补肺气，兼散郁火。后因劳复发，病人气虚，病不单在肺还在脾，故用补中益气汤以补脾肺之气；仍加栀子、黄芩，清除病人体内存有的郁火；又加麦冬、五味子合生脉散，益气生阴，为夏月保肺之要药。如胃火有痰，当用竹叶石膏汤来治疗，清热生津，益气和胃；胃气虚弱，用补中益气汤加贝母、桔梗，开宣肺气，补中益气；阴火上冲，用生脉散加地黄丸滋阴补肾水。本案证属肺胃亏虚，阴火太旺，火乘肺金，故当滋真阴之源，补益肺胃之气，以至痊愈。

案9　肝火血虚之咳嗽

一妇人，患咳嗽，胁痛，发热，日晡益甚，用加味逍遥散、熟地，治之而愈。年余，因怒气劳役而前症仍作，又太阳痛或寒热往来，或咳嗽遗尿，皆属肝火血虚，阴挺痿痹，用前散及地黄丸，月余而瘥。

【赏析】

病人本属肝火旺盛，阴血亏虚，故而咳嗽、胁痛、发热，所以初发病时用加味逍遥散、熟地黄治之以疏肝解郁、滋阴养血而愈。一年多以后，又因怒气劳役，导致前症复发，由于病人体质容易造成肾精不足，所以又见遗尿、阴挺痿痹等症。因而，薛氏在前述治疗方药基础上，配合应用六味地黄丸，填精滋阴补肾，治疗月余而愈。

案10　脾胃虚寒兼命门火衰

表弟妇，咳嗽发热，呕吐痰涎，日夜约五六碗，咳喘不宁，胸痞躁渴，饮食不进，崩血如涌，此命门火衰，脾土虚寒，用八味丸及附子理中汤加减治之而愈。

【赏析】

病人症状有发热、胸躁口渴、崩血如涌，皆为热证之象。然呕吐痰涎，日夜五六碗之多，饮食不进，乃是脾气亏虚，寒湿内停之征。故该病人之热为虚阳外浮，本在于命门火衰。命门之火为全身阳气之根，乃“生气之源”，对全身各脏腑的生理活动，有温煦、推动的作用，故有“五脏之阳气，非此不能发”之说，故而用八味丸及附子理中汤加减治之。八味丸治疗肾水不足、虚火上炎，附子理中汤治脾胃虚寒，以治病求本。

案11 脾气不足兼肝血亏虚

一妇人，饮食后，因怒，患疟呕吐，用藿香正气散二剂而愈。后复怒，吐痰甚多，狂言热炽，胸胁胀痛，手按少止，脉洪大无伦，按之微细，此属脾肝二经血虚。以加味逍遥散加熟地、川芎二剂，脉症顿退；再用十全大补而安。此证若用疏通之剂，是犯虚虚之戒矣。

【赏析】

病人初因情志不遂而出现呕吐，服藿香正气散，解表化湿，理气和中，病虽愈，但未根治。后又因发怒出现痰多、狂言热炽、胸胁胀痛等症，责其根本，当为脾气虚弱，肝气不舒，气机阻滞，郁而化热所导致。方用加味逍遥散疏肝解郁，健脾养血清热；加川芎为血中之气药，既可活血化瘀，又能行气止痛；加熟地黄以滋阴养血。待症状缓解后，继续用十全大补汤温补气血以治其本。病人本虚标实，虽然有实证的表现，但不可用治疗实证之法治疗本病，否则易犯虚虚之戒。

内科摘要·卷下

一、脾肾亏损头眩痰气等病证

案1 肝肾亏损兼气虚有痰

阁老梁厚斋，气短有痰，小便赤涩，足跟作痛。尺脉浮大，按之则涩。此肾虚而痰饮也。用四物送六味丸不月而康。仲景先生云：气虚有饮，用肾气丸补而逐之。诚开后学之蒙聩，济无穷之夭枉。肾气丸即六味丸也。

【赏析】

肾虚不能纳气，气虚则水液运化失司，痰饮内生，故而气短有痰；水湿内停则膀胱气化不行，故小便不利；尺脉浮大且按之则涩亦为肾虚有饮也；足跟为肾经所过之区域，此处作痛，代表肾虚不足。此时选用四物汤合六味丸，调理气血，滋补肝肾而愈。后选择用肾气丸，即六味丸加味，补肾助阳，“益火之源，以消阴翳”，辅以化气利水。肾为水火之脏，内舍真阴真阳，阳气无阴则不化，“善补阳者，必于阴中求阳，则阳得阴助，而生化无穷”。

案2 肝肾亏损兼气虚痰晕

都宪孟有涯，气短痰晕，服辛香之剂，痰盛遗尿，两尺浮大，按之如无。余以为肾家不能纳气归源，香燥致甚耳。用八味丸料三剂而愈。

【赏析】

病人气短痰晕，服辛香之剂无效反害，并有遗尿、尺脉虚浮之象。薛氏认为病之根本在于肾虚不能纳气归源，运化失司，故水饮内生，聚而化痰；阴阳互根，阳损及阴，而辛香之品其性燥烈，服用则容易损伤阴液，导致病情加重。宜用八味丸温补肝肾，助阳化气，调补气血。方中熟附子、桂枝温补肾阳；干地黄、山茱萸、山药滋补肾阴，使阳得阴助而生化无穷，为阴中求阳之法；牡丹皮配桂枝可调血分之滞，有利于通阳；茯苓、泽泻渗利阳虚所生之湿，使湿去则阳生，且可防滋腻药敛邪。遂3剂而愈。

案3　脾肾亏损而气虚痰阻

孙都宪，形体丰厚，劳神善怒，面带阳色，口渴吐痰，或头目眩晕，或热从腹起，左三脉洪而有力，右三脉洪而无力。余谓足三阴亏损，用补中益气加麦门、五味及加减八味丸而愈。若人少有老态，不耐寒暑，不胜劳役，四时迭病，皆因少时气血方长，而劳心亏损；或精血未满，而御女过伤，故其见症难以悉状，此精气不足，但滋化源，其病自痊。又若饮食劳役、七情失宜，以致诸症，亦当治以前法。设或六淫所侵，而致诸症，亦因真气内虚，而外邪乘袭，尤当固胃气为主。盖胃为五脏之根本，故黄柏、知母不宜轻用，恐复伤胃气也。大凡杂症属内因，乃形气病气俱不足，当补不当泻；伤寒虽属外因，亦宜分其表、里、虚、实，治当审之。

【赏析】

中气不足，外邪乘袭，症见少气懒言，肢体倦怠，口干发热，口渴吐痰，饮食无味，或头目眩晕，或热从腹起。此证为脾肾亏损，水气弥漫浸渍于体内，故见口渴吐痰、眩晕等。风寒暑湿，气郁生涎，下虚上实，皆晕而眩。治眩晕法，先理痰气，次随症治。“左三脉洪而有力，右三脉洪而无力，余谓足三阴亏损，用补中益气加麦门、五味及加减八味丸而愈。”凡脾胃喜甘而恶苦，喜补而恶攻，喜温而恶寒，喜通而恶滞，喜升而恶降，喜燥而恶湿，此方得之。“邪之所凑，其气必虚”，内伤者多，纵有外邪，亦是乘虚而入，故用补中益气汤，酌加对症之药，而邪自退。

若有未老先衰之态，且不耐寒暑，不胜劳役，皆因少时气血方长，而劳心亏损；或精血未满，而御女过伤，此精气不足，但滋阴化源，其病自痊。又若饮食劳役、七情失宜，以致诸症，亦当治以前法。胃气虚弱，运化失司，治疗当固其胃气，饮食入胃，犹水谷在釜中，非火不熟；脾能化食，全借少阳相火之无形者，在下焦蒸腐，始能运化也，此时若用寒凉之药，饮食亦不运化矣。黄柏、知母不宜轻易用，恐伤胃气。薛氏最后总结，大凡杂病，皆属内因，乃形气病气皆不足，应该补其不足，而非泻法。伤寒虽病属于外，但也要分表、里、虚、实，治疗时要仔细辨别，辨证论治。

案4　脾肺气虚兼风热外袭

昌平守王天成，头晕恶寒，形体倦怠，得食稍愈，劳而益甚，寸关脉浮大，此脾肺虚弱，用补中益气加蔓荆子而愈。后因劳役，发热恶寒，谵言不寐，得食稍安，用补中益气汤而痊。

【赏析】

脾肺气虚，卫外不固，不耐寒袭，故见头晕恶寒；其倦怠乏力，劳则耗气，故劳而益甚；食后清气得以化生，濡养脏腑官窍，故头晕倦怠稍减。本证多由饮食劳倦，损伤脾胃，气虚清阳下陷所致，故用补中益气汤加减治疗。方中黄芪味甘微温，入脾、肺经，补中益气，升阳固表，故为君药；配伍人参、炙甘草、白术，补气健脾为臣药；当归养血和营，协人参、黄芪补气养血；陈皮理气和胃，使诸药补而不滞，共为佐药；少量升麻、柴胡升阳举陷，协助君药以升提下陷之中气，共为佐使；炙甘草调和诸药，加蔓荆子疏散风热，清利头目，止痛。后因劳倦而复发热恶寒，谵言不寐。因无风热之候，方用补中益气汤，益气健脾而愈。

案5　肝火偏亢并见木旺乘土

大尹祝支山，因怒头晕，拗内筋挛，时或寒热，日晡热甚，此肝火筋挛，气虚头晕。用八珍加柴胡、山栀、牡丹皮，二十余剂而愈。

【赏析】

病人因怒而头晕，腿弯向内且筋挛急，有时恶寒发热，傍晚发热加重，此乃肝火旺盛，灼伤津液所致。《素问·六节藏象论》云："肝者……其充在筋"，肝筋失去濡养，导致筋挛；气虚导致头晕；肝火乃由肝失疏泄，气郁化火所致，与情志过激相关；邪在半表半里，故时或寒热，日晡热甚。治宜益气与养血并重。方用八珍汤气血双补，养阴柔肝；加柴胡疏肝理气，栀子、牡丹皮清泻肝火。二十余剂而愈。

二、肝肾亏损血燥结核等病证

案1　肝火血燥之结核

儒者杨泽之，性躁嗜色，缺盆结一核，此肝火血燥筋挛，法当滋肾水生肝血。不信，乃内服降火化痰，外敷南星、商陆，转大如碗。余用补中益气及六味地黄，间以芦荟丸，年余元气渐复而肿消。

【赏析】

病人性躁，乃嗜色耗伤精血，肾阴虚衰，阴不涵阳所致；肝火炽盛，筋脉失于濡养而筋挛；日久虚火炼津为痰，则缺盆结一核。初期误用降火化痰之法，气机失调，故结核愈大。薛氏方用补中益气汤及六味地黄丸，间以芦荟丸，滋肾水生肝血，妙用滋水涵木法，以补肾水而生肝血，补益中气使血有所托。清热的同时补气，清中含补，以防正气的耗损。

案2　肝肾阴虚，血燥火结

一男子，素善怒，左项微肿，渐大如升，用清痰理气而大热作渴，小便频浊。余谓肾水亏损，用六味地黄、补中益气而愈。亦有胸胁等处，大如升斗，或破而如菌如榴，不问大小，俱治以前法。

【赏析】

肾水亏虚，肝经火旺，肾水虚则不能制火，症见瘰疬，大热，口渴，尿频而浊，此乃阴虚火旺之证。《医方考》曰："肾非独水也，命门之火并焉。肾不虚，则水足以制火，虚则火无所制，而热证生矣，名之曰阴虚火动。"此即肾虚发热是也，故用六味地黄丸壮水以涵木，复用补中益气汤培土以生金。

案3　肝火旺盛之瘰疬

一男子颈间结核大溃年余；一男子眉间一核，初如豆粒，二年渐大如桃。悉用清肝火，养肝血，益元气而愈。

【赏析】

本案属肝阴亏虚，肝火亢盛，故症见瘰疬。清代华岫在《临证指南》按语中说："不知情志之郁，由于隐情曲意不畅，故气之升降开阖枢机不利，继而诸郁随作。诸郁之起必以气郁为先导，气郁者，肝郁也。肝气一郁，诸郁必相因而起。"然肝郁之为病，非止一端，故前人有"气郁为百病之源""万病不离乎郁""诸郁皆属于肝"之说。其治之要，用清肝火、养肝血、益元气之法，即之前所用的六味地黄丸、芦荟丸、补中益气汤，并用加味逍遥散，疏肝利结。

三、脾肾亏损小便不利肚腹膨胀等病证

案1　脾肾亏虚，湿热内蕴

大尹刘天锡，内有湿热，大便滑利，小便涩滞，服淡渗之剂，愈加滴沥，小腹腿膝皆肿，两眼胀痛，此肾虚热在下焦，淡渗导损阳气，阴无以化。遂用地黄、滋肾二丸，小便如故。更以补中益气加麦门、五味，兼服而愈。

【赏析】

脾肾亏虚，内生湿热，症见大便滑利，小便涩滞。服用淡渗利湿之剂导致阳气受损，阴无以化，故小便淋漓更甚，小腹、下肢肿胀，两眼亦肿。脾气不升，湿热下流，斯时以小便为急，化气为要，先以六味地黄丸合滋肾丸，补其肾而化其气，而小便如故。更以补中益气汤合生脉散升其脾而滋其源，诸症自愈也。虽不治湿热，而治湿热之所来耳。

案2　脾肾阳虚之四逆证

州守王用之，先因肚腹膨胀，饮食少思，服二陈、枳实之类，小便不利，大便不实，咳痰，腹胀；用淡渗破气之剂，手足俱冷。此足三阴虚寒之证也，用金匮肾气丸，不月而康。

【赏析】

脾阳不足，升降失常，运化失职，故腹胀，少思饮食。此为因虚而致腹胀，却以为是中焦气滞，痞塞不通之实证，用理气和中之二陈汤、破气散痞之枳实之类，令阳虚益甚，腹胀不解，更致气化失司，水湿不运，故小便不利、大便不实、咳痰。又误以为湿阻气机，用淡渗破气之剂，使阳虚更甚，少阴阳虚，不达四肢，故手足俱冷，此为足三阴虚寒之证。《难经・八难》中称命门真阳为“五脏六腑之本，十二经脉之根，呼吸之门，三焦之原。若命门火衰，真阳不足，则变生诸症，不可胜数”。薛氏治三阴虚寒独取少阴，用金匮肾气丸，补肾益阳，而生一身之阳，故不月而康。

案3 脾肾阳衰

州同刘禹功，素不慎起居、七情，以致饮食不甘，胸膈不利。用消导顺气，肚腹痞满，吐痰气逆；用化痰降火，食少泄泻，小便作胀；用分利降火，小便涩滞，气喘痰涌；服清气化痰丸，小便愈涩，大便愈泻，肚腹胀大，肚脐突出，不能寝卧，六脉微细，左寸虚甚，右寸短促，此命门火衰，脾肾虚寒之危症也。先用金匮加减肾气丸料内桂、附各一钱五分，二剂，下瘀秽甚多；又以补中益气送二神丸，二剂，诸症悉退五六；又用前药数剂，并附子之类，贴腰脐及涌泉穴，寸脉渐复而安。后因怒腹闷，惑于人言，服沉香化气丸，大便下血，诸症悉至。余曰：此阴络伤也。辞不治，果殁。

【赏析】

起居、七情不慎，易内伤脾肾。脾阳不足，则见饮食不甘，胸膈不利。以气滞之实证治之，用消导顺气，妄扰气机，故正虚益甚，则见气机不畅之痞满、气逆，脾虚不运、痰饮内停之吐痰。误用化痰降火，则阴阳俱损，可见阳虚湿滞之食少泄泻、小便作胀。以湿热实证治之，分利降火，则更伤阳气阴液，致小便涩滞、肾不纳气之气喘、阳虚不化之痰涌。误以肺热，治以清气化痰丸。苦寒伤阳，致阳气衰微，故小便愈涩、大便愈泻、阳衰气机阻滞之腹胀；所谓“脐为五脏六腑之本，元气归藏之根”，脐突为阳衰欲脱之危症；阳衰不入阴，则不能寝卧；六脉微细，左寸虚甚，右寸短促，为命门火衰。故以肉桂、附子回阳救逆，引火归元，合肾气丸温补肾阳，阳微复，可下前病淤积之痰湿秽浊。又用补中益气汤、二神丸，温补脾肾，固护正气；附子之类贴脐及涌泉，回复真阳。至此，当可阳复正安，疾病得愈。然病人却值此机要之际，因怒情志内伤，故见腹闷；惑于人言，服行气、下气、破气之沉香化气丸，致气血阴阳大伤，故大便下血，诸症悉至。阴阳离决，愈后凶险，果殁。

案4　脾肾阳虚之水肿

一富商，饮食起居失宜，大便干结，常服润肠等丸。后胸腹不利，饮食不甘，口干体倦，发热吐痰，服二陈、黄连之类，前症益甚，小便滴沥，大便泄泻，腹胀少食；服五苓、瞿麦之类，小便不通，体肿喘嗽；用金匮肾气丸、补中益气汤而愈。

【赏析】

饮食起居失宜，伤及脾肾，阳虚不运，津液不布，肠失濡润，故大便干结。如《景岳全书》所言："便秘有不得不通者，凡伤寒杂证等病，但属阳明实热可攻之类，皆宜以热结治法通而去之，若察其元气已虚，既不可泻而下焦胀闭，又通不宜缓者，但用济川煎主之，则无有不达。"然误认作阳明实热证，而反泻之，则虚其虚，阳虚愈甚。客邪内陷致寒湿阻滞，则体倦、吐痰；气机不畅则胸腹不利，若下之，必胸下结硬；脾阳不运则饮食不甘，口干；郁而化热则发热；又自以为气郁化火，加二陈汤、黄连，泻火攻里，则其里愈虚，变生脾阳虚之腹胀少食，肾阳虚之小便滴沥、大便泄泻等症；再以五苓散淡渗耗液，终致小便不通之重症，加以肾水泛滥之体肿、肾不纳气之喘嗽，故以金匮肾气丸补先天真阳，五脏六腑从之，并以补中益气汤补后天脾阳，此如李东垣所言："治中气不足，肢体倦怠，口干发热，饮食无味；或饮食失节，劳倦身热，脉洪大而虚；或头痛恶寒，自汗……或元气虚弱，感冒风寒，不胜发表，宜用此代之。"此乃从脾肾立法，尤其重视调补后天之本。

案5　脾肾亏损兼误治后气阴两伤

一儒者，失于调养，饮食难化，胸膈不利。或用行气消导药，咳嗽喘促，服行气化痰药，肚腹渐胀；服行气分利药，睡卧不能，两足浮肿，小便不利，大便不实，脉浮大按之微细，两寸皆短。此脾肾亏损。朝用补中益气加姜、附；夕用金匮肾气加骨脂、果肉，各数剂，诸症渐愈；再佐以八味丸，两月乃能步履；却服补中、八味，半载而康。

【赏析】

脾胃虚弱，运化失常，则饮食难化；脾主升清，肾主纳气，脾肾亏损，则气机壅滞，胸膈不利。有气滞的症状，误用行气消导药，则更伤脾气，母病及子，肺气上逆致喘；误用行气化痰药，化痰伤津，肾气受损，水气内停，故见肚胀；误用行气分利药，更伤肾气，肾虚水泛，上凌于心，故见心悸、睡卧不能；水停于下焦，可见两足浮肿；肾司膀胱，肾气亏损则小便不利；肾阴受损，阳气浮于外，故见脉浮大，然本为脾肾亏虚，故按之微细。此乃脾肾亏虚，早上服补中益气汤，脾为后天之本，益气则健脾；加干姜、附子温阳。晚上服金匮肾气丸，肾为先天之本，补肾则扶本；加补骨脂、肉豆蔻增强补肾壮阳之功。八味丸补益肝肾，肝主筋，肾主骨，肝肾和则能行。再加服补中益气汤，补气血阴阳，正气盛则康。

案6 脾肾亏虚兼痰

一男子，素不善调摄，唾痰口干，饮食不美，服化痰行气之剂，肚腹膨胀，二便不利；服分气利水之剂，腹大胁痛，睡卧不得；服破血消导之剂，两足皆肿。脉浮大不及于寸口。朝用金匮加减肾气丸；夕用补中益气汤煎送前丸，月余诸症渐退，饮食渐进；再用八味丸、补中汤，月余自能转侧，又两月而能步履；却服大补汤、还少丹，又半载而康。后稍失调理，其腹仍胀，服前药即愈。

【赏析】

肾阴亏虚则唾痰口干；脾胃亏损则饮食不美；有唾痰、纳呆的症状，而误用化痰行气药，则化痰伤津，肾气受损，水气内停，故见肚胀；肾司膀胱，肾气亏损则二便不利；误用分气利水药，更伤肾气，气机不畅，水停中焦，可见腹大；水气犯肝则胁痛；水上凌于心，故见心悸、睡卧不能；误用破血消导药，破血伤阴，肾阴受损，阳气浮于外，故见脉浮大且不及寸口。早上服用金匮肾气丸加减，肾为先天之本，补肾则扶本；晚上用补中益气汤送服金匮肾气丸，既补肾又健脾，脾运则饮食渐进。再服八味丸、补中汤，补肾健脾，肾主骨，肾和则能行。因病人素体虚，脾胃和再服大补汤、还少丹补养气血，气血旺而康。如若没有好好调理，仍有腹胀，可用补肾健脾之法服前药治疗。

案7　肾阳虚损之本症兼症

大方世家湖乡，离群索居。山妻赵氏，忽婴痰热，治者多以寒凉，偶得小愈，三四年余，屡进屡退，于是元气消烁。庚子夏，遍身浮肿，手足麻冷，日夜咳嗽，烦躁引饮，小水不利，大肉尽去，势将危殆。幸逦先生诊之，脉洪大而无伦，按之如无，此虚热无火，法当壮水之源，以生脾土，与金匮肾气丸料服之，顿觉小水溃决如泉，俾日服前丸及大补之药二十余剂而愈，三四年间平康无恙。迄今甲辰仲春，悲哀动中，前症复作，体如焚燎，口肉尽腐，胸腹肿满，食不下咽者四日。夫妇相顾，束手待毙而已。又承先生视之，投以八味丸二服，神思清爽，服金匮肾气丸料加参、芪、归、术，未竟夕而胸次渐舒，陟然思食，不三日而病去五六矣，嗣后日前二丸，间服逾月而起。至秋初，复患痢，又服金匮肾气丸料加参、芪、归、术、黄连、吴茱、木香，痢遂止，但觉后重，又用补中益气加木香、黄连、吴茱、五味，数剂而痊愈。大方自分寒素，命以蹇剥，山妻抱病沉痼，本难调摄，苟非先生救援，填壑未免，今不肖奔走衣食于外，而可无内顾之忧矣。然则先生之仁庇，固不肖全家之福，亦不肖全家之感也。斯言也，当置之座右，以为子孙世诵之。不肖尝侍先生之侧，检阅医案，始知山妻奏效巅末，遂秉书纪二丸药之圣，且彰先生用药之神万一云。吴门晚学生沈大方覆文再拜顿首谨书。

【赏析】

久病伤肾，真阳受损，失其温煦，水饮不化，症见遍身浮肿，手足麻冷，小便不利；水饮伏肺，肺气上逆，引动咳嗽；虚阳浮越，症见脉洪大而无伦。《难经·六十九难》云："虚则补其母，实则泻其子。"《景岳全书·新方八阵》曰："善补阳者，必以阴中求阳，则阳得阴助而生化无穷。"薛氏认为本案法当壮水之源，以生脾土，与金匮肾气丸料服之。

后因悲思过甚，伤及脾胃，引动宿疾。症见胸腹满、食不进，属脾胃气滞之证；体如焚燎，口肉尽腐，合前症可知属虚热之证，为气血败腐之象。薛氏以前药疗宿疾，加人参、黄芪、当归、白术合用调养气血，见症转好。后病因服药逾期，未根治而秋初多暑复患痢。故薛氏以前药加香连丸，其中黄连苦寒善治湿热之痢，吴茱萸性热以防黄连之苦寒太过，木香善行大肠气滞，痢遂止。后重以中气下陷为由，以补中益气汤加香连丸，病瘥。

四、脾胃亏损暑湿所伤等病证

案1　蓄血证

应天王治中，遍身发黄，妄言如狂，若于胸痛，手不可近，此中焦蓄血为患。用桃仁承气汤一剂，下瘀血而愈。

【赏析】

病人遍身发黄，胸痛不可触近，口出妄言，此为邪热与血互结于内，如《伤寒论》第106条所言："太阳病不解，热结膀胱，其人如狂，血自下，下者愈。其外不解者，尚未可攻，当先解其外；外解已，但少腹急结者，乃可攻之，宜桃核承气汤。"方中桃仁辛润以活血化瘀；桂枝辛温以宣阳行气，温通经脉，辛散血结，助桃仁活血之功；再得苦寒泻热逐瘀之大黄，咸寒润燥、清热散结之芒硝；佐以炙甘草调和诸药，共成泻热逐瘀之轻剂。本案病人热在血分，扰乱心神，神明不安，故妄言狂语。此时，蓄血证已成，且病势尚轻浅，故用桃仁承气汤，1剂即愈。

案2　脾胃亏虚，湿邪所侵

一儒者，每春夏口干发热，劳则头痛。服清凉化痰药，泻、喘、烦躁；用香薷饮，神思昏愦，脉大而虚。此因闭藏之际，不远帏幕为患，名曰疰夏。用补中益气去柴胡、升麻，加五味、麦门、炮姜，一剂，脉益甚。仍用前药加肉桂五分，服之即苏，更用六味丸而痊。

【赏析】

脾胃亏损，暑湿所侵，症见口干发热，劳则气耗致头痛。服用清凉化痰药，则更伤脾气而痰益甚，脾气不升致泄泻兼喘，热郁于内而见烦躁；若用香薷饮发汗解表，汗之则虚其表，故病非但不愈，且虚更甚，发展为疰夏。《丹溪心法》曰："疰夏属阴，元气不足，补中益气去柴、升，加黄柏炒，夹痰着，用南星。"故用补中益气汤去柴胡、升麻，加五味子、麦冬、炮姜，1 剂即脉益甚，加肉桂五分即苏，更用六味丸而痊愈。薛己在《内科摘要》中明言"人以脾为主""胃为五脏之根本"，另外《明医杂著·补中益气汤》在论述补中益气汤的应用时亦论及脾胃的重要性，谓："脾胃气实，则肺得其所养，肺气既盛，水自生焉，水升则火降，水火既济而天地交泰，若脾胃一虚，则其他四脏俱无生气。"因此脾胃亏虚，则气血亏虚，正气不足，以致内伤外感。薛氏认为，或阳气不足，或虚火燥热，均主张以温补之法升发脾胃之阳气，使阳生阴长，人体气血阴阳得以恢复，形成温补脾胃的治疗特点。本案去升麻、柴胡，实因该儒者闭藏之际仍房事过多，以致肾亏至极，根本已损，但任补益，不耐丝毫提升以免更损肾精。加五味子、麦冬以清敛浮热，主治元气虚浮之证；加炮姜以温补脾胃；加肉桂补火助阳，引火归元。后用六味丸滋补肾阴而痊愈。

案3　脾胃亏损，痰湿内蕴

一儒者，体肥善饮，仲秋痰喘，用二陈、芩、连，益甚；加桑皮、杏仁，盗汗气促；加贝母、枳壳，不时发热。余以为脾肺虚寒，用八味丸以补土母，补中益气以接中气而愈。

【赏析】

儒者素体脾胃亏损，痰湿内蕴，故见体肥；湿久郁而化热，暗耗津液，故善饮；痰湿郁脾，脾气不升，则土不生金，肺失清肃，则见痰喘。脾胃气虚之证，用二陈汤、黄芩、黄连等寒凉药，更伤脾气而痰益甚；加桑白皮、杏仁，泻肺热以降肺气，气不足以息则盗汗气促；加贝母、枳壳，行气化痰则不时发热。薛氏认为脾肺虚寒，用八味丸以补肾阳，此为补火生土，滋其化源，《内科摘要》中专列"命门火衰不能生土"一篇。用补中益气汤以升举元气，"使气虚得补，气陷得升"。

案4 冷食伤及脾肾

一男子，夏月入房，食冰果腹痛，余用附子理中汤而愈。有同患此者，不信，别用二陈、芩、连之类而死。

【赏析】

夏月入房，食冰冷水果，致寒邪伤及中焦脾胃及下焦肾阳。寒性主收引，易致血脉凝滞，故腹痛。薛氏用附子理中汤，温中祛寒，益气健脾。方中制附子大辛大热之品，有大补阳气、散寒的功效；再加入干姜与附子同用，温阳散寒之力大增；人参补气益脾，白术甘苦温燥，不仅可以健脾益气，还可以燥湿；炙甘草补脾益气，调和诸药。五药相合，中下焦之寒得辛热而去，脾胃之虚得甘温而复，清阳升，浊阴降，运化健则痊愈。若用二陈汤、黄芩、黄连之寒凉药物，与病证相悖，则病情加重。

案5 脾虚湿盛，外暑蒸动内湿

一男子，盛暑发热，胸背作痛，饮汤自汗内湿。用发表之药，昏愦谵语，大便不实，吐痰甚多；用十全大补，一剂顿退；又用补中益气加炮姜，二剂痊愈。

【赏析】

《医门法律·风湿论》云："体中多湿之人，最易中暑，两相感召故也。外暑蒸动内湿，两气交通，因而中暑。"《临证指南医案·卷五·暑》曰："人身一小天地，内外相应，故暑病必夹湿者，即此义耳。"内湿素盛之人，容易感受暑邪，而成暑湿相合证，湿阻气机，不通则痛，则见胸背作痛；暑为夏季火热之气所化，暑性炎热，故见发热。暑性升散，易伤津气，《素问·举痛论》曰："炅则腠理开，荣卫通，汗大泄，故气泄矣。"暑邪侵入人体，使腠理开泄而为多汗；用发表药后，津伤更重，不能荣养清窍则见昏愦谵语；脾虚更甚则见大便不实；"脾为生痰之源"，脾虚水湿不运，痰浊内生，故吐痰甚多。用十全大补汤，1剂顿退。十全大补汤由四君子、四物汤加黄芪、肉桂以大补元气，补气健脾化湿；又用补中益气汤加炮姜，健脾益气，温补脾阳，甘温除热。

五、肝脾肾亏损头目耳鼻等病证

案1　脾胃虚弱，气血亏虚之目赤不明

给事张禹功，目赤不明，服祛风散热药反加重。脉大而虚，此因劳心过度饮食失常，加补中益气加茯神、枣仁、山药、山茱、五味顿愈。又劳逸复甚，用十全大补兼以前药，却用补中益气汤加前药而愈。东垣云：诸筋脉络皆走于面而行空窍，其气清散于目而为精，趋于耳而为听。若心烦事冗，饮食失节，脾胃亏损，心火太盛，百脉沸腾，邪害空窍而失明矣；况脾为诸阴之首，且目为血脉之宗，脾虚则五脏之精气皆失所养。若不理脾胃，为乃至标而不治本也。

【赏析】

病人因劳心过度，饮食失常而致脾胃虚弱，脾胃为气血生化之源，后天之本，脾虚则气血生化无源。脾为诸阴之首，脾虚阴损而不制阳，阳火亢盛故见目赤；加之目为血脉之宗，用祛风散热药易伤津耗气，筋脉失养，目失濡养，故服药后反而加重。其病机为脾胃虚弱，所以薛氏用补中益气汤，补益中气，健脾安神。病人后因劳复发，劳则伤气耗血，故加十全大补汤，乃八珍汤加肉桂温里助阳、黄芪补脾益气而成，具有温补气血之功。

案2　中气不足兼肾阴亏虚之耳鸣

少宰李浦汀，耳如蝉鸣，服四物汤而耳鸣甚益，此证元气亏虚，五更服六味地黄丸，食前服补中益气汤顿愈。此证若血虚而有火，用八珍加山栀、柴胡；气虚而火，四君加柴胡、山栀。若因怒而就聋或鸣，实用小柴胡加芎、归、山栀，虚用补中益气加山栀。午前甚用四物加白术茯苓，久须用补中益气；午后用地黄丸。

【赏析】

病人耳鸣当为中气不足兼肾阴亏虚所致。四物汤乃滋养肝肾阴血之品，其势下行，虽补阴血，然亦可碍胃，影响运化，此患者中气不足，运化无力，清阳不升，故用四物汤反而加重其耳鸣。五更时分服六味地黄丸，一则滋补肾阴，二则此时乃阳气生发之际，则阴得阳升而泉源不竭；兼食前服补中益气汤，补气健脾，二药同用，脾肾同补，先天后天兼顾，耳鸣则愈。若是血虚有火，用八珍汤气血双补，加柴胡清肝理气，栀子除上焦虚火；若气虚而致，用四君加柴胡、栀子，补气兼清火；若因怒而生，实证则用小柴胡加川芎、当归、栀子，疏肝清火，虚证则用补中益气汤加栀子。午前病属气分，此时耳鸣甚者，乃气血不足所致，故用白术、茯苓加四物汤补气生血，日久则用补中益气汤益气升阳。午后为阳中之阴，此时真阴渐生，阳气逐渐收敛，由于肾阴亏虚，阴液不足，阳气不容易收敛，故午后耳鸣甚者用地黄丸滋阴涵阳。

案3　少阳胆气枢机不利之耳鸣

少司马黎仰之，南银台时，因怒而耳鸣，吐痰，作呕不食，寒热胁痛，用小柴胡合四物汤加山栀、茯神、陈皮而愈。患者怒后伤肝胆，少阳胆气枢机不利正邪相争，故见寒热胁痛，肝火内郁上扰清窍则耳鸣，邪犯肺胃之腑则吐痰、作呕不适。伤寒云：往来寒热，胸胁苦满，默默不欲饮食，心烦喜呕，或胸中烦闷不呕，或渴，或腹中痛，或胁下痞硬，或心下悸，小便不利或不渴，身有微热或咳者，小柴胡汤主之。

【赏析】

病人因怒而导致耳鸣、吐痰、呕吐不能食、寒热往来且胁肋作痛，此为怒而损伤肝胆之气，肝火郁积上扰，枢机不利，并且横逆犯胃。故而选用小柴胡汤和解少阳，方中柴胡味苦质轻，疏少阳之郁，解在表之邪；黄芩苦寒，泄少阳胆腑邪热，柴、芩合用，外透内邪，和解表里；半夏、生姜和胃降逆止呕；人参、炙甘草、大枣甘温益气和中；加栀子清利湿热；茯神、陈皮利水渗湿，调和脾胃，和胃降逆止呕。又合四物汤，诸药共奏和解少阳、补血活血、健脾安神之功。

案4　肝肾阴虚之头痛

鸿胪尚宝刘毅斋，怒则太阳作痛。用小柴胡加茯苓、山栀以清肝火，更用六味丸以生肾水，后不再发。

【赏析】

病人肾阴亏虚，又因大怒导致肝气郁滞，郁而化火，枢机不利，不通则痛，故用小柴胡汤和解少阳；加栀子清利湿热；茯苓利水渗湿，调节中焦气机。同时为祛除病根，防止复发，用六味地黄丸三补三泄，滋水涵木，使肾水充足，防止肝火复燃，乃治病求本之意。

案5　中气下陷之目涩

一儒者，日晡两目紧涩，不能瞻视。此元气下陷，作补中益气加参、芪数剂而愈。

【赏析】

病人中气下陷，清气不能上行滋养双目，故日晡两目紧涩，不能仰视。若误认为是肝热上扰，采用清热疏肝明目法，则会进一步损害中焦脾胃之气。中焦脾胃主运化，升清降浊，乃气血生化之源，后天之本，四肢九窍皆需脾胃运化的水谷精微来充养。故用补中益气丸，补益脾气，并加党参、黄芪，加强健脾益气升阳之功。

案6　肝脾两虚之目涩

一男子，亦患前症，服黄柏、知母之类，更加便血。此脾虚不能统血，肝虚不能藏血也。用补中益气、六味地黄而愈。

【赏析】

知母、黄柏合用，其功能为滋阴润燥，清泄下焦火热。本案乃中焦脾胃虚弱，运化不足，气血生化乏源所致。误用黄柏、知母等寒凉之品则更伤脾胃。脾能统血，肝主藏血，因此，便血与肝脾两脏密不可分。薛氏用补中益气汤可谓切中要害，通过补益脾气恢复脾的统血及运化功能，用六味地黄丸滋补肾阴。肾阴足则能涵木，其从先天及后天之本论治，治病求本，双管齐下，方药简练而又收功迅速。

案7　房劳兼怒之胁胀

一男子，房劳兼怒，风府胀闷，两胁胀痛。余作色欲损肾，怒气伤肝，用六味地黄丸加柴胡、当归，一剂而安。

【赏析】

肾主藏精，为先天之本，肝为藏血之脏，精血同源，故肝肾阴血不足常常相互影响。病人房劳过度，致肾精损耗；又有兼怒，怒则伤肝，故症见肝经循行部位风府胀闷、两胁胀痛。病为色欲损肾，怒气伤肝，故用六味地黄丸滋补肝肾，加柴胡疏肝理气、当归补血活血。

六、脾肺肾亏损小便自遗淋涩等病证

案1 脾肾不足兼肝火血虚之遗尿

大司徒许函谷在南银台时，因劳发热，小便自遗，或时不利。余作肝火阴挺不能制约，午前用补中益气加山药、知母、黄柏，午后服地黄丸，月余诸症悉退。此证若服燥剂而频数或不利，用四物、麦门、五味、甘草。若数而黄，用四物加山茱、黄柏、知母、五味、麦门。若肺虚而短少，用补中益气加山药、麦门。若阴挺、痿痹而频数，用地黄丸。若热结膀胱而不利，用五淋散。若脾肺燥不能化生，用黄芩清肺饮。若膀胱阴虚，阴无以生而淋沥，用滋肾丸。若膀胱阳虚，阴无以化而淋涩，用六味丸。若转筋，小便不通，或喘息欲死，不问男女孕妇，急用八味丸，缓则不救。若老人阴痿思色，精不出而内败，小便道涩痛如淋，用加减八味丸料加车前、牛膝。若老人精已竭而复耗之，大小便道牵痛，愈痛愈欲便，愈便则愈痛，亦治以前药，不应，急加附子。若喘嗽吐痰，腿足冷肿，腰骨大痛，面目浮肿，太阳作痛，亦治以前药。若痛愈而小便仍涩，亦用加减八味丸以缓治之。

【赏析】

过劳损伤脾肾，中气虚馁，升降失司，清阳下陷，症见发热，口渴，小便自遗，或时闭涩。肝肾相互为用，且肾为肝之母，肝火兼血虚，则见阴挺。《脾胃论·饮食劳倦所伤始为热中论》曰：“惟当以辛甘温之剂，补其中而升其阳，甘寒以泻其火则愈”，故午前采用补中益气汤加味，治疗气虚发热，使元气内充，清阳得升；加山药、山茱萸平补三焦，调养脾胃，补肾涩精。白天之始乃阳始升，午后乃阳降而阴渐始升，故顺承四时之气而升阳举陷，滋阴填髓，午后用六味地黄丸，滋肾阴以泻肝火，“壮水之主，以制阳光”。

若过服燥性之品伤正，致小便频数或不利，用四物汤、麦冬、五味子、甘草，养血生津。若小便数黄，多夹热证，以前药加山茱萸、黄柏，清热利湿，补益肝肾。若肺虚而小便短少，肺气虚不能转运津液而致小便短少，予补中益气丸加山药、麦冬，法当以培土生金。若阴挺、痿痹而频数，乃虚热主症，则以地黄丸滋阴降火。若热结膀胱而不利，方用五淋散以利水渗湿。若脾肺燥不能化生而不利，用黄芩清肺饮。若膀胱阴虚而淋沥，膀胱气化根本源于肾，“虚证者，多责之于肾”，治疗补肾为本，故用滋肾丸。若膀胱阳虚而淋涩，用六味丸。若转筋，小便不通，或喘急欲死，肝在体合筋，肝气衰则筋不动，肾与膀胱相表里，肾虚甚者则小便不通，腹胀喘急，当速治之，以八味丸补益肝肾。若老人阴痿思色，精不出而内败，小便道涩痛如淋，证以肝肾亏虚为主，小便涩痛为兼症，故加减八味丸加车前子、牛膝，引药通淋。若老人精已竭而复耗之见大小便道牵痛等症，亦治以前药，不应，加附子回阳救逆。若喘嗽吐痰，腿足冷肿，腰骨大痛，面目浮肿，太阳作痛，属肾阳亏虚之证，亦用前药。若痛愈而小便仍涩，大病已去，宜缓治之，用加减八味丸。

案2　肾阳虚之尿频

司徒边华泉，小便频数，涩滞短赤，口干唾痰，此肾经阳虚热燥，阴无以化，用六味、滋肾二丸而愈。

【赏析】

肾经阳虚，蒸腾气化无力，则出现小便频数、涩滞短赤等表现；肾阳不升，阴无以化，则口干唾痰。故薛氏用六味地黄丸、滋肾丸治之。因为肝肾同源，所以处方特点为滋补肝肾，以补为主；又因为阴阳互根互用，所以用六味丸、滋肾丸二丸滋补肾阴，正所谓“从阴引阳”。

案3　精竭复耗之尿痛

一儒者，发热无时，饮水不绝，每登厕小便涩痛，大便牵痛，此精竭复耗所致，用六味丸加五味子及补中益气，喜其谨守，得愈。若肢体畏寒，喜热饮食，用八味丸。

【赏析】

发热无时，饮水不绝，乃肾精耗伤，阴虚内热所致；阴精亏损，肠道失润，故每登厕则小便涩痛，大便牵痛。用六味丸加五味子及补中益气汤滋阴养肾，益气生津。若命门火衰，不能生土，以致脾胃虚寒，出现肢体畏寒、喜热饮食等症，则用八味丸阴中求阳，壮命门之火，温补脾胃。

案4　气虚水肿

儒者杨文魁，痢后两足浮肿，胸腹胀满，小便短少，用分利之剂，遍身肿兼气喘。余曰：两足浮肿，脾气下陷也；胸腹胀满，脾虚作痞也；小便短少，肺不能生肾也；身肿气喘，脾不能生肺也。用补中益气汤加附子而愈。半载后，因饮食劳倦，两目浮肿，小便短少，仍服前药，顿愈。

【赏析】

脾胃气虚，气机不畅，以致胸腹胀满；运化失职，水饮内停，脾气下陷，故而出现肢体浮肿；水液不能输布膀胱，导致小便短少；脾胃气虚不能运化水谷，故而出现饮食劳倦。方用补中益气汤补中益气，升阳举陷，另加附子以温阳健脾、利水消肿治疗而愈。后因饮食、劳倦等因素而病情反复，依旧服用前药，即愈。

七、脾肺肾亏损虚劳怯弱等病证

案1 气血不足，阴虚火旺

少司空何潇川，足热口干，吐痰头晕，服四物、黄连、黄柏，饮食即减，热痰益甚，用十全大补加麦门、五味、山药、山茱而愈。

【赏析】

气血不足，阴液耗损，阳气浮越，上冲头目，故吐痰头晕，足热口干。服四物汤滋阴养血，加黄连、黄柏泻其虚火。后热痰加重，则用十全大补汤，益气补中，养血滋阴，温补气血。加麦冬益胃生津，清心除烦；五味子、山药、山茱萸收涩阴液。

案2 肾阴虚兼劳伤气血

一儒者，或两足发热，或脚跟作痛，用六味丸及四物加麦门、五味、玄参治之而愈。后因劳役，发热恶寒，作渴烦躁，用当归补血汤而安。

【赏析】

儒者素体虚弱，劳役耗伤气血。肾阴亏虚，阴虚产生内热，故两足发热；肾主骨，肝主筋，肝肾不足则脚跟作痛。方用六味地黄丸滋补肾阴，加麦冬、五味子、玄参滋阴敛阳，加四物汤补肝血养血养筋。后因劳役，发热恶寒，作渴烦躁，此为劳伤气血所致。体虚不固，不耐风寒，故发热恶寒；阴血不足则渴；阴虚阳亢，故烦躁。方用当归补血汤，黄芪、当归气血双补，气血回则安。

案3 肾阴虚兼中阳不足

儒者刘允功，形体魁伟，冬日饮水，自喜壮实。余曰：此阴虚也。不信，一日口舌生疮，或用寒凉之剂，肢体倦怠，发热恶寒。余用六味地黄、补中益气而愈。

【赏析】

病人喜冬日饮水，身体壮实，形充盛，然则津液不足，故为阴虚。一日突然口舌生疮，本为阴虚体质，虚火上炎，然用寒凉之剂，耗伤中阳。《素问·生气通天论》曰："阳气者，精则养神，柔则养筋。"中阳不足则神疲，肢体倦怠；卫阳不足，不耐风寒，故恶寒发热。实为肾阴虚，虚火上炎，然苦寒伤胃，中阳不足，故治当滋阴清热，补益中气。乃用六味地黄丸滋补肾阴，补中益气汤健脾益气。

案4　肾虚阴火上炎之痛证

一男子，腿内作痛，用渗湿化痰药，痛连臀肉，面赤吐痰，脚跟发热。余曰：乃肾虚阴火上炎，当滋化源。不信，服黄柏、知母之类而殁。

【赏析】

此病人腿内作痛，本为肝肾阴虚，筋骨失养而痛，却用渗湿化痰药，阴液大伤，故疼痛扩大，痛连臀肉；阴伤则阳浮，虚火上炎灼肺成痰，故面赤吐痰；阴液不足，虚火上炎，故脚跟发热。此为肾阴虚极，当滋阴补肾，清虚热。然服黄柏、知母类苦寒伤阳之药，本阴虚之极，阳气又大伤，阴阳之气两无，故卒。

案5　阴虚火旺证

余甥居宏，年十四而娶，到二十形体丰厚，发热作渴，面赤作胀，或外为砭血，内用降火，肢体倦怠，痰涎愈多，脉洪数鼓指。用六味丸及大补汤加麦门、五味而痊。

【赏析】

病人发热而渴，面赤作胀，或有出血，乃为热象；降火后肢体倦怠，痰涎多，脉洪数，可知此为阴虚发热。虚火上炎灼津，则发热而渴，面赤作胀；降火则阳气大伤，阳气不足不能养神，故见肢体倦怠；降火药多为寒凉，伤阳则津液不行，内生痰湿、水饮，故见痰涎更多；脉洪数鼓指为虚热还存，且阳气耗伤，虚热则更重，以致洪数鼓指。阴虚未愈又耗伤阳气，治法宜先滋阴补液，阴阳互根则阴生阳长，故与六味地黄丸，加麦冬、五味子滋阴生津，又加十全大补汤，回固阴阳气血则愈。

八、脾肺肾亏损遗精吐血便血等病证

案1 脾肾两虚之白浊

司厅陈石镜，久患白浊，发热体倦，用补中益气加炮姜四剂，白浊稍止，再用六味地黄丸兼服，诸症悉愈。

【赏析】

脾气亏虚，肾阴亏损，内生湿浊，不能气化，故见白浊，证属脾肾两虚。薛氏常用补中益气汤，健脾益气，则元气内充，清阳得升，白浊稍止。又用六味地黄丸滋补肾阴，泻浊降火。两方为脾肾同补。脾主运化，化生气血，为后天之本；肾主藏精，为先天之本；后天与先天相互资生，相互促进；先天温养激发后天，后天补充培育先天。终致诸症悉愈。

案2 脾不统血之赤白浊

光禄柴黼庵，因劳患赤白浊，用济生归脾、十全大补二汤，间服而愈。

【赏析】

脾为后天之本，气血生化之源，因劳日久损伤脾气，运化失职则湿浊内生，脾不统血，故见赤白浊。薛氏用补中健脾、化湿降浊之法治疗白浊，方选济生归脾汤。方中以黄芪、人参、白术补脾益气，龙眼、当归补血养血，使气血得养。此乃心脾同补，而重在补益脾气，使脾旺则气血生化有权；气血双补，使气旺而益于升血。后用十全大补汤更助补益气血之功，使诸症自除。

案3 肝胆火郁之阴囊肿痛

司厅张检斋，阴囊肿痛，时发寒热，若小腹作痛，则茎出白津，用小柴胡加山栀、胆草、茱萸、芎、归而愈。

【赏析】

邪在少阳，经气不利，胆火内郁，枢机不利。可见邪正交争之往来寒热、阴囊肿痛、小腹作痛、茎出白津。《灵枢》言："足厥阴肝之经，病遗溺闭癃。闭谓小溲不行，癃为淋沥。此乙木之病，非小肠与肾也。"采用和解少阳之小柴胡汤，柴胡、黄芩合用，外透内邪，和解表里；人参、大枣、炙甘草乃扶正祛邪，防止邪气内传。加用栀子达到消肿止痛之效，龙胆草清泻肝胆之火，川芎、当归为补血活血行气之要药，吴茱萸乃取其疏肝之性。数剂即愈。

案4　肾阴亏损兼劳伤心脾之遗精

朱工部，劳则遗精，齿牙即痛。用补中益气加半夏、茯苓、芍药，并六味地黄丸渐愈，更以十全大朴加麦门、五味而痊。

【赏析】

病人劳则遗精，实为心脾两虚之候。脾胃气虚，则下流于肝肾，肝木乘土，阴火得以乘其土位，故肝火旺而牙齿痛。《素问·至真要大论》云"劳者温之，损者温之"，故用补中益气汤，补中升阳；加半夏燥湿化痰，茯苓健脾祛湿，芍药养血滋阴、护肝止痛。又因肾虚阴火上冲，骨髓之气不足，并用六味地黄丸滋阴补肾。更与十全大补汤加麦冬和五味子，温补气血，涩精滋阴得以治愈。

案5　肾阴亏损兼君火相旺之白浊梦遗

一男子，白浊梦遗，口干作渴，大便闭涩，午后热甚，用补中益气加芍药、玄参，并加减八味丸而愈。

【赏析】

肾阴亏虚，虚火上炎，故口干作渴；午后热甚，使心火偏亢，心肾不交，扰动精室，肾气不固，则白浊梦遗；津液亏耗，使营阴郁滞，燥屎郁结于内，故大便闭涩不通。用补中益气汤加芍药养血滋阴，加玄参主治津液耗伤、大便闭塞不通之症。更与八味丸温补肝肾，从而得以治愈。

案6　肾阴亏损兼湿热下注之茎痛

一男子，茎中痛，出白津，小便秘时作痒，用小柴胡加山栀、泽泻、炒连、木通、胆草、茯苓，二剂顿愈，又兼六味地黄丸而痊。

【赏析】

病人茎中痛、出白津，为枢机不利、不通之症；小便秘时作痒，为湿热内蕴，下扰精室。以小柴胡汤疏透与清泻并用，和解少阳，疏肝利胆，调畅气机；加栀子、泽泻、炒黄连、木通、龙胆草和茯苓清热利湿，通利小便，活血通脉。而六味地黄丸为肾水真阴之要药，合用能滋补肝肾，调畅气血，故能痊愈。

九、肝脾肾亏损下部疮肿等病证

案1　肾虚发热兼热毒疮肿

通府黄廷用，饮食起居失宜，两足发热，口干吐痰，自用二陈、四物益甚，两尺数而无力。余曰：此肾虚之证也。不信，仍服前药，足跟热痒，以为疮毒，又服导湿之剂，赤肿大热；外用敷药，破而出水，久而不愈；及用追毒丹，疮突如桃，始信余言，滋其化源，半载得瘥。

【赏析】

病人因饮食起居失宜而见两足发热、口干吐痰等症，薛氏认为此乃肾阴亏虚之证，故兼见两脉尺数而无力。阴虚内热，灼津成痰，然病人不信，自认为脾虚失运，湿聚成痰。用二陈汤、四物汤等辛温性燥之品理气健脾，燥湿化痰，而致阴津亏耗，虚热内盛，热郁化火而生疮毒；继服苦燥导湿之剂，更伤阴液，热毒壅盛，故见赤肿大热；又自用外敷之药，致疮肿破而出水，久而不愈；再用追毒丹拔毒生新，仍疮突如桃，始信薛氏之言。此乃邪实正虚之证，治当滋阴补肾，以滋其化源，使正气得复，疮毒得去，治疗半载得瘥。

案2　足三阴虚兼筋脉失养

儒者章立之，左股作痛，用清热渗湿之药，色赤肿胀，痛连腰胁，腿足无力。余以为足三阴虚，用补中益气、六味地黄，两月余元气渐复，诸症渐退，喜其慎疾，年许而痊。

【赏析】

足三阴虚是指以肝脾肾三脏虚损为主症的病证。足太阴脾为生化之源，后天六经之主；足少阴肾为先天之本，藏精之府；足厥阴肝调畅气机，为阴阳生气之根。足三阴为人生命的根蒂，薛氏治疗足三阴虚损必求本证，以固本培元。病人本脾肾阴虚，经脉失养，而见左股作痛；自用苦燥之品清热燥湿，使气阴两伤，故色赤肿胀，痛连腰胁，腿足无力。薛氏认为足三阴虚，太阴为本，重补脾土，故用补中益气汤；并强调先天之本肾，重补肾益元气，故用六味地黄丸，以生肾水，滋肝血。肝脾肾同补，故病人 2 个多月元气渐复，诸症渐退。兼病人慎疾，一年多而痊愈。

案 3　肝肾阴虚，脉络受损

府庠钟之英，两腿生疮，色黯如钱，似癣者三四，痒痛相循，脓水淋漓，晡热内热，口干面黧。此肾虚之证，用加味六味丸，数日而愈。此等证候，用祛风败毒之剂，以致误人多矣。

【赏析】

肾者主水，肾阴不足，症见两腿生疮，色黯如钱；虚热在下焦，灼伤脉络，痒痛相循，脓水淋漓，晡热内热；口干面黧，乃阴精不足，肌肤失养。然此证往往被误认为风热之邪为病，多用祛风败毒之剂，反致误人。薛氏治病重审证求因，辨清虚实，明确此属肝肾阴虚火旺，致生疮疥，用加味六味丸补肝肾，益精血，以滋化源，而清虚热，体现了“壮水之主以制阳光”之意。处方灵活机变，意味深远，对后世治疗肝脾肾亏虚下部疮肿证深有启发。

案 4　脾肾不足兼虚热

一男子，素遗精，脚跟作痛，口干作渴，大便干燥，午后热甚，用补中益气加芍药、玄参及六味丸而愈。

【赏析】

病人平素遗精，且脚后跟时常疼痛，乃脾肾亏虚所致。肾主骨，肝主筋，肝肾不足故脚跟作痛；肾阴亏虚，阴虚产生内热，故口中干渴，大便干燥。方用补中益气汤补气健脾，使后天生化有源；加芍药养血补阴、柔肝止痛，玄参清热凉血、养阴生津；加六味丸以滋补肝肾。

十、脾肺肾亏损大便秘结等病证

案1　肝肺肾亏损

一妇人，年七十有三，痰喘内热，大便不通，两月不寐，脉洪大重按微细。此属肝肺肾亏损，朝用六味丸，夕用逍遥散，各三十余剂，计所进饮食百余碗，腹始痞闷，乃以猪胆汁导而通之，用十全大补调理而安。若间前药，饮食不进，诸症复作。

【赏析】

年老体衰，肝肺肾阴虚。肺阴虚，肺失清肃，痰浊不化，则肺热喘咳；肾阴亏虚，水不济火，虚热内扰心神，故2个月不寐；肝阴虚，肝火犯胃，则大便不通；阴虚火旺，阳气浮越于外，故脉洪大重按微细。治宜滋阴降火。朝用六味地黄丸，肝脾肾三阴并补，以补肾阴为主，又兼以清虚热；夕用逍遥散，疏肝健脾，调肝养血，补后天之本；前药补益正气后，再以猪胆汁，通导大便；另女子以血为本，用十全大补汤，气血阴阳并补。

案2　郁结伤脾兼肝肾阴虚

一儒者，怀抱郁结，复因场屋不遂，发热作渴，胸膈不利，饮食少思，服清热化痰行气等剂，前症益甚，肢体倦怠，心脾二脉涩滞，此郁结伤脾之变证也。遂用加味归脾汤治之，饮食渐进，诸症渐退，但大便尚涩，两颧赤色，此肝肾虚火内伤阴血，用八珍汤加苁蓉、麦门、五味至三十余剂，大便自调。

【赏析】

病人因心中郁结，场屋不遂，而致发热作渴，胸膈不利，饮食少思。此为心脾两虚，气血不足所致。由于心主血、藏神，脾生血、统血、主思。思虑过度，耗伤气血，心脾两虚。脾虚气血生化不足，心血亏虚，心神失养，故见胸膈不利；脾气亏虚，运化无力，气血不足则饮食少思。服用清热化痰行气等剂，使心脾气血两虚更甚，用加味归脾汤以益气健脾助运化，补血养心以安神。后症状改善，但大便尚涩，两颧赤色，此肝肾虚火内伤阴血，故用八珍汤益气补血，另加肉苁蓉润肠通便、麦冬益气生津。

案3　脾肾亏损兼阳虚秘结

一男子，所患同前，不信余言，服大黄等药泄泻便血，遍身黑黯，复求治。余视之曰：此阴阳二络俱伤也。经曰：阳络伤则血外溢，阴络伤则血内溢。辞不治。后果然。

【赏析】

病人心脾气血两虚，用大黄等泻药则加重心脾亏虚并累及伤肾。肾藏精，为先天之本，蕴含真阴真阳。脾气虚弱，运化不健，导致肾精不足；脾阳久虚，损及肾阳，形成脾肾阳虚证。遍身黑黯，则是由于脾虚统血力弱，肾阳虚损，命门火衰，阴阳二络俱伤，故不治。阳络伤血外溢，阴络伤血内溢，外溢则表现为衄，内溢则表现为便血、尿血、溢于皮肤等。

案4　肺脾肾亏损兼阳虚秘结

职坊陈莪斋，年逾六旬，先因大便不通，服内疏等剂，后饮食少思，胸腹作胀，两胁作痛，形体倦怠，两尺浮大，左关短涩，右关弦涩。时五月，请治。余意乃命门火衰，不能生脾土，而肺金又克肝木，忧其金旺之际不起。后果然。

【赏析】

陈氏年逾六旬，出现大便不通，或由津液不足，肠失濡润，燥屎内结所致，或由气虚推动无力。先服通利之品，重伤阳气，故病情加重。肺与大肠互为表里，腑气不通，易使肺失宣降或者肺气郁闭，乘克肝木，导致肝经脉络不畅，则可见两胁作痛、左关短涩；肝郁乘脾则饮食少思、胸腹作胀；脾虚则气血生化无源，故形体倦怠、右关弦涩；尺脉宜沉不宜浮，两尺浮大，此乃肾中精血津液不足，阴不敛阳，虚阳外越所致。薛氏认为此乃命门火衰，火不暖土，加之肺乘克肝木，故忧其金旺之际不起。后果然。

女科撮要·卷上

一、经候不调

案1 肝脾郁结，内外合治

一妇人，内热作渴，饮食少思，腹内近左初如鸡卵，渐大四寸许，经水三月一至，肢体消瘦，齿颊似疮，脉洪数而虚，左关尤甚。此肝脾郁结之证。外贴阿魏膏，午前用补中益气汤，午后以加味归脾汤。两月许，肝火少退，脾土少健，仍与前汤送六味地黄丸，午后又用逍遥散送归脾丸。又月余，日用芦荟丸二服，空心以逍遥散下，日晡以归脾汤下。喜其谨疾，调理年余而愈。

【赏析】

病人饮食少思、肢体消瘦为虚劳内伤，脾胃气血两虚；脾胃亏虚，虚火内生，伤津耗液而作渴；胃经积热循经上行，出现齿颊似疮；劳役火动，土虚木乘，肝郁虚火内甚，故脉洪数而虚，左关尤甚；因虚致实，气血运行不畅，局部血脉营卫郁滞，瘀停于内，逐渐形成癥积包块；经血生化乏源又胞脉不畅，故经水后期，3个月一至。

此案分三个时期，共调治年余。初期午前用补中益气汤补脾气，升清阳。本方是李东垣为治劳倦内伤气虚发热而立，他认为“惟当以辛甘温之剂，补其中而升其阳，甘寒以泻其火则愈”；午后则以加味归脾汤，健脾养心，气血双补，兼清肝经郁热。对此阴阳气血两虚之证，薛氏善用不同时间用药配合，意取阴阳平衡。中期调治因肝火少退，脾土少健，症状有所改善，虑经水本于肾，采用补中益气汤送服六味地黄丸，滋补肾精以充肝血，即薛氏引言云“肝经血少者，六味地黄丸”，先后天同补，使经水生化有源；前治肝火得退，故午后改逍遥散配归脾丸，继以疏肝健脾，益气养血以扶正。后期调治始终抓住肝脾郁结病机，继以逍遥散、归脾汤守方治疗。

另外本案虚劳夹瘀热内阻之包块，虚实夹杂，薛氏治以调补人体之虚为主，扶正兼祛邪，缓消包块。早期配用阿魏膏外贴患处，可凉血化瘀消癥。据后附方记载，阿魏膏本当与芦荟丸内服同用，此案改为数月调治正气得复善后使用，清余热内毒，通脉利窍，是祛邪不伤正也。

案2　调肝理脾，中健经自调

一妇人，腹内一块，不时上攻，或痛作声，吞酸痞闷，月经不调，小便不利，二年余。面色青黄相兼。余作肝脾气滞，以六君子加芎、归、柴胡、炒连、木香、吴茱各少许二剂，却与归脾汤下芦荟丸。三月余，肝脾和而诸症退。又与调中益气加茯苓、丹皮，中气健而经自调。

【赏析】

肝主疏泄，性喜条达，病人因肝气郁结，气不行血久致肝脉瘀阻；又肝气横逆克脾，脾失健运，水湿不化，致气滞湿停，血瘀交阻，遂积成块；肝气郁滞，胃失和降，则腹中气聚攻窜，伴吞酸痞闷胀痛；女子以肝为先天，肝气郁滞，气病及血，冲任不调，故经水不调；气郁病久影响膀胱气化，故小便不利；面色青黄相兼，亦为肝脾气滞之象。治宜疏肝解郁，理气化湿和胃为先。以六君子益气健脾化湿，加川芎、当归、柴胡、炒黄连、木香、吴茱萸疏肝开郁，下气行血，仅以2剂稍事调理，以止吞酸闷痛。其后改为归脾汤益气补血，健脾养心；送服芦荟丸清肝经瘀热，软坚除痰消包块，攻补兼施。参东垣有云："善治癥瘕者，调其气而破其血，消其食而豁其痰，衰其大半而止，不可猛攻峻施，以伤元气，宁扶脾胃正气，待其自化。"待肝脾和，诸症退后，再予调中益气汤健脾益气和中，加茯苓健脾渗湿、牡丹皮清热凉血化瘀善后，则其中气健而经自调。

案3　肝脾肾血虚火燥

一妇人，发热口干，月经不调，两腿无力，服祛风渗湿之剂，腿痛体倦，二膝浮肿，经事不通。余作肝脾肾三经血虚火燥证，名鹤膝风，用六味、八味二丸兼服，两月形体渐健，饮食渐进，膝肿渐消，不半载而痊。前症若脾肾虚寒，腿足软痛，或足膝枯细，用八味丸。若饮食过多，腿足或臀内酸胀，或浮肿作痛，用补中益气加茯苓、半夏主之。

【赏析】

薛氏认为病人发热口干、月经不调、两腿无力为肝脾肾三经血虚火燥证，其重点在治肾。治以六味地黄丸肝脾肾三阴并补，泻浊降火与生精养阴同施，待血虚火燥得平后，兼以八味丸温肾化气，平衡调补肾之阴阳。阴阳两虚不足之证使用祛风渗湿剂属误治，解表祛邪徒耗伤气血。其发热口干必不除，且由下肢无力发展为全身体倦、脾虚不思饮食；气血损伤，无力推动气血运行，胞脉生化乏源而经事不通；又气血亏虚，风寒湿邪久痹，腿部经脉气血不畅，膝部疼肿、下肢乏力，演化为鹤膝风。治当充养气血，补肾壮骨，薛氏采用六味地黄丸、八味丸调治 2 个月后，形体渐健，饮食渐进，气血渐充，血脉通利，膝肿渐消，经行恢复。若前症属脾肾虚寒，腿足软痛，或足膝枯细，则用八味丸温补脾肾之阳气，不用六味地黄丸。若多食后出现腿足或臀内酸胀或浮肿作痛，是为脾虚寒湿下注、清阳不升，应不唯治肾，当合用补中益气汤升举清阳，可加茯苓利水渗湿消肿、半夏燥湿散结为宜。

案4　木衰弱而金刑克

松江太守何恭人，性善怒，腹聚一块年余，形体骨立，倏热往来，腭蚀透腮，或泥春旺木克土，仍行伐肝。时季冬，肝脉洪数，按之弦紧，余脉微弱。余曰：洪数弦紧，肝经真气虚而邪气实也，自保不及，何能克土？况面色青中隐白，乃肾水不足，肝木亏损，肺金克制，惟虑至春木不能发生耳。勉用壮脾胃滋肾水之剂，肝脉悉退。后大怒，耳内出血，肝脉仍大，按之如无，烦躁作渴。此无根之火，以前药加肉桂二剂，肝脉仍敛，热渴顿退。复因大怒，以致饮食不进，果卒于季冬辛巳日。此木衰弱而金刑克，信夫。

【赏析】

病人性善怒，肝气久郁血行不畅，凝滞为瘀，渐形成癥积痞块；同时肝火伤阴，久病气血内耗，虚火内生，则身体倏热、腭蚀透腮；脾虚不能化生气血充养身体，则形体消瘦骨立。其病机当为虚实夹杂，以虚为主，而前医虑时值春季，肝旺于春，辨证为肝气升发太过，火盛乘克脾土，仍行清泻肝火治法以伐肝，致其木愈虚。延至季冬诊病时，出现肝脉洪数、按之弦紧，表明肝脏虚弱，邪盛正虚；余脉微弱提示整体脏腑功能虚弱。薛氏强调此不是肝旺，而是肝经真气虚而邪气实。他提出肝虚自保不及，如何能乘克脾土呢？尤其是其面色青中隐白，是肾水不足，肝木亏损，肺金克制肝木所致，肝木衰弱至此，担心到了来年春天肝木尤不能正常生发。权宜之下用壮脾胃化气血之法以养肝，滋肾水以生肝木并清虚热，经调治后肝脉恢复，说明肝气升发疏泄恢复正常。后病人又因大怒，气血逆乱，虚火内动，迫血上出见耳内出血；虚火扰神耗津而烦躁作渴；肝脉虽浮大数，但按之如无，是肝阳虚致肾阳虚衰，火不归元。薛氏认为此证虽由大怒引发，但为无根之虚火而非实火。参《医碥》云："阳虚谓肾火虚也。阳虚应寒，何以反发热？以虚而有寒，寒在内而格阳于外，故外热；寒在下而戴阳于上，故上热也。此为无根之火，乃虚焰耳……治宜温热之剂，温其中而阳内返，温其下而火归元。误投寒凉立死。"薛氏仍以前药加肉桂补火助阳，引无根之虚火归元。病人体弱真元受损，再次大怒，脾胃伤饮食不进，此为木气极衰肺金乘之，终致真气绝，卒于季冬辛巳日。辛巳日是中国干支历法中的第十八天。按阴阳五行理论，天干之辛属阴之金，地支之巳属阴之火，辛巳日正是火金相克之时，此恰与病人木弱而金刑克的病机相合。

案5　经候过期，专主脾胃

一妇人，经候过期，发热倦怠，或用四物、黄连之类，反两月一度，且少而成块；又用峻药通之，两目如帛所蔽。余曰：脾为诸阴之首，目为血脉之宗，此脾伤五脏，皆为失所，不能归于目矣。遂用补中益气、济生归脾二汤，专主脾胃，年余寻愈。

【赏析】

该妇人经候过期与身体发热倦怠同见，多为脾胃虚弱，气血来源不足，胞脉失养，经候过期且其量必少；气血虚滞则虚劳内热体倦。前医用四物汤意在和血，但气未充则养血滋腻实难补，活血恐又伤血。《傅青主女科》中有云："后期来而少者为血寒不足"，今不用温养，反用黄连苦寒伤胃，气血更难以生化，血愈虚愈寒，反出现经水 2 个月一度，量更少，寒凝为块。病机属虚非实，奈何前医又用峻药破血散瘀类以通经，复伤气血，最终导致两目如帛所蔽，视物昏蒙不清。《灵枢·大惑论》有云："五脏六腑之精气，皆上注于目而为之精。"薛氏认为目为血脉之宗，五脏之精血上注于目，而脾为太阴，为诸阴之首，前后误治导致脾伤，本气血化生不足；又脾为中央土以灌四傍，脾失健运则诸脏皆失所养，藏精受损，不能归于目矣。本证为脾胃气血本已虚，又用寒凉、峻通之药攻伐，正气大伤。遂用补中益气汤甘温除热，补脾气升阳，气旺生血；归脾汤健脾、气血双补，使气血生化有源。两方合用，功专治脾胃而获良效。

案6　血虚而药益损

一妇人，素勤苦，冬初患咳嗽发热，久而吐血盗汗，经水两三月一至，遍身作痛。或用化痰降火，口噤筋挛，谓余曰：何也？余曰：此血虚而药益损耳。遂用加减八味丸及补中益气加麦门、五味、山药治之，年余而痊。

【赏析】

病人素勤苦，体虚劳伤，正虚感邪，冬初感寒，患咳嗽发热；病情迁延，久咳伤肾而肺肾阴亏火旺见盗汗；虚火灼伤肺络出现咳血；汗出咳血复伤阴血，经水乏源，两三月一至；气血亏虚无以荣养全身，不荣则痛，故遍身作痛。前医辨为痰火内扰，治用化痰降火。化痰有伤阴之弊，降火易伤阳气；且苦燥伤阴，阴血虚而用药益损，导致筋脉失去荣养而出现口噤不能语、筋脉拘挛。薛氏用加减八味丸，其中六味丸滋养肾精，治肾水不足，虚火上炎；加肉桂温补命门，引虚火归元。用补中益气汤补脾益气；加麦冬甘寒质润，滋肺胃阴津、清虚热；五味子敛肺止咳；山药健脾涩精固肾、气阴双补。

案7　和风暖日，水湿去而阳化

一妇人，年四十，素性急，先因饮食难化，月经不调，服理气化痰药，反肚腹膨胀，大便泄泻；又加乌药、蓬术，肚腹肿胀，小便不利；加猪苓、泽泻，痰喘气急，手足厥冷，头面肢体肿胀，指按成窟，脉沉细，右寸为甚。余曰：此脾肺之气虚寒，不能通调水道，下输膀胱，渗泄之令不行，生化之气不运。即东垣所云：水饮留积，若土之在雨中，则为泥矣；得和风暖日，水湿去而阳化，自然万物生长。喜其脉相应，遂与金匮加减肾气丸料服之，小便即通，数剂肿胀消半，四肢渐温，自能转侧；又与六君加木香、肉桂、炮姜，治之痊愈。后不戒七情饮食，即为泄泻，仍用前药，加附子五分而安。

【赏析】

病人素性急，因肝气郁滞，肝失疏泄故月经不调；肝郁克脾故饮食难化。先服疏肝理气化痰药，疏肝理气更伤气，理气化痰更伤脾胃，反而出现肚腹膨胀；脾不升清，脾虚湿盛走注肠间故大便泄泻。肚腹膨胀为脾虚湿阻气滞之象，前医误认为是坚积瘀阻之包快，又加乌药行气、蓬术（莪术）破血行气，以消坚积，考《本草正》中云："蓬术性刚气峻，非有坚顽之积，不宜用。"因此更耗气伤血，阳气重伤，气不行水而肚腹肿胀，湿阻膀胱气化见小便不利；见此水停未治其本，加猪苓、泽泻渗泻水湿未获寸功。因水湿内停，郁滞血脉，故见脉沉细；又因胸中阳气不足，寒湿水邪上泛，肺郁水停则痰喘气急；右寸应肺为甚，为饮盛于胸；饮溢于外则头面肢体肿胀，指按成窟；水盛肢体皮下，阳气不通则手足厥冷。总结此前用药，知此为肺阳虚有寒，肺不能通调水道，下输膀胱；脾阳虚，生化之气不运；肾阳虚，膀胱渗泄之令不行。此即东垣所云："水饮留积，若土之在雨中，则为泥矣；得和风暖日，水湿去而阳化，自然万物生长。"且正与《金匮要略·痰饮咳嗽病篇》云"病痰饮者当以温药和之"之意相合，治当温脾肾阳气，化湿行水。薛氏用金匮加减肾气丸温肾助阳，化气行水以利小便，数剂肿胀消半；饮去阳通，四肢渐温，活动自如；又与六君子汤健脾化湿，加木香理气、肉桂温肾命门之阳、炮姜温脾土，治之痊愈。后病人又出现泄泻，此仍为脾肾阳虚，湿盛于下，仍用前六君子汤法，加附子补脾温肾化湿而安。

案8　作火治虚证，月经不止

一妇人，饮食每用碗许，稍加，非大便不实，必吞酸嗳腐。或以为胃火，用二陈、黄连、枳实，加内热作呕。余曰：此未传寒中，故嗳气吞酸，胀满痞闷。不信，仍作火治虚证，并至月经不止，始信。余以六君加炮姜、木香数剂，元气渐复，饮食渐进。又以补中益气加炮姜、木香、茯苓、半夏，数剂痊愈。后因饮食劳倦，兼之怒气，饮食顿少，元气顿怯，用前药更加发热，诚似实火，脉洪大，按之而虚，两尺如无。此命门火衰，用补中益气加姜、桂及八味丸，兼服两月余，诸症悉愈。此证若因中气虚弱者，用人参理中汤或六君子加木香、炮姜；不应，用左金丸或越鞠丸；虚寒者加附子，或附子理中汤，无有不愈。

【赏析】

病人食量减少，多食出现大便稀、腹泻或吞酸嗳腐。前医认为是胃火亢盛，用二陈汤、黄连、枳实，损伤脾阳，寒饮停胃，胃气上逆出现呕吐，对此医者仍认为是内热作呕。薛氏认为嗳气吞酸、胀满痞闷皆为中焦虚寒，并非化热传变。前医不信，禁锢于“诸逆冲上，皆属于火；诸呕吐酸，暴注下迫，皆属于热”(《素问·至真要大论》)，认为火热当清，气逆当降，继续用清火治疗，直至出现中阳虚寒、脾虚失摄、血不归经之经行不止，才相信是误治。病人误用苦寒之药攻伐胃气，使脾胃亏虚，薛氏治以六君子汤健脾益气、化湿安中，加炮姜温经止血、温中止痛，木香理气。数剂，元气渐复，气机通畅，则大便实，痞消满除，饮食渐进。又以补中益气汤健脾补气，升阳举陷；加炮姜温阳守中；木香行气止痛专治嗳气胀满；茯苓渗水利湿，使湿邪得去；半夏降逆止呕，燥湿化痰。数剂痊愈。后因饮食劳倦，兼怒气情志内伤，病人出现饮食顿少，仍用前药后不见好转，反更加发热，诚似肝郁化火，但其脉洪大，按之空虚且两尺如无，此为命门火衰之虚火，而非实火。遂加大温阳力度，脾肾双补治其本，补中益气汤加干姜、肉桂及八味丸以救命门之火。

此证若因中气虚弱者，用六君子汤或人参理中汤加木香、炮姜均可；虚寒者加附子或附子理中汤。同时还应注意肝脾同调，夹肝火者用左金丸泻火疏肝、和胃止痛；肝脾气郁者加越鞠丸理气解郁、宽中除满。

案9　劳伤火动，月经如涌

一妇人，素有头晕，不时而作，月经迟而少。余以为中气虚，不能上升而头晕，不能下化而经少，用补中益气汤而愈。后因劳而仆，月经如涌，此劳伤火动，用前汤加五味子一剂，服之即愈。前症虽云亡血过多，气无所附，实因脾气亏损耳。

【赏析】

病人因中气亏虚，清阳不能上升荣养头部清窍而头晕时作；气血化生不足，营血虚少，不能下化为经血而量少；血海不能按时满溢，推动无力而经迟。治用补中益气汤健脾益气以升清阳，气生则血自化生充足。后因劳损，劳则气耗，气不摄血，阴伤血燥，虚火内扰胞脉，出现月经量多如涌、突发仆倒。薛氏认为此为虚劳内伤，失血过多，阴阳两虚；但推其本是脾胃气虚，不能摄血。故仍用前汤加五味子 1 剂，服之即愈。

关于五味子，《本草汇言》中云："五味子，敛气生津之药也。"《唐本草》中亦云："凡气虚喘急，咳逆劳损，精神不足，脉势空虚，或劳伤阳气，肢体羸瘦，或虚气上乘，自汗频来，或精元耗竭，阴虚火炎，或亡阴亡阳，神散脉脱，用其酸敛生津，保固元气而无遗泄也。凡一切气血耗散之休克、虚脱，皆可配补药用之。"

案 10　肝家血虚，火盛生风

一妇人，年四十，劳则足跟热痛。余以为阴血虚极，急用圣愈汤而痊。后遍身瘙痒，误服风药，发热抽搐，肝脉洪数。此乃肝家血虚火盛而生风。以天竺、胆星为丸，用四物、麦门、五味、芩、连、炙草、山栀、柴胡，煎送而愈。

【赏析】

劳则耗气，久劳耗阴，肝肾同源，肝血虚累及肾，肝主筋，肾主骨，筋骨不坚，失荣则痛，此为阴血亏虚已极，阴虚内热循经下注，故又有足跟热，急用圣愈汤而痊。圣愈汤出自《医宗金鉴》，即四物汤去白芍加人参、黄芪，治疗阴血亏耗过多，虚热内生者。方中人参、黄芪大补元气，配当归、川芎、熟地黄滋阴养血，共奏补气养血之功。气旺则血自生，血旺则气有所附，喻嘉言论本方云："失血过多，久疮溃脓不止，虽曰阴虚，实未有不兼阳虚者，合用人参、黄芪，允为良法。凡阴虚证大率宜仿此。"临证以烦热口渴、睡卧不宁、心慌气促、倦怠无力、舌淡苔薄干、脉细软为辨证要点。病人其后出现遍身瘙痒，此为阴血亏虚生热，郁于血分，当以滋阴养血清虚热。当时却误以为是风邪外扰，血脉营卫失和，用解表祛风药。因风药性温燥，耗伤肝之阴血，助内热生风，出现身发热、肝脉洪数；风扰筋脉，出现拘挛抽搐。薛氏治以天竺黄、胆南星清涤痰热、息风止痉，再以柴胡、黄芩、黄连、栀子清降肝火，四物汤补血和血，麦冬、五味子、甘草缓收敛阴、滋养阴血，共奏清热养血、护阴息风之功而痊。

案11 肝经风热，两用清热止汗

一妇人，月事未期而至，发热自汗，服清热止汗之剂，反作渴头痛，手掉身麻。此因肝经风热。用柴胡、炒芩连、炒山栀、归、芍、生地、丹皮各一钱，参、芪、苓、术各一钱五分，川芎七分，甘草五分，二剂其汗全止，更以补中益气而愈。凡发热久者，阳气亦自病，须调补之。

【赏析】

病人肝经郁热，迫血妄行，月事未期而至；身发热、自汗出，为郁热蒸散于外之象。服清热止汗之剂后，热为寒郁，肝经风热之邪，侵袭肝经，循经上扰清窍，出现头痛；热灼津伤而口渴；风热内扰筋脉，气血不和，出现手掉身麻。反思此为清热止汗不得法之故。薛氏仍用清热止汗之法，因单用逍遥散难平血中之热，改为加味逍遥散。薛氏创制的加味逍遥散，即丹栀逍遥散，用治肝郁血虚，内有郁热证。对于丹、栀的用法，《医方考》云：“丹、栀能泻，所以伐其实也。”《成方便读》云：“丹皮之能入肝胆血分者，以清泄其火邪；黑山栀亦入营分，能引上焦心肺之热，屈曲下行；合于逍遥散中，自能解郁散火，火退则诸病皆愈耳。”遂用逍遥散加栀子清透肝热；牡丹皮清血中伏火；当归、白芍、生地黄、牡丹皮养血滋阴，清热凉血息风；参、芪、苓、术健脾益气，化湿和胃；川芎疏肝祛风；甘草益气清热和中。观全方并未用止汗之药，两剂而其汗全止。薛氏最后还提出，汗止后更以补中益气汤，是因发热之证，其热本为机体阳气郁积而化，久者阳气亦自病，当须在后期调补之。

案12 经行后忽然昏愦

一妇人，经行后，劳逸失调，忽然昏愦，面赤吐痰。此元气虚火妄动。急饮童便，神思渐爽；更用参、芪各五钱，芎、归各三钱，玄参、柴胡、山栀、炙草各一钱，一剂；又用逍遥散加五味、麦门，稍定。但体倦面黄，此脾土真虚之色也，又以十全大补加五味、麦门治之而愈。若投以发散之剂，祸在反掌，慎之。

【赏析】

病人本有气血亏虚，经行损耗气血，此后又因劳逸失调，情志内伤，导致元气亏虚，阴血虚阳无所附，虚阳上扰清窍故而忽然昏愦；虚热上熏则面微微发赤；津炼为痰，随气上逆则咳吐痰涎。薛氏令其急饮童便，咸寒滋阴降火，凉血清热，引虚火下行，神思渐爽。更用人参、黄芪、炙甘草益气培元固本，川芎、当归和血，配玄参清热养阴，柴胡、栀子清降肝火，总以补气血、清虚火缓之，先用1剂。后从本而治，因肝为藏血之脏，主疏泄喜调达，脾为气血生化之源；若肝气郁滞，不能疏泄而犯脾，或脾本虚弱，则易致肝郁化火，耗损气血。故宜健脾疏肝，疏养兼施，虚实兼顾，用逍遥散疏肝理气、肝脾同调，加生脉散益气养阴，病情得到逐渐缓解。但其人体倦乏力面黄，黄为脾土真虚之色，还须继续巩固，治用十全大补汤。本方出自《太平惠民和剂局方》，由四君子汤合四物汤再加黄芪、肉桂组成。方中四君子汤补气，四物汤补血，更与补气之黄芪和少佐温热之肉桂，全方药性温不热，养气育神，温暖脾肾。考《绛雪园古方选注》中云："四君四物加黄芪、肉桂，是刚柔复法。盖脾为柔脏，制以四君刚药，恐过刚损柔，乃复黄芪维持柔气；肝为刚脏，制以四物柔药，恐过柔损刚，乃复肉桂回护刚气。调剂周密，是谓十全。"故其补益气血之功显著，又合生脉散益气养阴，培元固本而愈。另外，病人病发时有咳吐痰涎一症，但观薛氏用药，却并未用化痰之品，因此症是阴虚火升，虚热津炼为痰，随气上逆所致，并非体内痰浊壅盛，故但滋阴治其虚热可已。若前见忽然昏愦、面赤吐痰，以为是表郁化火，投以发散之剂，耗损阳气，津伤阴虚更甚则其证危矣。

案13　月经淋漓无期，治在肝脾

西宾钱思习子室，年三十，尚无嗣，月经淋漓无期，夫妇异处者几年矣。思习欲为娶妾，以谋诸余。余曰：此郁怒伤肝，脾虚火动，而血不归经，乃肝不能藏，脾不能摄也，当清肝火，补脾气。遂与加味归脾、逍遥二药四剂，送至其家，仍告其姑曰：服此病自愈，而当受胎，妾可无娶也。果病愈，次年生子。

【赏析】

病人年三十尚无嗣，夫妇异处，自是情志不调，郁怒伤肝；久郁化热，血海不宁，肝不藏血，又肝旺克脾，脾虚统摄失职，故而月经量少，淋漓不绝。治当清肝火，补脾气，与加味归脾汤，即归脾汤加柴胡疏肝、栀子清肝火；人参、白术、黄芪、甘草甘温补脾益气，气壮则能摄血，血自归经；茯神、远志、酸枣仁、龙眼肉之甘温酸苦以养心安神；当归滋阴养血；木香行气醒脾，既以行血中之滞，又助参、芪补气。又合丹栀逍遥散清降肝火，脾弱得复，气血兼顾，血虚得养。仅4剂，果病愈，次年生子。

薛氏强调妇女以血为本，经血与肝有密切关系。肝为藏血之脏，性喜条达，若七情郁结，肝郁横逆犯脾或阴血暗耗，则肝体失养等证随之而起，在治疗上多用和血疏肝，肝脾同调。

案14　元气益虚，当补阴益阳

一妇人，性善怒，产后唇肿内热，用清热败毒；唇口肿胀，日晡热甚，月水不调，用降火化痰；食少作呕，大便不实，唇出血水，用理气消导；胸膈痞满，头目不清，唇肿经闭，用清胃行血；肢体倦怠，发热烦躁，涎水涌出，欲用通经之剂。余曰：病本七情，肝脾亏损，数行攻伐，元气益虚故耳，法当补阴益阳。遂以加味归脾汤、加味逍遥散、补中益气汤如法调治，元气渐复，唇疮亦愈。后因怒，寒热耳痛，胸膈胀闷，唇焮肿甚。此是怒动肝火而血伤，遂用四物合小柴胡加山栀顿愈。后又怒，胁乳作胀，肚腹作痛，呕吐酸涎，饮食不入，小水不利。此是怒动肝木克脾土，乃用补脾气、养脾血而愈。又因劳役怒气，饮食失时，发热喘渴，体倦不食，去血如崩，唇肿炽甚，此是肝经有火，脾经气虚，遂用补中益气加炒黑山栀、芍药、丹皮而愈。此证每见，但治其疮，不固其本，而死者多矣。

【赏析】

病人产后出现唇口肿胀，日晡热甚，唇出血水，虑为胃经火热内盛，痰热内扰，使用清胃降火化痰、清热败毒之法；食少作呕、胸膈痞满、头目不清，虑亦为痰热内扰，配以理气消导之法。但治疗后仍有发热烦躁未除，涎水涌出之痰未清，是何故？薛氏认为此妇人善怒，七情内伤，肝脾亏损为本，此前用清胃降火化痰、清热败毒之法一味攻伐，是不恰当的。其肢体倦怠、月水不调、经闭，是元气亏虚、化源告急所致，不能再用活血通经，当转为补阴益阳之补法。薛氏继承了李东垣补土思想，重视补脾胃调经，在引言云："经曰：饮食入胃，游溢精气，上输于脾，脾气散精……水精四布，五经并行……脾胃虚损，则月经不调矣。"故治以加味归脾汤补脾益气养血；补中益气汤甘温除热，补气与升提并用；加味逍遥散调治肝脾，兼清肝热，元气渐复，唇疮亦愈。

后又因怒动肝火而血伤，寒热耳痛、胸膈胀闷、唇焮肿甚，用四物汤合小柴胡汤，清泄胆热，调肝理脾养血，栀子、黄芩清肝热，邪正兼顾，并未用大剂清热败毒之法顿愈。后又因怒胁乳作胀，木克脾土肚腹作痛、呕吐酸涎、饮食不入、小便不利，仍用补脾气、养脾血治本而愈，亦并未用理气消导之品。病人又因劳役怒气，饮食失时，出现发热喘渴、体倦不食、去血如崩、唇肿炽甚，此是肝经郁火，脾胃气虚，用补中益气汤，加炒黑栀子降心肝之火，牡丹皮清热凉血、和血消瘀，芍药养血滋阴、止痛护肝而愈。

病人三次疾病复发，皆因怒气引发，薛氏重视治病求本，治疗围绕调肝理脾扶正，或兼养血，或益气，或清热而获良效。若见疮只知清热攻伐，而不固其本而误治者非常多见。

二、经漏不止

案1　血脱躁渴垂死，法当补气

一妇人，年将七十，素有肝脾之证，每作则饮食不进，或胸膈不利，或中脘作痛，或大便作泻，或小便不利，余用逍遥散加山栀、茯神、远志、木香而愈。后忧女孀居，不时吐紫血，每作先倦怠烦热，以前药加炒黑黄连三分、吴茱二分，顿愈。后因怒，吐赤血甚多，躁渴垂死，此血脱也，法当补气，乃用人参一两，苓、术、当归各三钱，陈皮、炮黑干姜各二钱，炙草、木香各一钱，一剂顿止。信药有回生之功，不可委于天命也。

【赏析】

病人素有肝脾不和之证，肝郁气滞疏泄失常，肝郁犯脾，脾弱运化失职，故每作则饮食不进，或中脘作痛，或大便作泻；肝经经气不畅，故胸膈不利或小便不利。薛氏用逍遥散疏肝解郁，健脾和营，又加栀子泻火除烦，茯神利水宁心安神，远志安神祛痰，木香行气止痛和胃，如此肝脾之证可解。病人本有食少倦怠，脾虚气弱统血无权，又忧思过度，郁热内生动血，出现吐血，每作先倦怠烦热，血呈紫色为气郁血瘀之象。用前药加炒黑黄连三分、吴茱萸二分以清降肝火，使火降血安顿愈。

后因怒，吐赤血甚多，病情复发且加重，因怒为肝志，怒则气上，甚则血随气逆，《素问·生气通天论》云："大怒则形气绝，而血菀于上，使人薄厥"，《素问·举痛论》云："怒则气逆，甚则呕血及飧泄"，亦如薛氏引言云："其为患因脾胃虚损，不能摄血归源……或因怒动肝火，血热而沸腾；或因脾经郁结，血伤而不归经……"此案虽为吐血而非崩漏，而两者病机类似，此吐血与肝脾关系密切，薛氏重视调理肝脾两脏，丹栀逍遥散为其创立。另外此案吐血后出现烦躁口渴，此虑为阴血亡竭，病情急重，因气为血帅，能生血摄血，法当补气固摄为先。

乃重用人参大补元气，复脉固脱，此即薛氏云：“若大吐血后，毋以脉诊，当急用独参汤救之……尤当用人参之类”；配茯苓、白术、炙甘草，此即四君子汤，健脾益气；加炮黑干姜温阳守中止血，木香、陈皮理气和胃，当归养血。1 剂顿止。

案 2　久患血崩致血枯

一妇人，久患血崩，肢体消瘦，饮食到口但闻腥臊，口出津液，强食少许，腹中作胀，此血枯之证，肺肝脾胃亏损之患。用八珍汤、乌贼鱼骨圆，兼服两月而经行，百余剂而康宁如旧矣。

【赏析】

病人久患血崩，气随血耗，气血两亏，肢体消瘦，不思饮食，饮食到口但闻腥臊则口出津液，强食少许，脾虚不运腹中作胀，此为血枯之证。考《素问·腹中论》有云：“黄帝曰：有病胸胁支满者，妨于食，病至则先闻腥臊臭，出清液，先唾血，四肢清，目眩，时时前后血，病名为何？何以得之？岐伯曰：病名曰血枯，此得之年少时有所大脱血，若醉以入房中气竭肝伤，故使月事衰少不来也。黄帝曰：治之奈何？复以何术？答曰：四乌贼鱼骨、一藘茹，二物并令三合，丸以雀卵，大如小豆，以五丸为后饭，饮以鲍鱼汁，利肠中及伤肝。”亦可参本书乌贼鱼骨丸方后注“治妇人血枯，胸膈四肢满，妨于食饮，病至闻腥、臊、臭气，先唾血，出清液，或前后泄血，目眩转，月事衰少不来”。薛氏根据病人消瘦、不能食、腹胀的临床表现，认为是由肺肝脾胃亏损所致的血枯病。治以八珍汤益气与养血并重。血枯病主要是伤肝，继则伤肾，久则伤脾胃，故还采用八珍汤与乌贼鱼骨丸合用标本兼顾。《本草纲目》云：“乌贼骨，厥阴血分药也，其味盛而走血也。故血枯血瘕，经闭崩带，下痢疳疾，厥阴本病也……厥阴属肝，肝主血，故诸血病皆治之。”乌贼骨收敛止血，藘茹即茜草散瘀止血，两药一涩一行，两药为末，以雀卵和成剂，其中雀卵具有甘温补益精血之功。

案 3　怒气伤肝，气血俱虚

一妇人，性急躁，瘰疬后吐血发热，两胁胀痛，日晡为甚。余以为怒气伤肝，气血俱虚，遂朝用逍遥散倍加炒黑山栀、黄柏、贝母、桔梗、麦门、五味，夕以归脾汤送地黄丸，诸症并愈。

【赏析】

病人性急躁，怒动肝火，久则炼痰成核结聚为瘰疬；血热随气上逆则吐血；又肝经郁热内传阳明，出现发热、两胁胀痛，日晡为甚。当用逍遥散疏肝解郁，倍加炒黑栀子、黄柏清郁热，贝母、桔梗化痰散结开郁，麦冬养阴清热，五味子酸收敛气止血。因怒气伤肝，阴血暗伤，内热吐血，气血又耗，故云气血俱虚。《类证治裁·郁证》有云："七情内起之郁，始而伤气，继必及血，终乃成劳。"脾伤气血生化不足，以归脾汤益气补血，心脾同治则气血生化有源；气郁化火伤阴，久则肾阴必损，是以用地黄丸滋阴补肾，精能生血，固养先天之本，先后天互滋，待正气生发，疾病自愈。

薛氏此案治疗特点是先疏肝理气养血，再益气补血、滋补肾精，因脾统血、肝藏血、肾藏精，精能生血，故肝脾肾同调。正如《成方便读》中云："夫肝属木，乃生气所寓，为藏血之地，其性刚介，而喜条达，必须水以涵之，土以培之，然后得遂其生长之意。若七情内伤，或六淫外束，犯之则木郁而病变多矣。"

案4　清肝火益脾气，以生肝血

一妇人，因怒崩血，久不已，面青黄而或赤，此肝木制脾土，而血虚也。用小柴胡合四物，以清肝火生肝血；又用归脾、补中二汤，以益脾气生肝血而瘥。此证若因肝经有风热，而血不宁者，用防风一味为丸，以兼症之药煎送；或肝经火动而血不宁者，用条芩炒为丸，以兼症之药煎送，无有不效。

【赏析】

参《傅青主女科》中云："夫肝本藏血，肝怒则不藏，不藏则血难固。"病人因怒崩血，是为肝经怒火动血，迫血妄行，久不已则阴血暗耗；肝火横逆克犯脾土，脾虚气血生化乏源，久则气血虚，其面青黄而或赤。薛氏从病因入手，分别采用小柴胡汤清肝火，火清血安崩止以生肝血，合四物汤养血调经补虚；又用归脾汤、补中益气汤二汤，益脾气摄血止崩，气旺以生肝血。若夹肝经风热，选用风药中之润剂防风一味为丸，以兼症之药煎送，祛风血自宁；若为肝经火动者，重用黄芩炒为丸，其味苦性寒，清泻肝经郁火，以兼症之药煎送，热止血自安。

案5 内外皆肝火之证

一妇人，性急，每怒非太阳、耳、项、喉、齿、胸、乳作痛，则胸满吞酸，吐泻少食，经行不止。此皆肝火之证，肝自病则外症见，土受克则内症作。若自病见，用四物加白术、茯苓、柴胡、炒栀、炒龙胆；若内症作，用四君加柴胡、芍药、神曲、吴茱、炒过黄连，诸症渐愈。惟月经不止，是血分有热，脾气尚虚，以逍遥散倍用白术、茯苓、陈皮，又以补中益气加酒炒芍药，兼服而调。

【赏析】

性急躁者每多肝经郁热，气滞血瘀不通，故病人每怒沿肝经循行部位太阳、耳、项、喉、齿、胸、乳作痛，此为肝自病的外症表现。治用四物汤加白术、茯苓、柴胡、炒栀子、炒龙胆草，清泻肝热，健脾和血。若因肝郁乘克脾土，见胸满吞酸、吐泻少食，火扰血动、脾虚失摄而经行不止的内症之表现者，治用四君子汤加柴胡、芍药、神曲、吴茱萸、炒过黄连，清泻肝火，和胃健脾，诸症渐愈。经过上述治疗后，惟有经行不止未缓解者，是血分有热、脾气尚虚所致，当以逍遥散疏肝解郁，倍用白术、茯苓、陈皮，增强健脾之力；更以补中益气汤加酒炒芍药既补益脾气，又清肝血中热，兼服而调。治疗肝火之内症、外症，薛氏均紧扣肝脾同调制方是此案特色。

案6 内寒外热，处方神良

乾内钱氏，年五十岁，辛丑患崩，诸药罔效。任寅八月，身热肢痛，头晕涕出，吐痰少食。众作火治，转炽绝粒，数日淹淹伏枕，仅存呼吸。兄方浙归诊之，谓脾胃虚寒，用八味丸料一剂，使急煎服。然胃虚久，始下咽，翌早遂索粥数匙。再剂，食倍热减痛止，兼服八味丸良愈。癸卯秋，因劳役忧怒，甲辰春夏崩复作，六月二十日，胸饱发热，脊痛，腰不可转，神气怫郁。或作内伤，或作中暑，崩水沸腾，兼以便血，烦渴引饮，粒米不进，至七月十三日，昼夜昏愦，时作时止，计无所出。仍屈兄诊之，脉洪无伦，按之微弱，此无根之火，内真寒而外假热也。以十全大补加附子一剂，昏止，食粥三四匙，崩血渐减，日服八味丸，始得痊愈。乾山妻两构危疾，命悬须臾，荷兄远救，诚解倒悬之急。处方神良，知无出此。野人怀恩，姑俟后日玉环之报云尔。嘉靖甲辰季秋表弟方乾顿首拜书。

【赏析】

妇人年五十，据《素问·上古天真论》云："七七任脉虚，太冲脉衰少，天癸竭，地道不通，故形坏而无子也。"若此时妇人冲任脉虚寒失摄，会出现崩证。病人因诸药罔效，久病后出现脾虚，水液停滞成痰，痰饮上蒙清窍，则头晕涕出；痰饮停滞胃中见吐痰少食。前医因见身热肢痛，误认为是体内有火，用清热泻火治疗，反致病情急重，饮食不进，卧床不起，奄奄一息。兄方浙归诊之，认为此并非为热，而是脾胃虚寒，用八味丸料 1 剂急煎服，补肾助阳，助火生土，温养脾胃，固摄冲任。然因胃虚久，服药后饮食可以下咽而已，直到第二日早晨，才得进粥数匙。再剂，食量加倍，身热减轻，肢痛停止，兼服八味丸良愈。

病人大病初愈，正气尚虚，气血未复，本有脾肾两虚，又劳役耗伤，思虑忧怒，更伤脾气，出现胸饱、粒米不进；脾虚失摄，冲任不固，血崩复发兼以便血；脊痛、腰不可转为肾虚之象。如《妇科玉尺》中云："思虑伤脾，不能摄血，致令妄行。亦有素体阳虚，命门火衰，或久崩久漏，阴损及阳，阳损及阴，封藏失职，冲任不固，不能制约经血而成崩漏。"怒伤肝，肝郁气滞，忧伤肺，气机不畅，故出现神气怫郁；十余日后，昼夜昏愦，时作时止，此为失血过多，气血亏耗所致；其脉洪无伦，按之微弱，此为无根之火，为内真寒而外假热；前症之发热、烦渴引饮亦为假热之象。急以十全大补汤温补气血，加附子温命门之火，使阳生阴长；日服八味丸继以温肾扶土补虚，始得痊愈。

三、经闭不行

案1　养正辟邪积自除

一妇人，停食，饱闷发热，或用人参养胃汤益甚；再用木香槟榔丸，泄泻吐痰，腹中成块，饮食少思；又用二陈、黄连、厚朴之类，前症益甚，腹胀不食，月经不至。余以为中气亏损，用补中益气加茯苓、半夏，三十余剂，脾胃健而诸症愈，又二十余剂，而经自行。前症若脾虚不能消化饮食者，宜用六君子汤，补而消之；虚寒者，加砂仁、木香、炮姜，温而补之；其食积成形者，以前药煎送保和丸。大抵食积痞块，证为有形，所谓邪气盛则实，真气夺则虚，惟当养正辟邪，而积自除矣。虽然坚者削之，客者除之，胃气未虚，或可少用，若病久虚乏者，则不宜用。

【赏析】

病人因不思饮食，饱闷发热，或用人参养胃汤益甚；再用木香槟榔丸，泄泻吐痰，腹中成块，饮食少思；又用二陈汤、黄连、厚朴之类，前症益甚，腹胀不食，月经不至。薛氏以为此为中气亏损，用补中益气汤加茯苓、半夏，以补为主，兼以化湿，三十余剂，脾胃健而诸症愈，又二十余剂，而经自行。补中益气汤主治脾胃气虚，由李东垣据《素问·至真要大论》中“劳者温之”“损者益之”之意制方。方中重用黄芪，辅以人参、炙甘草补脾益气，东垣认为“参、芪、甘草，泻火之圣药”，盖烦劳则虚而生热，得甘温以补元气，虚热消退；佐以白术补脾，当归养血，陈皮理气，柴胡、升麻升举下陷之清阳。薛氏在此方中又加茯苓、半夏以燥湿化痰，诸药相配补中益气升阳，脾胃和、气血有源，则经自来。

同时薛氏指出，前症若脾虚不能消化饮食者，宜用六君子汤，补而消之；虚寒者加砂仁、木香、炮姜，温而补之；其食积成形者，以前药煎送保和丸，健脾消食助运，皆应以补为主。前所用之人参养胃汤、木香槟榔丸、二陈汤、黄连、厚朴之类消积化痰破气力度太过。大抵食积痞块，为有形实邪，所谓邪气盛则实，然其本为虚。若脾气未虚，则尚可攻邪；若病久虚乏，脾气已虚，即真气夺而虚者，则不宜用克伐之法，惟当养正辟邪，其积自除。

案2　脾胃一虚，耳目九窍皆病

一妇人，因劳，耳鸣头痛体倦，此元气不足，用补中益气加麦门、五味而痊。三年后得子，因饮食劳倦，前症益甚，月经不行，晡热内热，自汗盗汗，用六味地黄丸、补中益气汤顿愈。前症若因血虚有火，用四物加山栀、柴胡；不应，八珍加前药。若气虚弱，用四君子。若怒耳便聋或鸣者，实也，小柴胡加芎、归、山栀；虚用补中益气加山栀。若午前甚作火治，用小柴胡加炒连、炒栀，气虚用补中益气；午后甚作血虚，用四物加白术、茯苓。若阴虚火动，或兼痰甚作渴，必用地黄丸以壮水之主。经云：头痛耳鸣，九窍不利，肠胃之所生也；脾胃一虚，耳目九窍皆为之病。

【赏析】

病人元气不足，劳作后出现耳鸣、头痛、体倦，是因脾胃虚弱生化乏源，中虚清阳不升，清窍失养。治以补中益气汤助后天生化以充形体、升清阳养清窍，加麦冬、五味子养阴生津病愈。产子后又因饮食劳倦，前病复发且更甚，本有脾虚气血生化乏源，虚劳日久损伤肾阴，故经水不行；阴虚内热见日晡发热；气阴两虚故自汗、盗汗。治用补中益气汤合六味地黄丸，滋补肾阴，脾肾兼顾，气阴双补顿愈。

薛氏指出头痛、耳聋耳鸣的病机关键在脾虚，如《素问·通评虚实论》云：“头痛、耳鸣，九窍不利，脾胃之所生也。”东垣亦云：“胃气一虚，耳、目、口、鼻俱为之病。”因劳耳鸣头痛体倦者多为虚。若因血虚有火，用四物汤养血补虚加栀子、柴胡清泻肝经；若不应改四物汤为八珍汤，即加用四君子汤益气，气旺生血，血旺虚火自除。若因怒耳便聋或鸣者，属气郁化火循肝经上达头窍者为实，用小柴胡汤和解少阳，透散肝经郁热，加当归、川芎和血，栀子清热；但病属虚者，还应用补中益气汤加栀子。另外还应结合发病的时间规律辨证：午前甚者多作火治，用小柴胡汤透散郁热加炒黄连、炒栀子以清热泻火，属气虚者换用补中益气；午后甚者多血虚，用四物汤加白术、茯苓健脾燥湿，补而不滞，帮助脾胃运化。若阴虚火动或兼痰甚作渴，必用地黄丸以壮水之主，以制阳光；同时也要考虑气阴双补，如此案中六味地黄丸与补中益气汤之合用。

四、带　下

案1　郁怒伤损肝脾，带下青黄

一孀妇，腹胀胁痛，内热晡热，月经不调，肢体酸麻，不时吐痰。或用清气化痰，喉间不利，带下青黄，腹胁膨胀；用行气之剂，胸膈不利，肢体时麻。此郁怒伤损肝脾，前药益甚也。朝用归脾汤以解脾郁生脾气，夕用加味逍遥散以生肝血清肝火，兼服百余剂，而诸症愈。

【赏析】

薛氏认为孀妇多郁怒，日久伤损肝脾。肝郁气滞，郁热内生则腹胀胁痛、内热晡热；肝之经气不利，兼阴血内伤，则月经不调、肢体酸麻；肝郁脾弱生痰，故不时吐痰。前药皆耗损肝脾，清气化痰则气耗伤阳，故腹胀胁满；痰未得清则喉间不利；木不疏土，脾弱失运，肝脾不调，湿郁下注则带下青黄；又用行气之剂，气耗阴伤更甚则胸膈不利、肢体时麻。此案带下、月经不调，当以壮脾胃为主。带下青黄、胸膈不利属肝，薛氏用归脾汤解脾郁生脾气，加味逍遥散生肝血清肝火，朝补脾，夕清肝火，肝脾并调，皆为求本之治。

案2　肝脾郁结，喉中痰核兼带下

一妇人，耳鸣胸痞，内热口干，喉中若有一核，吞吐不利，月经不调，兼之带下。余以为肝脾郁结，用归脾汤加半夏、山栀、升麻、柴胡，间以四七汤下白丸子而愈。

【赏析】

薛氏认为此病人多劳伤心脾，气血亏虚，土虚肝郁，痰凝气滞，郁热上逆于咽喉，故见内热口干，喉中若有核，吞吐不利；肝经疏泄不畅则耳鸣胸痞、月经不调；脾虚湿邪下注为带下。治用归脾汤益气补血，健脾养心，加半夏燥湿、栀子清肝火、升麻及柴胡升举脾胃清阳，间以四七汤下白丸子治疗。汤名四七者，以四味治七情也，方由半夏厚朴汤加大枣组成，行气解郁，化痰开结，治疗梅核气。青州白丸子出自明·方贤着《奇效良方》，方用南星、半夏、白附子、川乌，祛风燥湿化痰，在四七汤方后有云："若白带，以此汤送前丸，其效如神。"

案3　湿热下注，带下黄白

一妇人，吞酸胸满，食少便泄，月经不调，服法制清气化痰丸，两膝渐肿，寒热往来，带下黄白，面黄体倦。余以为脾胃虚，湿热下注，用补中益气，倍用参、术加茯苓、半夏、炮姜而愈。若因怒，发热少食，或两腿赤肿，或趾缝长湿，用六君加柴胡、升麻及补中益气。

【赏析】

病人脾虚湿阻，肝脾失和，出现吞酸胸满，食少便泄，月经不调；服用具有清化痰热作用的清气化痰丸后，病情未见好转，反因寒凉太过损伤脾胃，出现面黄体倦；湿热下注出现带下黄白、两膝渐肿。治用补中益气汤倍用人参、白术健脾益气，加茯苓、半夏化湿；此虽有湿中夹热，也不宜用寒凉药，而用炮姜温阳守中化湿而愈。薛氏指出若因怒，发热少食，或两腿赤肿，或趾缝长湿者，用六君子汤加柴胡、升麻及补中益气汤。此即《景岳全书》中云："见痰休治痰，善治痰者，治其生痰之源"。六君子汤即四君子益气健脾补虚，杜生痰之源；重用白术，较之原方四药等量则健脾助运、燥湿化痰之力益胜；又陈皮、半夏合用，燥湿化痰，补中寓消，似四君子汤甘温冲和之性，故名六君子汤。另考吴崑《医方考》所云："名之曰六君子者，表半夏之无毒，陈皮之弗悍，可以与参、苓、术、草比德云尔！"再加柴胡、升麻引脾胃清阳之气上升。此处还提示虽见发热、两腿赤肿之夹热之象，也不要用寒凉药物，恐伤脾更甚。另外服用清气化痰丸后，还出现了寒热往来症，此为兼感外邪之征，薛氏运用补中益气汤治疗，并未用解表药。正如《脾胃论》中云："内伤兼寒热与外感风寒所得之证，颇同而实异，内伤脾胃乃伤其气，外感风寒乃伤其形；伤其外为有余，有余者泻之，伤其内为不足，不足者补之。内伤不足之病，苟误认作外感有余之病，而反泻之，则虚其虚也。”

案4　湿痰下注，补中益气

一妇人，带下，四肢无力，劳则倦怠。余曰：四肢者土也，此属脾胃虚弱，湿痰下注。遂以补中益气、济生归脾二药，治之而愈。

一妇人，年逾六十，带下黄白，因怒胸膈不利，饮食少思。服消导利气之药，反痰喘胸满，大便下血。余曰：此脾气亏损，不能摄血归源也。用补中益气加茯苓、半夏、炮姜，四剂，诸症顿愈；又用八珍加柴胡、炒栀而安。

【赏析】

病人一，出现带下，四肢无力，劳则倦怠。薛氏认为四肢者土也，劳则耗气，脾虚气血化生不足，无以充养四肢，故倦怠、四肢无力；带脉失约，湿痰下注成带下。当以补中益气汤、济生归脾丸健脾益气养血治之。

病人二，带下黄白，因怒胸膈不利，饮食少思，服消导利气之药，反痰喘胸满、大便下血，是因其病本在脾气亏损，痰湿内生，正虚为主，消导利气之品专为驱邪，反更损脾胃，痰湿不化，症状加重，脾虚不能摄血归源，故见大便下血。薛氏用补中益气汤加茯苓、半夏、炮姜温化痰湿；后又用八珍汤益气养血扶正，加柴胡、炒栀子兼调肝而安。说明脾虚气血化生不足，湿邪下注之带下，不应专注于祛湿治标，应以补中益气补虚配温化痰湿，同时或后期使用气血双补为佳。

五、血分水分

案 血分椒仁丸，水分葶苈丸

一妇人，月经不调，晡热内热，饮食少思，肌体消瘦，小便频数，服济阴丸，月经不行，四肢浮肿，小便不通。余曰：此血分也。朝用椒仁丸，夕用归脾汤渐愈；乃以人参丸代椒仁丸，两月余将愈；专用归脾汤，五十余剂而痊。

一疬妇，月经不调，小便短少，或用清热分利之剂，小便不利，三月余身面浮肿，月经不通。余曰：此水分也。遂朝用葶苈丸，夕用归脾汤渐愈；乃用人参丸间服而愈。以上二证，作脾虚水气，用分利等药而殁者多矣。惜哉！

【赏析】

病人一，月经不调，晡热内热，饮食少思，肌体消瘦，小便频数，服具有滋补真阴作用的济阴丸（《丹溪心法》）之后，出现月经不行、四肢浮肿、小便不通。薛氏认为此为血分病，参《金匮要略·水气病篇》云："少阳脉卑，少阴脉细，男子则小便不利，妇人则经水不通，经为血，血不利则为水，名曰血分……经水前断，后病水，名曰血分。"血分病是瘀血内停阻滞水道，先见经停，后见四肢浮肿、小便不通，治宜活血化瘀利水。薛氏认为用济阴丸是畏攻妄补，补且太滞，故改用《普济方》椒仁丸。方中甘遂、芫花、郁李仁、黑牵牛峻下实结瘀滞；椒仁、附子、吴茱萸温肝暖肾，温化水饮；续随子入血分泻水消肿破血；当归、五灵脂、斑蝥、蚖青活血逐瘀，蚀疮去腐；胆矾、石膏制约诸药之热。全方药性峻逐利水，活血通经，血水同调，入丸以缓制药性，以橘皮汤下之，理气助阳。此方方后有云"药虽峻利，所用不多。若畏而不服，有养病害身之患。常治虚弱之人，亦未见其有误也"。此案薛氏朝用椒仁丸，夕用归脾汤健脾益气养血，补益心脾与活血利水并重，攻补兼施标本兼治。待病情缓和后，以人参丸益气培元、活血利水代替椒仁丸；仍夕用归脾汤，使气血生化有源，正气得助，则邪不能自容。2 个月余将愈之时，专用归脾汤调养脾胃，直至痊愈。

病人二，因饮食起居失养，或七情失宜，以致脾胃亏损，气血乖逆，行失常道，水道运行不利，出现小便不利；用清热分利剂后，出现身面浮肿、经水不通，此为水化为血，名曰水分。参《金匮要略·水气病篇》云："先病水，后经水断，名曰水分，此病易治。何以故？去水，其经自下。"尤在泾亦云："水分者，因水而病血也。"故薛氏以葶苈丸治之，此属形气不足，邪淫隧道，必用此宣导水邪。方中炒葶苈子行水消肿；续随子泻水消肿、破血消瘀，入血分通经；干笋末、枣肉为丸健脾护胃。同时佐以归脾汤、人参丸间服辅补元气，庶使药力有所伏而行，则邪自不能容，而真气亦不至于复伤。

综上妇人患水气病，有血分、水分的差别，治应血水同调。其病在血分者，病位较深，病情较重，血不通则水不行，属难治，应先治血病，后治水病；病在水分者，病位较浅，病情较轻，水去经自下，属易治，应先治水，水去则经血自通。上述二证，若只作脾虚水气，纯用分利等药，一则力轻不足以祛邪，二则血脉不利，水邪难除，是属于误治。

六、小便出血

案1　小便出血，效不更方

一妇人，尿血，因怒气寒热，或头痛，或胁胀，用加味逍遥，诸症稍愈。惟头痛，此阳气虚，用补中益气加蔓荆子而痊。后郁怒，小腹内疠痛，次日尿血热甚，仍用前散加龙胆草并归脾汤，将愈。因饮食所伤，血仍作，彻夜不寐，心忡不宁，此脾血尚虚，用前汤而痊。

【赏析】

病人七情内伤，因怒肝郁化火，夹湿邪下注，膀胱湿热，络伤血溢，出现尿血；肝郁经气不舒，故时头痛或胁胀；肝胆不和，则寒热交作。前用加味逍遥散清肝泻火治疗后，诸症缓解，但仍有头痛，何故？薛氏虑此当兼脾弱阳虚，清阳不升，用补中益气汤加蔓荆子祛风止痛而愈。后又因郁怒，病情复发，小腹内拘急作痛，尿血热甚，故仍用前散加苦寒之龙胆草清泻肝胆实火，除下焦湿热；又虑本有气血不足，加之尿血耗伤，改补中益气汤为归脾汤，以增强养血之力。将愈之时，又因饮食所伤，出现尿血，仍用加味逍遥散加龙胆草，清泻肝火；其出现彻夜不寐，心忡不宁，仍然为脾虚血少，血不养心导致，故仍用归脾汤而痊。

案2　尿血久用寒凉

一妇人，尿血，久用寒凉止血药，面色萎黄，肢体倦怠，饮食不甘，晡热作渴三年矣。此前药复伤脾胃，元气下陷而不能摄血也。盖病久郁结伤脾，用补中益气以补元气；用归脾汤以解脾郁，使血归经；更用加味逍遥以调养肝血。不月诸症渐愈，三月而痊。

【赏析】

血热可致出血，正如《太平圣惠方·治妇人小便出血诸方》中云：“夫妇人小便出血者，由心主于血，血之行身通遍经络，循环脏腑，血性得寒则凝涩，得热则流散，失其常经，溢渗入于胞内，故小便出血也。”但久用寒凉止血药，反复伤脾胃，元气下陷而不能摄血归源，亦会出现出血不止，正如薛氏云：“或因膏粱炙煿，或因醉饱入房，或因饮食劳役，或因六淫七情，致元气亏损，不能统摄归源。”此病人尿血三年之久未愈，其面色萎黄、肢体倦怠、饮食不甘、晡热作渴，均为气血损耗之征。凡久病亏损元气者，用补中益气汤升阳举陷，补益元气；郁结伤脾者，用济生归脾汤，气血双补，心脾同调，疏解脾郁，引血归经；更用加味逍遥散疏肝清热，解郁和营，调养肝血。三方同用，标本兼治，故不月诸症渐愈，继续调治巩固 3 个月而痊。

七、热入血室

案　热入血室，肝火血热

一妇人，经行，感冒风寒，日间安静，至夜谵语，用小柴胡加生地治之顿安；但内热头晕，用补中益气加蔓荆子而愈。后因恼怒，寒热谵语，胸胁胀痛，小便频数，月经先期，此是肝火血热妄行，用加味逍遥加生地而愈。

一妇人，因怒，寒热头痛，谵言妄语，日晡至夜益甚，而经暴至。盖肝藏血，此怒动火，而血妄行。用加味逍遥散加生地治之，神思顿清，但食少体倦，月经未已。盖脾统血，此脾气虚不能摄，用补中益气治之，月经渐止。

一妇人，怀抱素郁，感冒经行谵语，服发散之剂，不应；用寒凉降火，前症益甚，更加月经不止，肝腹作痛，呕吐不食，痰涎自出。此脾胃虚寒，用香砂六君，脾胃渐健，诸症渐退，又用归脾汤而痊愈。

【赏析】

病人一，经行之时外感风寒，热入血室，至夜谵语。此证参《金匮要略·妇人篇》有云："妇人中风，七八日续来寒热，发作有时，经水适断，此为热入血室，其血必结，故使如疟状，发作有时，小柴胡汤主之。"此妇人经行之际，血弱气尽，邪热乘虚侵入血室，热与血结。因血属阴，夜幕亦属阴，故日间神志清楚，至夜则谵语；血室肝主之，肝与胆为表里，胆因肝受邪而病寒热。证属少阳，故治以小柴胡汤和解少阳，加生地黄凉血分热、散郁结。其中柴胡、黄芩相配疏泄气机，清泄肝胆郁热；人参、大枣相配扶正驱邪，御邪内传，俾正气旺盛，邪无内向之机；生地黄凉润可入血分，清血热滋阴。治疗后内热、头晕未解，以方测证知为中气不足，阳气内郁而不外达；清阳下陷不能上承，清空失养所致。以补中益气汤甘温除热，益气升阳举陷；加蔓荆子性味辛、苦、凉，疏散风热，清利头目，佐之以开郁透热。后因恼怒病情复发，出现恶寒发热、谵语、胸胁胀痛、小便频数、月经先期，其病机为肝火旺血热妄行。治当清肝凉血，养血健脾，治用加味逍遥散加生地黄，肝脾同调，气血兼顾，清热凉血，使木郁达之，脾弱得复，血热得清而愈。

病人二，病情与前者相同，亦为怒动火，迫血妄行，加味逍遥散加生地黄治疗后，神思顿清，但食少体倦，月经未已，何故？薛氏虑此为脾气虚不能摄血，用补中益气汤治之，月经渐止。

病人三，素有郁怒，情志失调，经期感冒后出现谵语等症，此为热入血室，当和解少阳，凉血分热，当以前案小柴胡汤加生地黄治疗。服用发散剂只能散部分表邪，不能疏肝清内热、和表里；而寒凉药但清热降火，亦不能疏肝解郁，均为误治，且损伤脾胃阳气，虚寒内生。内脏失却温养则肝腹疼痛；脾虚寒湿内停则呕吐不欲食、痰涎自出；脾虚失摄则月经不止。治用香砂六君子汤健脾益气和胃，诸症消退后再用归脾汤养血安神，补益心脾善后。

病人一小柴胡汤与补中益气汤同用；病人二加味逍遥散与补中益气汤同用；病人三误治伤脾胃，治用香砂六君子汤、归脾汤。三者均体现了妇人情志不和者，多肝郁脾弱，这也是在热入血室病辨证论治中应谨守的病机。

八、师尼寡妇寒热

案1　久患寒热，小柴胡加生地治之

一寡妇，因怒，致不时寒热，久而不已，肝脉弦紧，用小柴胡加生地治之而愈。但见风寒热仍作，此是脾胃气虚，用加味归脾、补中益气二汤，兼服而止。

一室女，寒热，左手脉弦长而出寸口，用小柴胡加生地、乌梅治之而愈，既嫁而诸症悉痊。

一室女，久患寒热，月经不调，先以小柴胡加生地，治之少愈，更以生地黄丸而痊。

【赏析】

薛氏引言中云："宋褚氏疗师尼寡妇。别制方药，谓独阴无阳，致血气交争，乍寒乍热如疟，或腰背作痛而寒热，其肝脉弦出寸口，是其症也。若室女出嫁，愈期而寒热亦然。盖男于精盛，则思室，女子血盛以怀胎，此天地自然之理也。"另外《景岳全书·虚损》中论："凡师尼室女，失偶之辈，虽非房室之劳，而私情系恋，思想无穷，或对面千里所愿不得，别欲火摇心，其阴日削，遂致虚损。凡五劳之中，莫此为甚，苟如重命，慎勿蹈之。"因此寡妇、室女、师尼多有肝郁化热、热入血分，久则伤阴，症见寒热久作、月经不调、肝脉弦紧。肝与胆为表里，肝胆失和之寒热，证属少阳枢机不利。少阳病，邪在半表半里之间，未有定处。《伤寒论》第101条云："伤寒中风，有柴胡证，但见一证便是，不必悉具"，然而总以寒热往来、苔白脉弦为主。薛氏云："治以小柴胡加生地；久而血虚，佐以四物……若兼亏损元气而寒热者，佐以补中益气汤；若兼郁伤脾气而寒热者，佐以济生归脾汤。"故三案均治以小柴胡汤和解少阳。柴胡苦、平，入肝、胆经，透解邪热；黄芩清泄邪热；半夏和胃降逆；人参、炙甘草扶正抗邪；生姜、大枣和养胃气；加生地黄清热凉血滋阴，或加乌梅养阴生津治之而愈。病人—其后见风寒热仍作，此是脾胃气虚或兼外感，寒热失调，用加味归脾丸、补中益气汤扶正补虚兼服而止。病人三换以生地黄丸善后，方中用生地黄、乌梅滋阴补肾，柴胡、黄芩和解少阳枢机，赤芍清热和血，秦艽祛风清热和血。

案2　但养气血益津液，其经自行

一室女，年十七，疬久不愈，天癸未通，发热咳嗽，饮食少思，或欲用通经丸。余曰：此症潮热，经候不调者，不治；所喜脉不涩，且不潮热，尚可治。但养气血，益津液，其经自行。惑于速效，仍用之。余曰：非其治也，此乃剽悍之剂，大助阳火，阴血得之则妄行，脾胃得之则愈虚。经果通而不止，饮食愈少，更加潮热，遂致不救。

【赏析】

病人患瘰疬日久，此病新起多因肝经风热毒蕴，久则肝肾气血亏虚，阴血内耗。现症除虚热内扰之发热咳嗽、脾虚之饮食少思外，病人年十七而天癸未通。考《素问·上古天真论》中云："女子七岁肾气实，齿更发长；二七肾气盛，天癸至，任脉通，太冲脉盛，月事以时下，故有子。"天癸与肾脏肾气精血的关系密切，说明其本有肾虚。正如王冰说："肾气全盛，冲任流通，经血渐盈，应时而下，天真之气降，与之从事，故云天癸也。"万密斋在《保命歌括》中说："在男子即为精，在女子则为血，皆曰天癸也。"薛氏认为此证若见潮热、经候不调者，说明其阴血损耗重，为难治；好在其脉不涩，未见潮热，相较之下，病情轻，尚可治，只需养气血，益津液，待化源充足，其经自行。尤其告诫不得用通经丸破血通经，因其属于剽悍之剂，易伤正；且性辛热大助阳火，阴血得之则妄行不止，脾胃得之则愈虚。而医者妄图速效，不听劝诫，果然病人服药后，经虽通而不止，饮食愈少，更加潮热，出现终致不救的严重后果。

九、历节痛风

案1　历节痛，不忘扶正补虚

一妇人，自汗盗汗，发热晡热，体倦少食，月经不调，吐痰甚多二年矣，遍身作痛，天阴雨益甚。用小续命汤而痛止，用补中益气、加味归脾二汤，三十余剂而愈。自汗等症，皆郁结伤损脾气，不能输养诸脏所致，故用前二汤专主脾胃。若用寒凉降火，理气化痰，复伤生气，多致不起。

一妇人，因怒，月经去多，发热作渴，左目紧小，头项动掉，四肢抽搐，遍身疼痛。此怒动肝火，肝血虚而内生风。用加味逍遥加钩藤数剂，诸症渐愈；又用八珍汤，调理而痊。

一妇人，月经先期，素有痛症，每劳必作，用众手重按，痛稍止。此气血虚而有火。用十全大补加独活治之而痛痊，用六味丸、逍遥散而经调。

【赏析】

病人一，遍身作痛是为痹证，风寒湿三气夹杂而成；天阴风雨益甚，是由于湿重，阳气痹阻加重之故。薛氏引言中有云："历节痛，或因饮食起居失节，或因七情六淫失宜，以致脾胃亏损，腠理不密，外邪所侵……或内热晡热，自汗盗汗；或经候不调，饮食不甘……"治用小续命汤温阳益气，祛风通络止痛。方中麻黄、防风、防己，解表祛风通络；人参、肉桂、附子温阳益气扶正，使正气存内，邪不可干；白芍、甘草缓急止痛；杏仁、川芎理气；黄芩佐用清热。病人伴见自汗盗汗、发热晡热、体倦少食、痰多、月经不调诸症，皆郁结伤损脾气，功能失调所致，故用补中益气汤、加味归脾汤善后，专主脾胃。若见盗汗、发热晡热妄用寒凉降火，见吐痰多只顾理气化痰，则会耗损脾胃生发之气，多致不起。

病人二，因怒动肝火，火热内扰，迫血妄行，故月经去多；肝血耗损，化燥生风，故左目紧小、头项动掉；血失过多，故发热作渴；筋脉失养，故四肢抽搐、遍身疼痛。即薛氏引言中云："或为肝火内动，肝血耗损……怒恼而作痛者，肝火也……"用加味逍遥散清肝火，加钩藤清热平肝、息风止痉，后用八珍汤益气养血调理。

病人三，素有痛症，每劳必作，手重按痛稍止，此即薛氏引言中云："手按而痛缓者，病气元气俱虚也。若劳役而作痛者，元气虚也……"此为气血虚弱而痛，而非实证。先以十全大补丸即八珍汤加黄芪、肉桂气血双补，温养气血，加独活祛风胜湿、通痹止痛治疗痛症；月经先期为气血虚夹虚火所致，后用六味丸、逍遥散调养肝肾以调经。

案2　四肢历节痛，附子八物汤

一妇人，历节作痛，发热作渴，饮食少思，月经过期，诸药不应。脉洪大，按之微细。用附子八物四剂而痛止，用加味逍遥而元气复，六味丸而月经调。

一妇人，饮食少思，畏见风寒，患痛风，呕吐寒热，脉弦紧。用附子八物，四肢痛愈；用独活寄生，腰痛亦痊，惟两膝肿痛；用大防风而消，用加味归脾、逍遥而元气复。

【赏析】

两案中用附子八物汤治疗四肢历节痛、畏见风寒之寒湿历节；独活寄生汤治疗风寒湿痹日久不愈，损伤肝肾气血之腰痛；大防风汤治疗风寒湿痹骨节疼痛、两膝肿痛。其中附子八物汤出自《三因极一病证方论》，具有健脾暖肾，散寒止痛之功，主治风湿历节，四肢疼痛，如槌打不可忍，方由附子理中汤加桂心、茯苓、白芍组成。独活寄生汤出自《备急千金要方》，具有益肝肾补气血，祛风湿止痹痛之功，方中桑寄生、牛膝、杜仲补肝肾壮筋骨，八珍补气养血，细辛、防风、秦艽、桂枝祛风湿，通络止痛。大防风汤出自《太平惠民和剂局方》，方中防风、羌活祛风除湿、附子、黄芪温阳益气，加八珍益气养血，杜仲、牛膝补肝肾强筋骨。待诸肢体骨节疼痛止后，加用加味逍遥散、六味丸、加味归脾汤调理兼症并扶正善后。

十、瘰　疬

案1　补形气滋化源，其疮自消

一妇人，久而不愈，或以为木旺之证，用散肿溃坚汤伐之，肿硬益甚。余以为肝经气血亏损，当滋化源，用六味地黄丸、补中益气汤，至春而愈。此证若肝经风火暴病，元气无亏，益用前汤。若风木旺而自病，宜用泻青丸，虚者用地黄丸。若水不能生木，宜用此丸；若金来克木，益补脾土生肾水。大凡风木之病，但壮脾土，则木有不能克矣。若行伐肝，则脾胃先伤，而木反来克土矣。

【赏析】

薛氏引言中云："妇人瘰疬，或因胎产血崩，亏损肝肾，或因忧思郁怒，伤损肝脾，或因恚怒风热，肝胆血燥；或因水涸，血虚筋挛则累累然如贯珠，多在耳前后、项侧、胸胁间。"病人久患瘰疬而不愈，前医认为是木旺之证，用散肿溃坚汤（出自《兰室秘藏》，功能疏肝活血，散肿溃坚）伐之，不仅无效，反因进一步耗伤气血，肿硬益甚。薛氏认为是久病肝经气血亏损，应"补形气，调经脉，其疮当自消散"，遂用六味地黄丸、补中益气汤滋化源，并未用调肝之品，却待春季肝旺生发之时，病情痊愈。此即薛氏引言中云："内热口干，精神倦怠，久不消溃，乃肝脾亏损，用逍遥散、归脾汤、六味丸健脾土，培肝木，切不可轻用散坚追毒之剂。"此证若为肝经风火暴起之新病，元气无亏者，方可用散肿溃坚汤。若未发瘰疬，症见风木旺肝经郁火实热之胁乳作痛、大便秘结、小便赤涩者，宜用泻青丸，方用龙胆草、栀子、大黄清肝泻火，当归、川芎、羌活、防风养血祛风。

薛氏在治疗瘰疬时，善根据脏腑生克制化关系进行调治。若是水不能生木，导致肝阴虚火旺者，当滋肾水以养肝木，宜用地黄丸；若金克木，可益补脾土生肾水。风木肝旺之病，但壮脾土，使木不能乘克脾土；若行伐肝，先伤脾胃，而木反来克土矣。

案2　疬溃后，气血亏虚

一妇人，患之，恐不起，致少寐，年余疬破，脓水淋漓，经水或五十日或两月余一至，误服通经丸，展转无寐，午前恶寒，午后发热。余以为思虑亏损脾血，用归脾汤作丸，午前以六君子送下，午后以逍遥散送下，两月余得寐，半载后经行如期，年余而疮愈。

一疬妇，溃后，发热烦躁作渴，脉大而虚，以当归补血汤，六剂而寒热退；又以圣愈汤，数剂而全愈；更以八珍加贝母、远志，三十余剂而敛。

一妇人，瘰疬后，遍身作痒，脉大按而虚，以十全大补加香附治之而愈。大凡溃后，午前痒作气虚，午后痒作血虚。若作风证治之，必死。

【赏析】

病人一，因病忧虑恐惧，神思不安而少寐，此为情志内伤，气血内耗，因此疬破后，无力敛疮收口，出现脓水淋漓；气虚推动无力，血虚经水乏源，故经水后期。参《外科启玄》中云："疮疡如已溃之后，脓血大泄，未有不虚者也。"此当用归脾丸健脾益气养血调治，然却误认为是瘀阻于内，服通经丸破瘀通经，复又耗损气血，导致心神重度失养，辗转无寐；因上午乃阳旺之时，阳气虚则午前恶寒；正午之后，阳弱阴始长，阴血虚则午后发热。薛氏认为此为思虑太过耗损脾血，用归脾汤作丸缓图，益气补血，健脾养心，重点治疗失眠；午前以六君子，健脾益气，午后以逍遥散调和肝脾。2个月余次症睡眠先恢复，半载后经行如期，年余而主症疮愈。各种症状恢复时间的客观描述，说明辨证论治瘰疬病时，除了注意主症外，还应注意分析次症，找出问题关键；也表明虚劳久积，贵在坚持服药，以获全功。

病人二，瘰疬破溃后，出现发热烦躁作渴、脉大而虚，此为阴血亏虚，虚热内扰之故，治以当归补血汤补血扶正，阴阳调和则寒热自退；又以圣愈汤数剂益气养阴，清虚热安神；更以八珍汤益气养血继以托疮生肌，加贝母清热散结、远志安神定志。补中有散，标本兼治，三十余剂而疮面收口愈合。

病人三，瘰疬后，气血俱虚，不能荣养肌肤，出现遍身作痒、脉大按而虚，以十全大补汤加香附理气解郁治之而愈。大凡瘰疬破溃后出现痒症者，多责之气血亏虚，根据其发作的时间，午前痒作气虚，午后痒作血虚，必用益气养血则其痒自止。若妄作风邪致痒，使用辛燥祛风治之，更伤气血则属严重误治。

薛氏这三个病案均体现了瘰疬破溃后期的调治以补益气血为要，告诫不可妄用攻伐。如引言中《病机》云："瘰疬不系膏粱丹毒，因虚劳气郁所致。补形气，调经脉，其疮当自消散。误下之，先犯病禁经禁。"

十一、乳痛乳岩

案1　肝胆郁热，气血壅滞

一妇人，内热胁胀，两乳不时作痛，口内不时辛辣，若卧而起急，则脐下牵痛，此带脉为患。用小柴胡加青皮、黄连、山栀，二剂而瘥。

一妇人，因怒两乳肿，兼头痛寒热。用人参败毒散二剂，表证已退；用小柴胡加芎、归、枳壳、桔梗，四剂而消。

一妇人，发热作渴，至夜尤甚，两乳忽肿，肝脉洪数，乃热入血室也。用加味小柴胡汤，热止肿消。

【赏析】

乳头属足厥阴肝经，足阳明胃经从缺盆下于乳。薛氏引言中云："妇人乳痈，属胆胃二腑热毒，气血壅滞。"

病人一，内热胁胀，两乳不时作痛，即为肝胆经郁热；又口内不时辛辣，为胃中热毒内盛传于阳明；阳明有热，带脉不利，则脐下牵痛。治用小柴胡汤疏肝清热，和解少阳，加青皮理肝胃之气、黄连清胃热、栀子清肝火而瘥。

病人二，因怒肝郁化热，两乳肿，兼头痛寒热为外兼表邪，即引言所云："大凡乳证，若因恚怒，宜疏肝清热。焮痛寒热，宜发表散邪……故初起肿痛，发于肌表，肉色焮赤，其人表热发热，或发寒热，或憎寒头痛，烦渴引冷，用人参败毒散、神效瓜蒌散、加味逍遥散治之，其自消散。"因此先用人参败毒散益气扶正解表，该方善"治疮疡焮痛，发寒热或拘急头痛等症"。此处仅用两剂，防止解表太过。后乃用小柴胡汤加川芎、当归养血活血、疏导经络，枳壳、桔梗理气解郁。

病人三，发热作渴，至夜尤甚，乃热入血室，血分郁热伤津；两乳忽肿、肝脉洪数为肝经郁热内盛的表现。治用小柴胡汤和解少阳，《伤寒论》记载其为治疗妇人伤寒、热入血室的主方；再加生地黄凉血清热养阴。

此三个病案，或胆胃火盛，或兼夹外邪，或热入血室、血分郁热，表现各自不同，均治用小柴胡汤，随证或加用清胃火，或扶正解表，或凉血清热，均获良效。

案2　乳内结核肿硬，治以八珍

一妇人，久郁，右乳内肿硬，用八珍汤加远志、贝母、柴胡、青皮及隔蒜灸，兼服神效瓜蒌散，两月余而消。

一妇人，左乳内肿如桃，不痛不赤，发热渐瘦，用八珍加香附、远志、青皮、柴胡百余剂，又兼服神效瓜蒌散三十余剂，脓溃而愈。

一妇人，郁久，左乳内结核如杏许，三月不消，心脉涩而脾脉大，按之无力，以八珍加贝母、远志、香附、柴胡、青皮、桔梗，五十余剂而溃，又三十余剂而愈。

一妇人，禀实性躁，怀抱久郁，左乳内结一核，按之微痛，以连翘饮子二十余剂少退，更以八珍加青皮、香附、桔梗、贝母，二十余剂而消。

【赏析】

妇人性躁久郁者，情志不畅，肝郁化热，忧思伤脾，运化失常，痰浊内生，久则气血痰瘀交结于乳。四个病案中病人出现乳内结核肿硬，大如桃杏，不痛不赤，日久不消，伴发热渐瘦，脉大按之无力者，薛氏均以八珍汤益气养血，随证加柴胡、香附调肝解郁，青皮破气散结，远志、贝母、桔梗祛痰开结。多经治疗后，或肿硬消，或脓溃而愈。说明薛氏治疗乳痈乳岩时注重补脾胃、养气血的观点。参薛氏引言中云："不作脓，或脓不溃，补气血为主。不收敛，或脓稀，补脾胃为主。脓出反痛，或发寒热，补气血为主。或晡热内热，补血为主。若饮食少思，或作呕吐，补胃为主。饮食难化，或作泄泻，补脾为主。劳碌肿痛，补气血为主。"

运用八珍汤时，每多兼服神效瓜蒌散，此方"治乳痈初起肿痛，及一切痈疽，或脓出后余毒"。方中瓜蒌仁甘寒，理气宽胸，化痰散结；当归、乳香、没药散瘀止痛；生甘草清热解毒。若按之微痛，热象明显者，先用连翘饮子清热化痰，活血散结，此方较神效瓜蒌散清热之力更强；或可适机配用隔蒜灸助阳气生发，促毒邪外发，消肿定痛。参其方后云："治一切疮毒，大痛或不痛，或麻木如痛者，灸至不痛，不痛者灸至痛，其毒随火而散。盖火以畅达。拔引郁毒，此从治之法也，有回生之功……如不痛，或不作脓，及不起发，或阴疮尤宜多灸，灸而仍不痛，不作脓，不起发者不治，此气血虚极也。”

案3　益气养荣汤补之，脓成即针

一妇人，因怒，左乳作痛发热，表散太过，肿热益甚，用益气养荣汤数剂，热止脓成；不从用针，肿胀热渴，针脓大泄，仍以前汤，月余始愈。此证若脓成未破，有薄皮剥起者，用代针之剂，其脓自出；不若及时用针，不致大溃。若脓血未尽，辄用生肌，反助其邪。慎之！

一妇人，脓成胀痛，余欲针之，不从，数日始针，出败脓三四碗许，虚证蜂起，几至危殆，用大补两月余而安。若元气虚弱，不作脓者，用益气养荣汤补之，脓成即针。若肿痛寒热，怠惰食少，或至夜热甚，用补中益气汤兼逍遥散，补之为善。

【赏析】

病人一，因怒，左乳作痛发热，使用解表辛散药物太过，反肿热益甚，此脓将成不成，薛氏用益气养荣汤补气养血数剂以促其成脓。也可参后案所云：“若肿痛寒热，怠惰食少，或至夜热甚，用补中益气汤兼逍遥散，补之为善。”即有肝郁脾虚气滞者，当益气健脾、疏肝解郁。用上述益气养荣汤后，热止脓成未破，薛氏认为此时是用针的好时机，即“此证若脓成未破，有薄皮剥起者，用代针之剂，其脓自出。不若及时用针，不致大溃。”后案亦云：“若元气虚弱，不作脓者，用益气养荣汤补之，脓成即针。”但前案病人不愿用针，其后出现肿胀热渴，此时再行施针，脓大泄后，因正气已伤，气血亏虚，又以益气养荣汤。

病人二，脓成胀痛，亦不愿针刺排脓，耽延数日始针，出败脓后虚证蜂起，几至危殆，大补2个月余而安。

两案都说明了脓成后要及时用针排脓，否则会耽误病情。邪未及时祛除，徒耗伤正气，导致或久不破溃或大溃后久不收口或虚证蜂起。另外前案两用益气养荣汤，其一，用意在促其成脓；其二，用意在生肌，促其疮口愈合。薛氏还强调脓成破溃后，必待脓血尽除，方可用益气养荣汤，否则“若脓血未尽，辄用生肌，反助其邪”。

由此可知薛氏对乳痈用药和施针，有明确的使用指征和时间把握。薛氏《外科发挥》中亦云：“如脓将成，邪盛气实，用消毒之剂，先杀其毒，虽作脓不为大苦，溃亦不甚。若就用托里，必益其势。如脓将成不成及不溃，方用托里。脓成势盛者针之，脓一出，诸症悉退矣。”

案4　乳岩服行气之剂，其势愈甚

一妇人，右乳内结三核，年余不消，朝寒暮热，饮食不甘。此乳岩，以益气养荣汤百余剂，血气渐复，更以木香饼熨之，喜其谨疾，年余而消。

一妇人，乳内结核年余，晡热少食，余欲用益气养荣汤治之；彼以为缓，乃服行气之剂，其势愈甚，溃而日出清脓而殁。

郭氏妾，乃放出宫女，乳内结一核如栗，亦服流气等药，大如覆碗，坚硬如石，出水而殁。

【赏析】

薛氏引言中云：“乳岩属肝脾二脏郁怒，气血亏损，故初起小核，结于乳内，肉色如故，其人内热夜热，五心发热，肢体倦瘦，月经不调，用加味归脾汤、加味逍遥散、神效瓜蒌散，多自消散。若荏苒日月渐大，巉岩色赤，出水腐溃深洞，用前归脾汤等药，可延岁月。若误用攻伐，危殆迫矣。”考《医学心悟》中亦云：“乳痈者，乳房肿痛，数日之外，肿而溃，稠脓涌出，脓尽而愈。此属胆胃热毒，气血壅滞所致，犹为易治。若乳岩者，初起内结小核，如棋子，不赤不痛，积久渐大崩溃，形如熟榴，内溃深洞，血水淋沥，有岩之势，故名曰乳岩。此属脾肺郁结，气血亏损最为难治。”

前案病人右乳内结三核，年余不消，朝寒暮热，饮食不甘，薛氏诊断为乳岩，病机以肝脾失调，气血亏损为要，用益气养荣汤补气养血坚持用药百余剂。待血气渐复之后，更以木香饼外熨，饼中木香行气止痛、理气散结，生地黄清热凉血，终获良效。

与前案形成鲜明对比，后案之病人乳内结核年余，并伴晡热少食，与前案病人病程、病情相似，薛氏欲用益气养荣汤治之，而病家自认为此药药性太缓，于是服用行气剂误治，其势愈甚，终致乳岩破溃后日出清稀脓水，无法医治而殁。

又郭氏妾亦服方脉流气饮子等药大剂行气理滞，导致气血重耗，病情反剧，出水而殁。参薛氏引言有云："若气血虚弱，或误用败毒，久不收敛，脓清脉大则难治。"此处印证了治乳岩妄用行气而图耗正气，终致不治的教训。

十二、阴　疮

案1　肝火湿热，脾虚下陷

一妇人，阴中突出如菌，四围肿痛，小便频数，内热晡热，似痒似痛，小腹重坠。此肝脾郁结之证，盖肝火湿热而肿痛，脾虚下陷而重坠也。先以补中益气加山栀、茯苓、车前、青皮以清肝火升脾气，渐愈。更以归脾汤加山栀、茯苓、川芎调理；更以生猪脂和藜芦末，涂之而收入。

一妇人，阴中挺出一条五寸许，闷痛重坠，水出淋漓，小便涩滞。夕以龙胆泻肝汤分利湿热，朝与补中益气汤升补脾气，诸症渐愈；再与归脾加山栀、茯苓、川芎、黄柏，间服调理而愈。后因劳役成怒气，下部湿痒，小水不利，仍用前药即愈。亦有尺许者，亦有生诸虫药者，皆用此治。

【赏析】

薛氏云："妇人阴疮，乃七情郁火，伤损肝脾，湿热下注。其外症有阴中突出如蛇，俗呼阴挺；有翻突如饼，俗呼阴菌；亦有如鸡冠花；亦有生诸虫；亦有肿痛湿痒，溃烂出水，胀闷脱坠者。"前案病人阴中突出如菌，翻突如饼，四围肿痛，此为阴疮之外症阴菌；小便频数，内热晡热，似痒似痛，均为肝胆湿热内扰、下注之征；脾虚下陷故见小腹重坠。先以补中益气汤补脾气，升阳举陷，佐加栀子清肝火、茯苓健脾祛湿、车前子清热利尿、青皮疏理肝气，病渐愈；其后更以归脾汤益气养血，加栀子、茯苓、川芎调理，并用生猪脂和藜芦末外涂患处，杀虫疗疮，内外兼治终获痊愈。

后案病人阴中挺出一条五寸许，闷痛重坠，水出淋漓，此为阴疮之外症阴挺，伴小便涩滞亦为膀胱湿热之征。此案与前案病机、治疗颇为相似，不同在于前案并未用龙胆泻肝汤，后案则夕以龙胆泻肝汤分利湿热，朝与补中益气汤升补脾气，这证明前者肝胆湿热轻，脾虚清阳下陷重；后者肝胆湿热重，脾虚清阳下陷程度轻，应当细心鉴别。

案2　阴中痒痛，取虫之法

一妇人，阴内痒痛，内热倦怠，饮食少思，用参、芪、归、术、陈皮、柴胡、炒栀、炒车前、升麻、芍药、丹皮、茯苓，治之而瘥。若阴中有虫痒痛，亦属肝木，以桃仁研膏，和雄黄末纳阴中以杀之，仍用清肝解郁。有以鸡肝纳之者，乃取虫之法也。

【赏析】

病人阴内痒痛，内热倦怠，饮食少思，为肝郁有热，脾虚之故，用补脾泻肝之法内治。阴中有虫痒痛，可配以外治，桃仁散瘀结、雄黄解毒杀虫。有以鸡肝纳之者，《医林纂要》记载鸡肝有“治小儿疳积，杀虫”的作用，可参考。

案3　元气下陷，证属虚寒

一妇人，热痛，用寒凉败毒，饮食不入，时欲呕吐，小腹重坠，似欲去后。此脾胃亏损，元气下陷，证属虚寒。先用补中益气加炮姜二剂，重坠如失；再用前汤加茯苓、半夏，二十余剂而愈；乃以归脾少加柴胡、升麻、六味地黄丸，调理两月余而康。

【赏析】

妇人阴中热痛多病属实热，但使用寒凉败毒之品后，热痛虽除，又出现饮食不入、时欲呕吐、小腹重坠之症。薛氏认为此证属脾胃虚寒，元气下陷，可能与寒凉药物太过有关。先用补中益气汤加炮姜温阳守中；再用前汤加茯苓、半夏健脾和胃降逆。病愈后阴阳平调，继以归脾汤加柴胡、升麻升提清阳，六味地黄丸补肾滋阴善后。

女科撮要·卷下

一、保　胎

案1　妊娠出血

一妊娠三月，其经月来三五次，但不多，饮食、精神如故。此血盛有余，儿大能饮，自不来矣，果然。

一妊娠六月，体倦食少，劳役见血，用六君加当归、熟地、升麻、柴胡而愈。

一妊娠六月，每怒气便见血，甚至寒热头痛，胁胀腹痛，作呕少食。余谓寒热头痛，肝气上冲也；胁胀腹痛，肝气不行也；作呕少食，肝侮脾胃也；小便见血，肝火血热也。用小柴胡加芍药、炒黑山栀、茯苓、白术而愈。

一妇人，每怒，发热胁胀，小便淋涩，每月经行，旬余未已。已受胎三月，因怒前症复作，朝用加味逍遥散，夕用安胎饮，各二剂而安。五月又怒，复作，下血如经行，四日未止，仍用前药而愈。

一妊娠，因怒吐血块，四月不止，两胁胀痛，小便淋涩。此怒而血蓄于上部，火炎而随出也；胁胀腹痛，小便淋涩，肝经本病也。用小柴胡合四物，四剂而止；却用六君子、安胎饮，调理而安。

一妊娠，饮食后恼怒，寒热呕吐，头痛恶寒，胸腹胀痛，大便不实而或青，小便频数而有血。余曰：当清肝健脾为主。不信，乃主安胎止血，益甚。问余曰：何也？余曰：大便不实而色青，此是饮食既伤脾土而兼木侮；小便频数而有血，此是肝火血流于胞而兼挺痿也。用六君子加枳壳、紫苏、山栀二剂，脾胃顿醒；又用加味逍遥加紫苏、枳壳二剂，小便顿清，更节饮食，调理而安。

【赏析】

病人一，妊娠早期，月经来三五次，量不多，持续时间短，对孕妇、胎儿无明显损害者，此属生理现象“激经”。因妇人气血充盛有余，冲任脉盛，故经能月行，随着胎儿的生长，此现象就会消失。

病人二，妊娠体倦食少，劳役见血，此为气虚失摄，气血两亏。治用六君子汤健脾化湿，加当归、熟地黄养血补虚，升麻、柴胡升举阳气而安。

病人三、四、五，妊娠后皆因怒肝火血热，出现热伤膀胱血络，小便淋涩见血；或热扰胞络，胎元不固，下血如经行；或怒而血蓄于上部，火炎而随出现吐血块；或伴随肝气上冲出现寒热头痛、肝气不行之胁胀腹痛、肝侮脾胃之作呕少食。上述出血的表现虽不相同，但病机相似，治皆以清肝泻热为主，同时注意顾护脾胃，用小柴胡汤或加味逍遥散治疗。营血虚滞者可合四物汤养血和血；肝火重者用炒黑栀子、黄芩；脾虚有湿，轻者加茯苓、白术健脾，重者合六君子汤健脾化湿；气血亏虚者还需善后调补，合安胎饮益气养血、健脾清热安胎调理。

病人六，病情与病人三病情类似，均为肝火血流于胞，肝旺克脾土，其治亦当以清肝健脾为主，即如前所用小柴胡汤加芍药、炒黑栀子、茯苓、白术。而医者不听劝告，治以安胎止血，反致症状加重。因虑误治伤脾，薛氏先健脾后清肝，用六君子汤加枳壳、紫苏醒脾和胃，佐栀子清肝火；再用加味逍遥散清肝火为主，加紫苏、枳壳兼理脾胃而安。

案2　妊娠恶阻

一妊娠，将三月，呕吐恶食，体倦嗜卧。此恶阻之证。用人参橘皮汤，二剂渐愈；又用六君加紫苏，二剂而安。

一妊娠，吞酸恶心，欲作呕吐。此饮食停滞。用六君加曲蘖、炒黑子芩、枳壳、香附治之而愈。

【赏析】

《胎产心法》有云：“恶阻者谓有胎气，恶心阻其饮食也。”其中因素体脾胃虚弱，孕后血聚胞宫，冲脉气盛，冲气犯胃，胃失和降所致者，当以益气和中，降逆止呕为治。

病人一，呕吐恶食，体倦嗜卧，治以人参橘皮汤健脾化湿，和胃止呕，参其方后云：“治脾胃虚弱，气滞恶阻，呕吐痰水。”方中人参、白术、茯苓、甘草、陈皮，此即为异功散，健脾和胃；加厚朴、淡竹茹化痰清胃，生姜和胃止呕，麦冬滋阴安胃；再用六君子汤加紫苏行气宽中安胎。前后共4剂而安。

病人二，吞酸恶心，欲作呕吐，为脾虚饮食停滞，肝胃不和，治用六君子汤加曲蘖健脾消食、炒黑黄芩清郁热、枳壳理气宽中、香附疏肝和胃。

二、小　产

案1　峻药重伤，脾胃受患

一妊娠五月，服剪红丸而堕，腹中胀痛，服破血之剂，益甚，以手按之益痛。余曰：此峻药重伤，脾胃受患。用八珍倍人参、黄芪，半夏、乳香、没药，二剂而痛止，数剂而痊愈。

【赏析】

薛氏引言云："小产重于大产，盖大产如栗熟自脱，小产如生采，破其皮壳，断其根蒂，岂不重于大产？但人轻忽致死者多矣。治法宜补形气，生新血，祛瘀血。"病人妊娠5个月堕胎后，腹中胀痛，误以为是瘀血阻滞胞宫，服用破血之剂后，症状反而加重。薛氏认为前用剪红丸攻逐，后用破血之剂，皆损伤脾胃，此为峻药重伤。治用八珍汤益气养血，倍用人参、黄芪益气培元，气旺生血；半夏燥湿和胃，使补而不滞；佐以乳香、没药散瘀滞，补中有消，疗效立现。

案2　脾土虚，不能生肺金

吴江庠友史万湖仲子室，年二十余，疫疾堕胎，时咳，服清肺解表，喘急不寐，请治。余以为脾土虚不能生肺金，药损益甚，先与补中益气加茯苓、半夏、五味、炮姜，四剂渐愈。往视之，又与八珍加五味及十全大补汤痊愈。

【赏析】

病人因疫疾堕胎后出现咳嗽，服清肺解表药后，病情反加重，出现喘急气逆、不寐。薛氏认为此咳喘并不是单纯病在肺，而是由于脾土虚，母病及子，是因小产后本气血亏虚，误以为是外邪束肺，寒热未识，用清肺解表药耗伐正气，致肺脾气虚，脾土清阳不升，肺气不降。先治以补中益气汤补土生金，加茯苓健脾化湿、半夏化痰降逆、五味子收敛肺气、炮姜温阳守中，咳喘渐愈；后与八珍汤加五味子及十全大补汤重在养气血，脾肾同补痊愈。

案3　皆理气之剂，损真之误

大儿妇张氏，素怯弱，嘉靖癸卯四月生女，自乳中患疥疮，年余不愈，遂致羸困。甲辰五月，遭先母大故，以姑病勉强代执丧礼，旬月，每欲眩仆。一日感气，忽患心脾高肿作疼，手不可按，而呕吐不止，六脉微细之极。余以为脉虽虚而病形实，误认诸痛不可补气，乃用青皮、香附、吴茱等药而愈。继复患疟且堕胎，又投理气行血之药，病去，元气转脱，再投参芪补剂不应矣，六脉如丝欲绝。思非附子不能救，非立翁莫能投。迎翁至，诊云：皆理气之剂，损真之误也。连投参、芪、归、术、附子、姜、桂六剂，间用八味丸，五日眠食渐甘，六脉全复。翁云：心脾疼痛时，即当服此等药，疟亦不作矣。姑妇皆翁再造，敢述奇功，附于此门之尾，以为初知药性者之戒。制生陈逊稽颡谨识。

【赏析】

病人素怯弱体虚，生产后久患疥疮，又加劳累，久病虚损内伤，故眩仆时作。忽患腹痛，手不可按，呕吐不止，前医虽熟知病人前述体虚病史，但认定此为腹中有实邪积滞，不通而痛，但为何六脉微细之极？两者有矛盾之处，舍脉从症，认为脉虽虚而病形实，乃用青皮、香附、吴茱萸等药调理肝胃之气而暂愈。不久后病人复患疟病并堕胎，腹痛复发，前医因见前番曾用理气有效，又虑产后瘀阻，而投理气行血之药，此次腹痛虽暂除，但元气虚脱，阳气衰微，急再投参芪补剂不效，见六脉如丝欲绝之亡阳征兆。请薛氏诊后分析，医者辨证错误，虚实不分，一再使用理气之剂，终致损耗真阳。其前患心脾疼痛时，应为脾胃亏虚寒甚，内脏失养所致，考《金匮要略》中大建中汤类即如是，当治以温阳散寒止痛，其后自不会有感邪致疟、小产之变故。薛氏当下急以温阳益气，补虚散寒，用附子、干姜回阳救逆；大辛大热之肉桂，补火助阳，引火归元；大补元气之人参、黄芪；当归养血，白术健脾；间用八味丸温补肾气、益火助土，终获全功。

三、胎衣不出

案　胎衣不出，治各不同

家人妇，胎衣不出，胸腹胀痛，手不敢近，此瘀血为患，用热酒下失笑散一剂，恶露、胎衣即并下。

一产妇，胎衣不出，腹不胀痛，手按之稍缓，此是气虚而不能送出，用无忧散而下。前症余询诸稳婆云，宜服益母草丸，或就以产妇头发入口作呕，胎衣自出，其不出者必死。授与前法甚效。

【赏析】

病人一，胎衣不出，胎衣为血所胀，腹部胀痛硬满拒按，又败血上冲心胸，出现胸胀满闷。即薛氏引言云："有因恶露入衣，胀而不能出……其恶露流衣中者，腹中胀痛，用夺命丹或失笑散，以消瘀血，缓则不救。"失笑散出自宋代《太平惠民和剂局方》，其方后云："治产后心腹绞痛欲死，或血迷心窍，不知人事，及寻常腹内瘀血，积血作痛。"方用炒五灵脂、炒蒲黄活血散瘀止痛，酒煎热服以温助药力。另考夺命丹，其方后云："治瘀血入衣胞，胀满难下，急服此药，血即消，衣自下。"用大黄、干漆攻逐瘀血，附子温阳，牡丹皮清伏火，醋收敛防通而太过，峻药缓制为丸。

病人二，胎衣不出，腹不胀痛，手按之稍缓，此是气虚而不能送出。此即薛氏引言云："……有因元气亏损，而不能送出……其元气不能送者，腹中不胀痛，用保生无忧散，以补固元气。"考《诸病源候论·胞衣不出候》记载："有产儿下，若胞衣不落者，世谓之息胞，由产妇初始用力，比产儿出而体已疲顿，不能更用气，产胞经停之间，外冷乘之，则血道否涩，故胞久不出。"《万氏妇人科》亦云："或因产母力衰，气不运转；或因血少干涩；或因子宫空虚吸贴不下。"薛氏治以保生无忧散方，考其方后云："临产服之，补其血，顺其气，使易产。

又治小产瘀血腹痛。”方用当归、川芎、白芍养血和血，南木香、枳壳顺气，乳香、血余散瘀行血。此方配伍考虑周全，较益母草丸疗效更好。并有补充云：“若胞衣既破，其血已涸，或元气困惫，急用八珍汤斤许，水数碗，煎熟时饮救之，饮尽再制，亦有得生者。”

两案均为胎衣不出，然病机截然不同，临证须仔细辨证。一则胸腹胀痛，手不敢近，为瘀血内阻，急以活血散瘀止痛，胎衣得下；一则腹不胀痛，手按之疼缓，为产妇气虚，无力推动胎衣下行，用无忧散补血顺气以散瘀，胎衣得下。

四、交骨不开阴门不闭子宫不收

案1 产门不开，加味芎归汤补而开之

地官李孟卿，娶三十五岁稚女为继室，妊娠虑其产难，与加味芎归汤四帖备用，果产门不开，服之顿然分娩。

西宾费怀德之室，下血甚多，产门不开，两日未生，服前药一剂，即时而产，已后育胎，并无此证。怀德传与服者，无有不效。

一妇人，分娩最易，至四十妊娠，下血甚多，产门不开，亦与前汤一剂，又用无忧散斤许一剂，煎熟时时饮之，以助其血而产。

【赏析】

交骨不开属于元气不足之证，多因元气不足，气血亏虚。《傅青主女科》中曰："交骨之能开能合者，气血主之也。血旺而气衰，则儿虽向下而儿门不开。气旺而血衰，则儿门可开而儿难向下，是气所以开交骨，血所以转儿身也。欲生产之顺利，非大补气血不可。然交骨之闭甚易，而交骨之开甚难。"薛氏亦云："三者皆元气不足……交骨不开者，用芎归汤加发灰、龟板，补而开之……"

三位病人产门不开，均使用加味芎归汤，或下血甚多者配用保生无忧散补血顺气散瘀，每只用1剂，即时而产。加味芎归汤方后云："治分娩交骨不开，或五七日不下，垂死者。"方中川芎入肝助疏泻行气，当归补血活血，两者相配使气血调顺；血余炭散瘀止血；龟甲益肾固经。全方行气活血以助产子，行中有收有补，补而开之，制方精炼而疗效显著。

案2 阴门不闭，十全大补汤补而敛之

一产妇，阴门不闭，发热恶寒，用十全大补加五味子数剂，而寒热悉退；又

用补中益气加五味子，数剂而敛。若初产肿胀，或焮痛而不闭者，当用加味逍遥散。若肿既消而不闭者，当用补中益气汤，切忌寒凉之剂。

一产妇，阴门不闭，小便淋沥，腹内一物，攻动胁下，或胀或痛，用加味逍遥散加车前子而愈。

【赏析】

阴门不闭，又名玉门不闭、产门不合，指产后阴道外口不能闭合。多因平素体弱，产后气血大虚，不能收摄，或产时损及产门所致。薛氏云："……阴门不闭者，用十全大补加五味子，补而敛之……"

病人一，阴门不闭，此为元气不足，阴寒内盛，虚阳外浮，见发热恶寒。用十全大补汤大补气血，加五味子收敛浮阳，数剂寒热悉退；又用补中益气汤升脾胃清阳举陷，加五味子收敛固涩，数剂而敛。

薛氏提示，若为初产后出现阴门肿胀，或焮痛而不闭者，当先用加味逍遥散清泻肝火即可。但若其肿消后仍有阴门不闭者，是兼有气虚下陷，当换用补中益气汤升阳举陷，切忌再用寒凉之剂伤脾胃阳气。此论恰与病人二病机类似，其阴门不闭，伴小便淋沥，腹内一物，攻动胁下，或胀或痛。此为气痞，辨证仍属肝经郁火，用加味逍遥散清泻肝火理脾，加车前子清热利尿而愈，不需复用补中益气汤。

案3　阴门肿痛，真气虚而作

一妇人，脾胃素弱，兼有肝火，产后阴门肿痛，寒热作渴，呕吐不食，敷大黄等药，服驱利之剂，肿及于臀，虚证蜂起。此真气虚而作。先用六君子以固脾胃，乃以补中益气汤升举，不数剂而消。

一产妇，失治，肿溃不已，形体消瘦，饮食不思，朝寒暮热，自汗盗汗半年矣。用补中益气加茯苓、半夏以健脾胃，脓水渐少，饮食渐进；用归脾汤以解脾郁，共五十余剂，元气复而疮亦愈矣。

【赏析】

病人一，产后阴门肿痛，寒热作渴，呕吐不食，为脾胃素弱兼有肝火，其治可参上案，先用加味逍遥散清泻肝火，后用补脾和胃之法，万不可用药寒凉太过。而病人外敷大黄等药，内服驱利之剂，皆为苦寒攻伐之品，故病情加重，肿及于臀，虚证蜂起。薛氏认为此真气虚而作，先用六君子汤以固脾胃，乃以补中益气汤升举，不数剂而消。

病人二，与前案相同，属失治。肿溃不已为气血亏虚，无力敛疮；形体消瘦、饮食不思、朝寒暮热、自汗盗汗皆为体虚气血亏虚之象。治用补中益气汤加茯苓、半夏健脾胃，归脾汤解脾郁补气血，元气复而疮自愈。

五、产后腹痛

案 1　腹痛发热，为饮食停滞

一产妇，腹痛发热，气口脉大。余以为饮食停滞。不信，乃破血补虚，反寒热头痛，呕吐涎沫；又用降火化痰理气，四肢逆冷，泄泻下坠，始信。谓余曰：何也？余曰：此脾胃虚之变证也，法当温补。遂用六君加炮姜二钱，肉桂、木香一钱，四剂诸症悉退；再用补中益气之剂，元气悉复。

【赏析】

产妇腹痛发热，寸口脉大，薛氏以为饮食停滞，当消食导滞。即薛氏引言中云："若胸膈饱胀，或恶食吞酸，或腹痛手不可按，此是饮食所致，当用二陈加白术、山楂以消导。"前医却执意认为是产后瘀阻兼血虚而致，治用破血补虚，反出现寒热头痛、呕吐涎沫。薛氏有云："若发热腹痛，按之痛甚，不恶食，不吞酸，此是瘀血停滞，用失笑散以消之。若止是发热头痛，或兼腹痛，按之却不痛，此是血虚，用四物加炮姜、参、术以补之。"与之相对比，及用药后反应推知，病人当不是瘀阻兼血虚腹痛。前医此见寒热头痛、呕吐涎沫，认为是痰火内扰，肝胃不和，又用降火化痰理气之品，出现四肢逆冷、泄泻下坠之脾胃阳气虚损征象，薛氏认为病情由实转虚，其治当温补。用六君子汤加炮姜温胃守中，肉桂暖肾引火归元，木香理气，4 剂而诸症悉退；再用补中益气之剂，甘温益气，调理元气。此调理之法，与丹溪先生的"产后当大补气血为先，虽有杂症，从末治之"的观点一致。

案 2　气血虚有热，用当归六黄汤

一妇人，产后，腹痛后复，去痢无度，形体倦怠，饮食不甘，怀抱久郁，患茧唇，寐而盗汗如雨，竟夜不敢寐，神思消烁。余曰：气血虚而有热。用当归六黄汤，内黄芩、连、柏炒黑，一剂汗顿止，再剂全止；乃用归脾汤、八珍散兼服，元气渐复而愈。

【赏析】

妇人产后患痢疾，腹痛、泻痢病情较重，之后出现脾弱气虚，饮食不甘，形体倦怠；又怀抱久郁，肝气不舒，郁热内生；因忧虑过度，心阴耗损，心火内炽，移热于脾，郁结于唇，出现口唇肿起、皮白皱裂形如蚕茧、溃烂出血；虚火内扰，气阴两虚，盗汗如雨，夜不敢寐；久病消耗，神思消烁。薛氏认为是气血虚而有热，治用当归六黄汤滋阴降火，固表止汗。方中当归补血，生、熟地黄滋阴，黄芪益气，黄连、黄芩、黄柏清热，两剂盗汗全止。后继续用归脾汤、八珍散兼服，元气渐复而愈。

案3　凡瘀血停滞，宜急治之

一产妇，小腹作痛，服行气破血之药不效，其脉洪数。此瘀血内溃为脓也。以瓜子仁汤二剂痛止，更以太乙膏下脓而愈。产后多有此病，纵非痈患，用之更效。

一妇人，产后，小腹患痛，服瓜子仁汤，下瘀血而痊。凡瘀血停滞，宜急治之，缓则腐化为脓，最难治疗。若流注关节，则患骨疽，失治多为败证。

【赏析】

薛氏强调“凡瘀血停滞，宜急治之，缓则腐化为脓”。说明瘀阻久积化热，会热腐成痈。正如病人一产后瘀血阻滞小腹作痛，服行气破血药后不效，查其脉洪数有力，此瘀血已内溃为脓，此前治疗必有耽延。现脓已成，以瓜子仁汤清热利湿活血排脓，方用薏苡仁、瓜蒌仁清热利湿排脓，桃仁散瘀，牡丹皮清热凉血。此方可治疗产后恶露不尽，或经后瘀血作痛，或肠胃停滞，瘀血作痛，或作痈患。此外，即便尚未成痈，瓜子仁汤亦每可用之。正如病人二产后之小腹痛，虽然此时痈脓尚未成，服瓜子仁汤后下瘀血而痊。又前案服用瓜子仁汤两剂痛止后，考虑逐邪务净，换用太乙膏消肿清火、解毒生肌。此膏善治一切痈疽，脓成否均可用，可外贴或更作丸服。预后方面，薛氏强调，瘀血停滞宜急治，缓则腐化为脓最难治疗，但及时治疗尚可挽救；若待流注关节，则患骨疽，若再失治多会形成败证。

六、产后血晕并失血

案 气血俱虚，十全大补汤

一产妇月余矣，因怒两胁胀痛，忽吐血甚多，发热恶寒，胸腹胀满，用八珍加柴胡、丹皮、炮姜而安；却用十全大补，仍加炮姜而愈。前症因脾肺气血亏损，而胸腹虚痞，虽投大补，若非姜、桂辛温助其脾肺，以行药势，亦无以施其功，而反助其胀耳。

一产妇，筋挛臂软，肌肉掣动，此气血俱虚，用十全大补汤而愈。

一产妇，两手麻木，服愈风丹、天麻丸，遍身皆麻，神思倦怠，晡热作渴，自汗盗汗。此气血俱虚也。用十全大补汤加炮姜数剂，诸症悉退；却去炮姜，又数剂而愈。但内热，此血虚也，用逍遥散而愈。

【赏析】

病人一，产后月余，因怒两胁胀痛，忽吐血甚多，伴发热恶寒，此为肝郁化热扰胃，气郁血逆。对于“胸腹胀满”，薛氏认为是脾肺气血亏损的虚痞，而非单纯肝郁气阻之实滞。故其治并未用加味逍遥散，而是以八珍汤益气养血加柴胡疏肝理气、牡丹皮清肝火、炮姜温胃守中而安。此后更用十全大补汤，仍加炮姜而愈。为何一定要用炮姜？薛氏解释，虽然方用八珍、十全大补，属大补之剂，但必用炮姜温胃守中助运化、肉桂辛热助阳，使阳长阴生，气血旺盛助脾肺则虚痞自除，否则徒用益气补血之品反会壅滞不通，胀满益甚。

病人二、三出现肢体症状，或筋挛臂软，肌肉掣动，或两手麻木，此皆为气血俱虚，肢体失去荣养之征。因见两手麻木，误以为是风湿痹阻，服祛风除湿通络之愈风丹、天麻丸，其药性辛散耗竭阴血，使症状加重，故麻木范围增大遍身皆麻；又阴阳两虚，虚热内扰出现神思倦怠、晡热作渴、自汗盗汗。薛氏先用十全大补汤加炮姜数剂，诸症悉退；却去炮姜，又数剂而愈，此炮姜之前加后减，意在斟酌平调阴阳；仍有内热不解者，此血虚肝郁，用逍遥散疏肝理脾而愈。

七、产后发痉

案 产后发痉，十全大补汤

一产妇，牙关紧急，腰背反张，四肢抽搐，两目连札。余以为去血过多，元气亏损，阴火炽盛，用十全大补加炮姜一剂而苏，又数剂而安。

余在吴江史万湖第将入更时，闻喧嚷云：某家人妇忽仆，牙关紧急，已死矣。询云是新产妇出直厨，余意其劳伤血气而发痉也。急用十全大补加附子煎滚，令人推正其身，一人以手夹正其面，却挖开其口，将药灌之，不咽，药已冷，令侧其面出之，仍正其面复灌以热药，又冷又灌，如此五次，方咽下，随灌以热药遂苏。

【赏析】

薛氏引言云："产后发痉因去血过多，元气亏极；或外邪相搏，其形牙关紧急，四肢劲强；或腰背反张，肢体抽搐……然产后患之，实由亡血过多，筋无所养而致……若大补血气，多保无虞。若攻风邪，死无疑矣。"

病人一，牙关紧急、腰背反张、四肢抽搐为典型的痉病症状，是因产后去血过多，筋脉失养，虚风内动所致；双目频频眨动，不能自主控制，是精血不足，目失濡养，同时兼元气亏损，阴火炽盛。薛氏用十全大补汤大补气血，加炮姜温胃守中助脾胃运化，1 剂而苏，连用数剂而安。

病人二，忽仆、牙关紧急、神志昏迷，如已死之状，病情危急。询问病情后得知，其新产后未得调养，持续劳作，是劳伤血气而导致的痉病。考《景岳全书》中有云："凡遇此证，速当察其阴阳，大补气血。用大补元煎或理阴煎及十全大补汤之类，庶保其生，若以为风痰而用发散消导等剂，则死无疑矣。"此案薛氏急用十全大补汤加大辛大热之附子温里回阳救逆，因没有咽下，反复灌热药 5 次，方咽下，随灌以热药遂苏醒，气血生阳气复，转危为安。

八、产后便血

案　产后中气虚弱便血

一产妇，粪后下血，诸药不应，饮食少思，肢体倦怠。此中气虚弱。用补中益气加茱炒黄连五分，四剂顿止。但怔忡少寐，盗汗未止，用归脾汤治之而痊。

一妇人，久下血在粪前，属脾气虚寒，元气下陷。用补中益气加连炒吴茱一钱，数剂稍缓；乃加生吴茱五分，数剂而愈。

【赏析】

病人一为粪后下血之远血，病人二为粪前下血之近血，两者表现形式虽有差异，但究其因皆为病久中气虚弱，元气下陷，治以补中益气汤补益中气，升阳举陷，则血自止。此即薛氏引言云："产后便血，或饮食起居，或六淫七情，以致元气亏损，阳络外伤……大凡病久，或元气虚弱，见病百端，皆因脾胃亏损……"另外，前案中症见少寐、盗汗之虚火之征，用茱炒黄连五分，是侧重用黄连清火，吴茱萸炒后制其苦寒之性，疏肝和胃，并清肝胆郁火；后案用连炒吴茱萸一钱，后又加生吴茱萸五分，是侧重用吴茱萸温肝暖胃散寒，黄连共制是佐制吴茱萸辛热药性。

九、产后大便不通

案　产后大便不通正误治

一产妇，大便不通七日矣，饮食如常，腹中如故。余曰：饮食所入，虽倍常数，腹不满胀，用八珍加桃、杏二仁。至二十一日，腹满欲去，用猪胆汁润之，先去干粪五七块，后皆常粪而安。

一产妇，大便八日不通，用通利之药，中脘作痛，饮食甚少。或云通则不痛，痛则不通，乃用蜜导之，大便不禁，吃逆不食。余曰：此脾肾复伤。用六君加吴茱、肉果、骨脂、五味数剂。喜其年壮，不然多致不起。

【赏析】

考《诸病源候论》中云："肠胃本夹子热，因产又水血俱下，津液竭燥，肠胃痞涩，热结肠胃，故大便不通也。"薛氏引言中亦云："产后大便不通，因去血过多，大肠干涸或血虚火燥干涸，不可计其日期，饮食数多，用药通之润之。必待腹满觉胀，自欲去而不能者，乃结在直肠，宜用猪胆汁润之。"此论述正如病人一的病情。其大便七日不通，饮食如常，腹中如故。薛氏认为饮食如常，虽倍常数，但腹无满胀，当"通之润之"。但此时不能急于通便，而用八珍汤健脾益气养血，加桃仁、杏仁润肠通便；服药直至 21 日，气血得以生化，病人才出现腹满感觉，此燥屎结在直肠欲去，乃用猪胆汁味苦，寒咸润下通便。

病人二，大便八日不通，用苦寒通利之药后，中脘作痛，饮食甚少。前医认为中脘作痛，为邪实阻滞，用蜜导之；前用苦寒通利本已伤脾胃，蜜质润又困脾碍胃，故大便虽通，继而下利不禁、不思饮食。此即薛氏引言云："若服苦寒药润通，反伤中焦元气，或愈加难通，或通而泻不能止，必成败证。"薛氏认为此误治脾肾复伤，幸好病人为年壮，不然多致不起。治用六君子汤健脾化湿，加吴茱萸、肉豆蔻、补骨脂、五味子，即四神丸用法，温脾暖肾，涩肠止泻而愈。

十、产后寒热

案1　产后寒热乃不足之证

一产妇，恶寒发热，用十全大补加炮姜治之而愈；但饮食不甘，肢体倦怠，用补中益气而安。又饮食后犯怒，恶寒发热，抽搐咬牙，难候其脉，视其面色，青中隐黄，欲按其腹，以手护之。此肝木侮脾土，饮食停滞而作，用六君加木香，一剂而安。

【赏析】

薛氏引言云："产后寒热，因气血虚弱，或脾胃亏损，乃不足之证。经云：阴虚则发热，阳虚则恶寒。"产妇恶寒发热，用十全大补汤益气养血，加炮姜温胃守中助运，调补阴阳，使其各归其分，而寒热之症除；针对其饮食不甘，肢体倦怠，继续用补中益气汤健脾升阳而安。后因饮食后犯怒，恶寒发热复发，并伴筋脉拘挛，抽搐咬牙，面色青中隐黄，腹满胀痛拒按。薛氏结合病人病史判断为肝木侮脾土，饮食积滞，但调脾胃，使中土强则肝自平，用六君子汤健脾化湿，加木香理气和胃，1 剂而安。

案2　产后寒热误用小柴胡

一产妇，恶寒发热，余欲用八珍加炮姜治之，其家知医，以为风寒，用小柴胡汤。余曰：寒热不时，乃气血虚。不信，仍服一剂，汗出不止，谵语不绝，烦热作渴，肢体抽搐。余用十全大补二剂益甚，脉洪大，重按如无，仍以前汤加附子，四剂稍缓，数剂而安。

【赏析】

薛氏引言云："大抵阴不足，阳往从之，则阳内陷而发热；阳不足，阴往从之，则阴上入而恶寒。此阴阳不归其分，以致寒热交争，故恶寒而发热也，当用八珍汤。”此产妇恶寒发热，薛氏认为是产后气血虚所致，欲用八珍汤加炮姜治之，但病家以为是体虚感受风寒，执意用小柴胡汤解肌和解。然其为治半表半里之寒热交替，而此寒热发作并无定时，乃由于产后虚弱，阴阳两虚，阴阳不归其分所致。因柴胡升散耗阳，黄芩、半夏性燥，阴虚血少当忌用，果然服 1 剂后，汗出不止，阴液亡失，阳气外泄，出现谵语不绝、烦热作渴、肢体抽搐。势转危急，薛氏先用十全大补汤两剂大补阳气阴血，似症状转甚，脉洪大、重按如无，此阳气虽生，但阴不涵阳，仍为里虚，故仍以前汤加附子温助命门之阳，引阳气归元，待阴阳自和，4 剂稍缓，数剂而安，是治有定见而终获效验！

十一、产后咳嗽

案　产后咳嗽病在胃，关于肺

一产妇，咳嗽声重，鼻塞流涕。此风寒所感。用参苏饮一钟，顿愈六七；乃与补中益气加桔梗、茯苓、半夏，一剂而痊；又与六君加黄芪，以实其腠理而安。

一产妇，朝吐痰，夜发热，兼之无寐，泥用清痰降火，肌体日瘦，饮食日少，前症愈甚。余曰：早间吐痰，脾气虚也；夜间发热，肝血虚也；昼夜无寐，脾血耗也。遂用六君子汤、加味逍遥散、加味归脾汤以次调补，不月而痊。

一产妇，咳而腹满，不食涕唾，面肿气逆。此病在胃，关于肺，用异功散而愈。

【赏析】

薛氏引言云："产后咳嗽，或因阴血耗损，或因肺气亏伤，或阴火上炎，或风寒所感……然而，所患悉因胃气不足，盖胃为五脏之根本，人身之根蒂，胃气一虚，五脏失所，百病生焉。"病人一，咳嗽声重，鼻塞流涕，此为体虚腠理不固，风寒所感，用参苏饮一钟益气解表，理气化痰止咳，顿愈六七；其后中病即止，并未再服此方，转与补中益气汤加减1剂而痊，意在补脾升阳；后又换补中益气汤、六君子汤健脾化湿扶正，加黄芪补益脾肺，实腠理而安，防止疾病复发。两次转方可见薛氏诊病心思缜密，用药处处照顾脾胃之气固本的思想。

另外咳嗽病还须注意其特点及伴随症状。如病人二，症状发作有时间性，朝吐痰、夜发热、昼夜无寐，因未加详辨，草率使用清痰降火之剂，妄伤肺脾之气，出现肌体日瘦、饮食日少，前症愈甚。薛氏分析，早间吐痰为脾气虚；夜间发热为肝阴血虚内热；无寐为脾血耗，心神失养。先后以六君子汤，健脾化湿重点治痰；加味逍遥散，清肝理脾重点治夜晚发热兼安心神；加味归脾汤，补益心脾气血兼以调肝，巩固脾胃后天之本，调补不月而痊。

病人三，咳嗽气逆伴腹满不食、涕唾面肿。薛氏认为此病在胃，关于肺，腹满不食、涕唾面肿皆为脾虚湿盛之象，其治疗的重点在脾胃，用异功散健脾理气而愈。

十二、产后疟疾

案1 产后患疟，饮食所伤

一产妇，患疟，发热作渴，胸膈胀满，遍身作痛，三日不食，咽酸嗳气。此是饮食所伤，脾胃不能消化。用六君加神曲、山楂，四剂而不作酸；乃去神曲、山楂，又数剂而饮食进，其大便不通。至三十五日，计进饮食七十余碗，腹始闷，令用猪胆汁导而通之，其粪且不甚燥。

【赏析】

薛氏引言云："产后疟疾，因脾胃虚弱，饮食停滞……审系饮食，用六君加桔梗、苍术、藿香。"此产妇患疟，发热作渴，胸膈胀满，遍身作痛，三日不食，咽酸嗳气。薛氏有告诫曰："或吐泻不食，腹痛烦渴，发热谵语，或手足逆冷，寒战如栗。虽见百症，当峻温补，其病自退；若误用清脾、截疟之类，多致不起。"薛氏认为不能见发热作渴，妄用清脾；见遍身作痛，妄以截疟止痛。病人症状虽多，但以胸膈胀满不食、咽酸嗳气为重点，此是饮食所伤，脾胃不能消化，痰湿内阻，当用六君子汤健脾化湿和胃，加神曲、山楂消食助运，4剂而不作酸，去神曲、山楂；又数剂而饮食进，诸症缓解，但唯有大便不通。嘱停药后，饮食调理逐渐恢复，待气血得以生化，至第35日病人才出现腹满感觉，此燥屎结在直肠欲去，乃用猪胆汁味苦，寒咸润下通导大便而愈。此案但治用六君子汤益气，虽并未用滋阴养血，观其粪质并不干结，说明在药物帮助下，病人脾胃功能可自愈，气旺阴血渐复。

案2 产后患疟久不愈，治用六君子汤

一产妇，患疟久不愈，百病蜂起，其脉或洪大，或微细，或弦紧，或沉伏，

难以名状。用六君加炮姜二十余剂，脉症稍得；又用参术煎膏，佐以归脾汤，百余剂而瘥。

一产妇，朝寒暮热，或不时寒热，久不愈，用六君子、补中益气兼服，百余剂而寻愈。

【赏析】

薛氏引言云："大凡久疟，多属元气虚寒。"病人一，疟久不愈，导致百病变证蜂起，其脉或洪大或微细，或弦紧或沉伏。薛氏认为其脉、症虽变化多，"虽见百症，当峻温补，其病自退"，抓其核心仍为元气虚寒。用六君子汤加炮姜二十余剂，病情缓解；又用参术煎膏常服缓补脾胃，佐归脾汤益气养血百余剂而瘥。

病人二，朝寒暮热，或不时寒热，久不愈。薛氏认为久疟多属元气虚寒；其朝寒为阳气虚，暮热为阴血虚，不时寒热的原因是"盖气虚则寒，血虚则热，胃虚则恶寒，阴火下流则寒热交作"。以六君子汤、补中益气汤兼服，调补脾胃之气，气旺生血，气血生化有源，寒热之症自平而愈。

十三、产后泻痢

案1　泻痢久重，脾肾亏虚

一产妇，泻痢，发热作渴，吐痰甚多，肌体消瘦，饮食少思，或胸膈痞满，或小腹坠胀年余矣。余以为脾肾泻，朝用二神丸，夕用六君子汤，三月余而痊。

一产妇，泻痢年余，形体骨立，内热晡热，自汗盗汗，口舌糜烂，日吐痰三碗许，脉洪大，重按全无。此命门火衰，脾土虚寒而假热，然痰者乃脾虚不能统摄归源也。用八味丸补火以生土，用补中益气汤兼补肺金而脾胃健。

一产妇，腹痛后重，去痢无度，形体倦怠，饮食不进，与死为邻。此脾肾俱虚。用四神丸、十全大补汤而愈。但饮食难化，肢体倦怠，用补益汤而愈。

【赏析】

薛氏引言云："产后泻痢，或因饮食伤损脾土，或脾土虚不能消食，当审而治之……若属脾土虚寒，当用六君加木香、姜、桂。若脾肾虚寒，用补中益气及四神丸。若属命门火衰，而脾土虚寒，用八味丸以补土母。若小便涩滞，肢体渐肿，或兼喘咳，用金匮肾气丸以补脾肾，利水道。若胃气虚弱，而四肢浮肿，治须补胃为主。若久而不愈，或非饮食所伤而致，乃属肾气亏损。盖胞胎主于任而系于肾，况九月十月，乃肾与膀胱所养，必用四神、六味、八味三药以补肾。"

病人一、二泻痢年余，均为脾肾两虚。前者久病气阴两虚，故见发热作渴；脾虚饮食不化，痰湿内盛则饮食少思，胸膈痞满，吐痰甚多；脾肾阳气亏虚，升举无力则小腹坠胀；气血亏虚，肌体失养则日渐消瘦。治以脾肾同调，早服二神丸，用补骨脂暖水脏、壮火益土，肉豆蔻温中涩肠、行气消食；晚配六君子汤健脾化湿和胃。

病人二较前者病情重。其泻痢年余，形体骨立，内热晡热，自汗盗汗，口舌糜烂，脉洪大，重按全无。薛氏认为是命门火衰，脾土虚寒而假热之象；日吐痰三碗许，为脾虚不能统摄归源，水湿凝聚为痰聚肺导致。治以肺脾肾同治，用八味丸补火以生土；补中益气汤健脾培土生金，并未用分利水湿之剂，而痰湿自除，此即“若用分利导水之利，是虚其虚也”之意。

病人三，泻痢无度，病情危重，腹痛后重，形体倦怠，饮食不进。薛氏认为此为脾肾俱虚，但病势急重，先用四神丸温脾暖肾，涩肠止泻，即二神丸之补骨脂补命火散寒、肉豆蔻温中涩肠，加吴茱萸温中散寒、五味子收敛固涩；十全大补汤大补气血、扶正补虚。后缓调以补益汤，健脾益气升阳而愈。

案2　五月患痢，七月变证

一妇人，五月患痢，日夜无度，小腹坠痛，发热恶寒，用六君子汤送香连丸，二服渐愈；仍以前汤送四神丸，四服痊愈。至七月终，怠惰嗜卧，四肢不收，体重节痛，口舌干燥，饮食无味，大便不实，小便频数，洒淅恶寒，凄惨不乐，此肺之脾胃虚，而阳气寒不伸也，用升阳益胃汤而痊。

【赏析】

5月份患痢，日夜无度，小腹坠痛，发热恶寒，其病机仍为脾肾两虚，治用六君子汤健脾化湿，兼以香连丸清热化湿，行气止痛。后改用六君子汤送服四神丸温脾暖肾，涩肠止泻，前后一共服药6剂病愈。但是到了7月份终，病人出现气血亏虚，肢体失养之怠惰嗜卧、四肢不收、体重节痛；气阴两虚之口舌干燥、饮食无味；脾虚湿盛下注之大便不实，湿兼郁热之小便频数；肺气虚，卫外不固之洒淅恶寒、凄惨不乐，而悲亦为肺志。薛氏认为虽是肺金不足，但源头是脾胃亏虚，母病及子。考此前病史，此处反思，在此前服药6剂后，当继用补中益气调治方为稳妥，才不会有如此后患。薛氏治用升阳益胃汤扶正为主兼驱邪，此方出自李东垣《内外伤辨惑论》。方中重用黄芪加党参、白术助阳益胃补肺；芍药、甘草敛阴和营，使阴阳平调；茯苓、陈皮、半夏化湿和胃；羌活、独活、防风、柴胡祛风除湿散表邪；茯苓、泽泻泻湿热利小便；少佐黄连以清湿热。

外科发挥

一、肿　疡

案1　托里攻毒治胸痈

一男子，胸患痈，肿高焮痛，脉浮而紧。以内托复煎散二剂，表证悉减；以托里消毒散，四剂而消。

【赏析】

痈疡初起，邪盛正亦强，正邪交争，搏结于肌肤、筋肉，则红肿灼热、肿高焮痛、发热恶寒、脉浮而紧，此时如邪盛则必内侵，变生他症，急宜内扶正气、外散邪气，故以内托复煎散治之。方中人参、黄芪、茯苓、白术、甘草、当归、芍药补益气血，桂皮、防己、防风宣散表邪，地骨皮、黄芩、苍术祛湿清热。服药2剂，风热邪毒祛除大半，表证悉减，肿痛之势必有所趋缓，遂予托里消毒散，即上方去桂皮、防己、防风、地骨皮、黄芩，加有疮疡圣药之称的金银花以清热解毒，川芎合当归、芍药等行气活血止痛，白芷宣散余邪并散结。薛氏谓本方“治疮疽已攻发不消者，宜服此药，未成即消，已成即溃，腐肉易去，新肉易生”，4剂肿消，效若桴鼓。

案2　清热解毒愈腹痈

一男子，腹患痈，肿硬愈闷，烦热便秘，脉数而实。以黄连内疏汤，一剂少愈；以黄连解毒汤，二剂顿退；更以金银花散四剂，出水而消。

【赏析】

《素问·生气通天论》曰：“营气不从，逆于肉理，乃生痈肿”，王冰注曰：“营逆则血郁，血郁则热聚为脓，故为痈肿”，营血郁热，筋肉腐败，发为痈肿，见腹部患处红肿、硬结、闷热，并烦热、便秘、脉数而实等，为痈肿热毒壅盛、胃肠腑实之证，急予黄连内疏汤，通泄阳明热结，使炽盛之热毒自下而出。1 剂少愈，峻攻之剂，中病即止，以防过用伤正；遂再予黄连解毒汤，清泻三焦热毒，2 剂后肿痛减，烦热、脉数顿退。易以金银花散攻补兼施，方中金银花、甘草清余毒，黄芪、当归、甘草扶气血，4 剂后脓出、肿消。

案 3　项痈初起表散之

一妇人，项患毒，焮痛发寒热。以荆防败毒散，二剂少愈；以小柴胡汤加连翘、牛蒡子、桔梗，四剂而消。

【赏析】

妇人疮疡在项，患处焮痛红肿，发热恶寒，或颈项拘急，或头痛，脉数有力，为风邪热毒壅滞肌肤，经脉气血失和所致。初以荆防败毒散宣散表邪、托里解毒，2 剂少愈；因病在上、在经脉，仍可从表而解，续以小柴胡汤加连翘、牛蒡子、桔梗，诸药合用可和解表里、透散热毒，故 4 剂肿消、痛止。所用两方，前者宣畅太阳，后者和解少阳，祛邪时均兼顾扶正，属“火郁发之”之法。

案 4　通腑泄热治痈肿

一男子，患痈，肿硬疼痛，发热烦躁，饮冷，脉沉实，大便秘，乃邪在脏也。用内疏黄连汤疏通之，以绝其源。先投一剂，便行一次，势退一二；再进一剂，诸症悉退。乃用黄连消毒散，四剂而消。

【赏析】

《外科发挥》总结疮疡脓未成之治法：“肿高焮痛脉浮者，邪在表也，宜托之；肿硬痛深脉沉者，邪在内也，宜下之；外无焮肿，内则便利调和者，邪在经络也，当调荣卫；焮痛烦躁，或咽干作渴者，宜降火；焮痛发热，或拘急，或头痛者，邪气实也，隔蒜灸之，更用解毒；烦躁饮冷，焮痛脉数者，邪在上也，宜清之；恶寒而不溃者，气实兼寒邪也，宜宣而补之；焮痛发热，汗多大渴，便秘谵语者，结阳证也，宜下之；不作脓，或熟而不溃者，虚也，宜补之。”本案肿硬疼痛、发热烦躁、饮冷、便秘、脉沉实，为邪在内、在脏腑，故宗上法以内疏黄连汤下之，苦寒攻下直折其势，使热毒自大便而出。2 剂后诸症悉退，病势顿缓，遂以黄连消毒散，既托里解毒，又表散热毒，故 4 剂痈消。

案 5 内外合治愈股痈

一男子，内股患毒，肿硬痛甚，不作脓。隔蒜灸五十余壮，势退七八；以仙方活命饮，四剂而脓成；用十宣散，六剂脓溃而愈。凡疮大痛，或不痛麻木，灸最良。

【赏析】

内股疮疡，肿硬痛甚，并未作脓，病在下、在里，由毒邪内侵，邪热灼血而成，不宜表散。初予隔蒜灸以拔毒、消肿、定痛，疮疡初起，来势急，大痛或麻木，薛氏往往以灸法治之；续用仙方活命饮，该方具有清热解毒、活血化瘀、通经溃坚、行气散结之功，可治一切疮疡，未作脓者内消，已成脓者即溃，为消毒、止痛、排脓之圣药，故 4 剂即脓成；后以十宣散，助阳气、通经脉、散邪气，脓已成者速溃，败脓自出，无用手挤，恶肉自去，不犯刀杖，服药后疼痛顿减，其效如神，6 剂即收全功。

案 6 脓熟不溃急针之

一男子，脓熟不溃，予欲针之，补以托里。彼不信，乃服攻毒药，及致恶心少食，始悟而用针。更以六君子汤，加藿香、当归，四剂稍可；再以加味十全大补汤，数剂而敛。凡疮脓熟，不行针刺，脓毒侵蚀，轻者难疗，重者不治。老弱之人，或偏僻之处，及紧要之所，若一有脓，宜急针之，更以托里，庶无变证。

【赏析】

脓熟不溃，里虚气馁，无力驱邪外出，宜针刺引脓，并扶正托里，否则脓毒浸淫日久，必致轻者难疗，重者不治。本案始用攻毒，此时虚乏不耐攻药，非但脓毒不去，反伤其正，损及胃气，更见恶心、少食。所幸及时醒悟，改为针药同施，针以砭之，使脓毒外泄；药以六君子汤、十全大补汤补气血、活经脉，故数剂即敛。脓毒见于老弱之人、偏僻之处、紧要之所，脓成不溃，薛氏谆谆告诫："宜急针之，更以托里"，如此才能"庶无变证"。

二、溃　疡

案1　脓出不敛宜扶正

一童子，腋下患痈，不敛脓清，脉大倦怠，懒食少寐，自汗口干。以内补黄芪汤，及豆豉饼灸之，两月而愈。凡疮脓溃而清，或疮口不合，或聚肿不赤，肌肉寒冷，自汗色脱者，皆气血俱虚也，非补不可。

【赏析】

疮疡脓成，溃而不敛，脓出而清，或疮口久不收合，或痈肿而不红赤，并倦怠困乏、懒食少寐、自汗口干、肌肉寒冷、面色无华、脉大无力等，为疮疡脓成已溃、气血俱虚之证，宜用补法。内补黄芪汤以人参、黄芪、茯苓、甘草、麦冬、大枣补气益阴，熟地黄、当归、芍药、川芎、官桂、远志补血行血，为治疮疡久不愈、气血并补之方。另用豆豉饼灸之，豆豉具发散宣通之性，借助灸力，可达畅通气血、生肌敛疮之效，故常用于疮痈肿硬不溃，或溃而不敛。如脓未成者，用之即消；脓已成者，虽不全消，其毒顿减；脓出不敛者，用之即脓尽疮愈，古人称之大有奇功。

案2　脓出烦躁当补益

一男子，腰患毒，脓熟不溃，针之脓大泄，反加烦躁。以圣愈汤四剂而宁，更以人参养荣汤加麦门冬、五味子，两月而愈。此人后患湿气，遂为痼疾。凡疮脓血去多，疮口虽合，尤当补益，务使气血平复，否则更患他证，必难治疗，慎之。

【赏析】

脓熟不溃，宜针之，以助脓出，且辅以托里，为治之常法，脓去正安，病可向愈。该男子正虚已极，针之脓虽大泄，但气血亦随之外泄，故反增烦躁之症。遂以圣愈汤益气补血，方中生、熟地黄同用，既大补阴血，又滋阴清热，该方常用于疮疡出血后心烦不安、眠睡不宁、五心烦热等症。服上方 4 剂后烦躁等症稍宁，继以人参养荣汤加麦冬、五味子气血并补、阴阳并调。方中人参、茯苓、白术、炙甘草、陈皮、黄芪健脾益气，补后天之本；熟地黄、芍药、当归、麦冬、五味子滋阴养血；而人参、麦冬、五味子合远志、桂心又可补心益阴、安神定志。薛氏谓此方用于大疮愈后，可使气血平复，多服之，不变他病。

三、附骨痈

案　附骨痈久不敛证

一妇人，患附骨痈，久而不敛，致腿细短软，脉来迟缓。以十全大补汤加牛膝、杜仲，及附子饼灸之，两月余而愈。凡脓溃之后，脉涩迟缓者易愈，以其有胃气故也；脉来细而沉时直者，里虚而欲变证也。若烦痛尚未痊也，洪滑粗散者，难疗，以其正气虚而邪气实也。

【赏析】

附骨痈因其毒气深沉，毒邪侵及筋骨而发，不仅耗损气血，而且伤损阳气，故每每缠绵难愈。病人脓溃而久不收口，腿细短软，脉迟缓，正是气血不足、阳气虚损之候，治以十全大补汤加牛膝、杜仲，可补气益血、强壮筋骨；并以附子饼灸之，可温阳通经、助阳以收口。脓溃后，脉涩主精血虚，脉迟缓主阳气虚，脉症相合，故谓“有胃气”“易愈”。若脉来细而沉，主气血不足，但时现直象（如紧脉、弦脉等），主虚中有实邪，故谓“欲变证”。若心烦、疮痛未痊，又见脉洪滑粗散等象，主正气大虚，但邪气尚盛，故谓“难疗”。

四、背　疽

案　背疽之气血虚证

一男子，肩下患疽，已数日，漫肿微痛，头甚多，皆如栗许，色不变，不起发，此气血虚也。诊其脉，果然。先以仙方活命饮二剂，杀其大势。更以托里药而起发，疮头虽溃，但流血水，气血尚虚，不能为脓也。彼欲服太乙锭子。余谓：此药上能攻毒，下能托里。彼不深信，乃服之，至四次，饮食不进，疮色黑陷，吃逆不绝，胃气虚极也，不治。强投温中健脾之剂，不应而死。

【赏析】

男子肩背患疽，已数日，漫肿微痛，头甚多，皆如栗许，色不变，不起发，为气血已虚、毒邪尚盛之证。初治以仙方活命饮，急则治标，遏其邪盛，止其急势；继以托里药而起发，服药后，疮头渐溃，但因气血虚，流血水多而脓水少，示脓毒尚壅滞于内，当宜托里、排毒，缓缓图之。而病人亟不可待，自服太乙锭子（或称之太乙紫金锭、玉枢丹），该方能解诸毒、疗诸疮、利关窍、治百病，多用于痈疽发背、疔毒、恶疮等尚未溃烂期，且多以凉水或酒磨外敷为用，方中千金子霜、红大戟等均为通利迅疾有毒之品，不适于正虚而疮头已溃者。病人服之即饮食不进、疮色黑陷、吃逆不绝，为胃气衰败、毒邪内陷之证，虽勉强投温中健脾之剂，以冀复后天之本，然已病入膏肓，不应而死。

五、溃疡发热

案1　气虚可致溃疡发热

一男子，溃后发热作痛，脉浮数，按之无力，劳而尤甚，以补中益气汤治之而止，更以十全大补汤而愈。常治左手脉小于右手而热者，用血药多于气药；右手脉小于左手而热者，用气药多于血药。

【赏析】

疮疡溃脓后，毒出正亦虚，见发热、疮痛、脉浮数无力等脉症，非复感表邪，亦非毒邪未清，乃正虚气馁，陷而不起。如李东垣所论："是热也，非表伤寒邪皮毛间发热也。乃肾间受脾胃下流之湿气，闭塞其下致阴火上冲，作蒸蒸而热"，且诸症劳而尤甚，则更是明证，遂予以补中益气汤治之而热、痛自止。薛氏常用该方治疮疡之人，元气不足，症见四肢倦怠，口干发热，饮食无味，或饮食失节，或劳倦身热，脉洪大而无力，或头痛，或恶寒自汗，或气高而喘，身热而烦等，取其补中益气、甘温除热之效。又以十全大补汤气血并补，治其虚乏之本，缓图而愈。溃后虚损发热之人，薛氏谓左手脉小于右手者，即心生血、肝藏血不足，故补血药为重；右手脉小于左手者，即肺主气、脾升清不足，故补气药为重。十全大补汤气血并顾，恰合此意。

案2　溃疡气血虚发躁证

一男子，脓熟不溃，微痛少食，倦怠发热。余为针之，脓涌出，热益甚，乃虚也。急当以人参黄芪汤二剂，热愈盛，此药力尚未及也。又二剂，果应。再以当归补血汤数剂而痊。东垣曰：发热恶热，大渴不止，烦躁肌热，不欲近衣，脉洪大，按之无力，或目痛鼻干者，非白虎汤证也。此血虚发躁，当以当归补血汤主之。又有火郁而热者，如不能食而热，自汗气短者，虚也，以甘寒之剂，泻热补气。如能食而热，口舌干燥，大便难者，以辛苦大寒之剂下之，以泻火补水。

【赏析】

《灵枢·痈疽》曰：“营卫稽留于经脉之中，则血泣而不行，不行则卫气从之而不通，壅遏不得行，故热。大热不止，热盛则肉腐，肉腐则为脓。然不能陷，骨髓不为焦枯，五脏不为伤，故命曰痈。”脓熟不溃，微痛少食，倦怠发热，为正虚邪恋所致，宜针刺出脓以祛邪，托里补气血以扶正。针之脓毒涌出，气血亦随之外泄，故脓出而躁热甚，急予人参黄芪汤正邪兼顾，方中黄芪、人参、白术、甘草、大枣补益脾气，当归、麦冬、五味子补血益阴，陈皮、神曲、生姜助运化，苍术、升麻、黄柏祛湿清热。4 剂后躁热退、纳食进，药已中病。续以当归补血汤，补气生血，以利生肌收口，数剂即痊。李东垣论发热烦躁之症，有血虚发躁所致，宜当归补血汤；有火郁发躁，宜甘寒之剂滋阴泄火；有火热所致，宜辛苦大寒之剂如白虎汤等泻火补水。薛氏辨本案为脓出后血虚躁热，治之初以人参黄芪汤，后以当归补血汤，即为宗李东垣所论而立法、处方。

六、痔漏恶寒

案　痔漏恶寒之胃气虚证

一男子，患漏，时值阴寒，忽恶寒，右手脉有而似无。此胃气虚而不任风寒也，以四君子汤加炮姜、肉桂，一剂稍止，又四剂而安。丹溪云：恶寒者，卫气虚衰，不能温分肉实表而恶寒者，又有上焦之邪，隔绝荣卫，不能升降出表而恶寒者。东垣云：夜而恶寒，昼而安静是阴血自旺于阴分也。夜而恶寒，昼亦恶寒，是重阴无阳，当亟泻其阴，峻补其阳。夜则安静，昼则恶寒，是阴气上溢于阳中也。

【赏析】

男子痔久成漏，血损气耗，时值阴寒，肺卫不密，卫气虚衰，风寒外束，隔绝荣卫，正邪交争，则恶寒；脾胃气虚，运化乏力，气血生化不足，则右脉有而似无，即沉细而弱之象。脉症合参，皆因漏下气血两伤、胃气虚不任风寒所致。予四君子汤加炮姜、肉桂，可益气健脾摄血、温中暖胃祛寒。切中病机，故 1 剂稍止，4 剂即安。薛氏所用温阳益气之法，恰合李东垣所谓“夜而恶寒，昼亦恶寒，是重阴无阳，当亟泻其阴，峻补其阳”之义。

七、发　背

案 1　攻伐疮毒兼扶正

一男子，年逾五十，患已五日，焮肿大痛，赤晕尺余，重如负石，势炽甚。当峻攻，察其脉又不宜，遂先砭赤处，出黑血碗许，肿痛顿退，背重顿去；更敷神功散，乃服仙方活命饮二剂，疮口及砭处出血水而消。大抵疮毒势甚，若用攻剂，怯弱之人必损元气，因而变证者众矣。

【赏析】

男子年逾五十，阴阳自半，患发背 5 日，焮肿大痛，赤晕尺余，重如负石，肿痛势炽，急宜峻攻，但诊脉见虚象，故不宜攻伐太过，否则正愈虚而邪愈炽。遂砭赤处，出黑血碗许，热毒、脓毒随之外泄，故肿痛顿退，背重顿去。更外敷神功散，方中黄柏清热祛湿解毒、川乌温阳通经祛毒，薛氏谓之“治疮疡，不问阴阳肿溃并效……日易之，不留疮头”。内服仙方活命饮，排脓止痛，消毒生肌，与外敷之神功散并用，薛氏谓之“甚效”。此案虽疮毒炽盛，来势凶猛，但年届五十正虚之人，若一味强行攻伐，必损元气，从而变生他证。

案 2　攻补兼施治发背

一男子，年愈五十患此，色紫肿痛，外皮将溃，寝食不安，神思甚疲。用桑柴灸患处，出黑血，即鼾睡，觉而诸症如失；服仙方活命饮二剂，又灸一次，脓血皆出；更进二剂，肿痛大退；又服托里消毒散，数剂而敛。夫疮势炽盛，宜用峻剂攻之，但年老气血衰败，况又发在肌表，若专于攻毒，则胃气先损，反致误事。

【赏析】

男子年逾五十，年老气血衰败之人，虽患发背，色紫肿痛，外皮将溃，疮势炽盛，但不宜峻剂攻之，因气血亏虚，且见寝食不安、神思疲乏等正虚之候，若专于攻毒，必损胃气，反致变生逆证。鉴于此，薛氏先以桑柴灸患处，出黑血以祛脓毒；又内服仙方活命饮，以使脓尽痛止；后服托里消毒散，以敛疮收口。此案与前案类似，均属正虚又患发背之急重证，均先外治排脓毒以折其势，但前案针砭排脓、后案桑柴灸排脓，此其异；后均内服仙方活命饮等排脓、止痛、敛疮。

八、脑　疽

案1　脑疽证治

一男子，头项俱肿，虽大溃，肿痛益甚，兼作泻，烦躁不睡，饮食少思，其势可畏。诊其脉，毒尚在。与仙方活命饮二剂，肿痛退半；与二神丸及六君子汤加五味子、麦门冬、酸枣仁四剂，诸症少退；饮食少进，睡亦少得，及与参苓白术散数服，饮食顿进；又与十全大补汤加金银花、白芷、桔梗，月余而瘥。

【赏析】

男子脑疽，头项俱肿，脓虽大溃，但余毒尚盛，故仍肿痛甚；且泄泻、烦躁、不睡、纳差，非邪去正安之象，而是呈现一派毒邪内扰、脾胃不和之候。诊其脉，躁急不宁，亦示脓毒尚在。初予仙方活命饮，排脓消肿，解毒止痛，故2剂即肿痛退半。再予二神丸及六君子汤加五味子、麦冬、酸枣仁，二神丸温补脾肾兼祛脾湿以止泻，六君子汤补脾益气和胃以培土，加五味子、麦冬、酸枣仁养阴润燥宁神以治躁扰不宁，故4剂即诸症稍退。又予参苓白术散，补脾气，益脾阴，助胃纳，数剂后饮食顿进，水谷得进，气血有源，正气日强，则病有向愈之机。后予十全大补汤加金银花、白芷、桔梗，扶正为主，兼祛余毒，以生肌敛疮，故月余而瘥。

案2　托里消毒加针刺之脑疽

一男子，耳后漫肿作痛，肉色不变，脉微数。以小柴胡汤加芎、归、桔梗，四剂肿少起。更以托里消毒散数剂，脉滑数，此脓已成矣，宜针之。彼畏不肯用。因痛极，始针之，出脓碗许，以托里药两月余而始愈。凡疮不起者，托而起之；不成脓者，补而成之，使不内攻。脓成，而及时针之，不数日及愈矣。常见患者，皆畏针痛而不肯用，又有恐伤良肉而不肯用，殊不知疮虽发于肉薄之所，若脓成，其肿亦高寸余，疮皮又厚分许，用针深不过二分。若发于背，肿高必有三四寸，入针止于寸许。况患处肉已坏矣，何痛之有？何伤之虑？怯弱之人，及患附骨疽，待脓自通，以致大溃，不能收敛，气血沥尽而亡者为多矣。

【赏析】

薛氏认为凡疮不起、漫肿无头者，须内托而起之；不成脓者，须大补气血而成之，方可使毒邪不内攻。一俟脓成头出，及时针之，使得脓毒外泄，适时辅以扶正，托里排脓敛疮，常可不数日而痊愈。若畏惧针痛，不肯用针，及至脓毒外溢、内侵，损耗气血，变生他证，逆而不治。本案男子脑疽发于耳后，漫肿作痛，但肉色不变，且脉微数，微则主正虚，数则主脓毒，正如前述须“托而起之”，予小柴胡汤加川芎、当归、桔梗，既有人参、甘草、当归内托而扶正，又有黄芩、半夏、川芎、桔梗清热解毒、行气活血以外发脓毒，故 4 剂后脓肿少起。再予托里消毒散，人参、黄芪、当归、芍药、白术、茯苓、甘草补益气血，金银花、白芷、川芎解毒排脓，即“补而成之”之意，故数剂后脉滑数，示脓已成。脓成后痛极，及时针之以排出脓毒，并以托里药扶正祛邪，敛疮生肌收口，2 个多月后痊愈。

案3　先攻后补治脑疽

一男子，素不慎起居饮食，焮赤肿痛，尺脉洪数。以黄连消毒散二剂，湿热顿退。惟肿硬作痛，以仙方活命饮，二剂肿痛悉退。但疮头不消，投十宣去桂，加金银花、藁本、白术、茯苓、陈皮，以托里排脓。彼欲全消，自制黄连消毒散二服，反肿硬不作脓，始悟。仍用十宣散加白术、茯苓、陈皮，半夏，肿少退；乃去桂，又四剂而脓成，脓势亦退；继以八珍散加黄芪、五味、麦门冬，月余脓溃而愈。夫苦寒之药，虽治阳证，尤当分表里虚实，次第时宜，岂可始末悉用之？然焮肿赤痛，尺脉数，按之则濡，乃膀胱湿热壅盛也，故用黄连消毒散，以解毒除湿；顾肿硬作痛，乃气血凝滞不行而作也，遂用仙方活命饮，以散结消毒破血；其疮头不消，盖因热毒熏蒸，气血凝滞而然也，宜用甘温之剂，补益阳气，托里以腐溃之。况此证原属督脉，经阴虚火盛而出，若不审其因，专用苦寒之剂，使胃寒气弱，何以腐化收敛，何不致于败耶。凡疮之易消散、易腐溃、易收敛，皆气血壮盛故也。

【赏析】

男子患脑疽，焮赤肿痛，尺脉洪数，或按之濡，为下焦膀胱湿热壅盛，毒邪上乘清阳之府所致，初以黄连消毒散清热祛湿，2 剂即湿热顿退。仍肿硬作痛，因热毒湿滞，气血凝滞，聚集不散所致，继以仙方活命饮散结消毒破血，2 剂即肿痛悉退。但疮头久久不消散，乃热毒熏蒸，气血瘀滞，正气耗损，余邪留恋不出，此时若专用苦寒之剂，使胃寒气弱，更伤其正，或致变生逆证，遂以十宣散去桂加金银花、藁本、白术、茯苓、陈皮托里排脓，虽经苦寒误治，但终使疮头成脓、脓成得溃。溃脓后，正虚邪退，薛氏认为须得气血壮盛，则疮疡易收敛，故最后以八珍散加黄芪、五味子、麦冬，调和荣卫，顺理阴阳，滋养气血，促进纳运，化源充足，气血旺盛，则脓尽、口收，月余而愈。

案 4　脑疽受之内外有别

一男子，肿焮痛甚，发寒热，服十宣散愈炽。诊之脉数而实，此表里俱有邪也。以荆防败毒散加芩、连、大黄，二剂少愈；更以荆防败毒散，四剂而消。大抵疮疡之证，肿焮痛甚。寒热往来，或大便秘结，小便淋，心神愦闷，恍惚不宁，皆邪热之实也，岂可补哉？东垣云：疮疽之发，其受之有内外之别，治之有寒温之异。受之外者，法当托里以温剂，反用寒药，则是皮毛始受之邪，引入骨髓；受之内者，法当疏利寒剂，反用温剂托里，则是骨髓之病，上彻皮毛，表里通溃，共为一疮。助邪为毒，苦楚百倍，轻则危殆，重则死矣。

【赏析】

男子患脑疽，焮肿痛甚，恶寒发热，脉数而实，证属表里邪盛，治当宣散表邪，托里消毒，正如李东垣所谓“疮疽之发，其受之有内外之别，治之有寒温之异。受之外者，法当托里以温剂，反用寒药，则是皮毛始受之邪，引入骨髓；受之内者，法当疏利寒剂，反用温剂托里，则是骨髓之病，上彻皮毛，表里通溃，共为一疮”。此即内有热毒壅盛、外有邪实壅闭，宜用寒剂疏利辛散、托里消毒，而不宜用温剂托里补虚，否则必犯“虚虚实实”之戒。因此，初用十宣散托里温散，非但未减轻症状，反使肿、痛、热加重。易以荆防败毒散加黄芩、黄连、大黄，以辛凉宣散表邪、苦寒清解里毒，少少辅以扶正，故用之2剂少愈，4剂即肿消、痛止、热退。

案5　表里俱实宜攻毒

一老人，冬月头面耳项俱肿，痛甚，便秘，脉实，此表里俱实病也。饮防风通圣散，不应；遂砭患处，出黑血；仍投前药，即应；又以荆防败毒散而瘳。盖前药不应者，毒血凝聚上部经络，药力难达故也。恶血既去，其药自效。或拘用寒远寒，及年高畏用硝黄而用托里，与夫寻常消毒之剂，或不砭泄其毒，专假药力，鲜不危矣。

【赏析】

老人冬月患脑疽，头面耳项俱肿，痛甚，便秘，脉实，为表里俱实之病证。虽是老年虚衰之体，但不可因此而畏用麻黄发表、硝黄攻里，遂予防风通圣散。辨证不谬，选方亦的，却不应，乃风邪热毒壅聚经络，气血凝滞，血败肉腐，该方虽可治一切风热积毒、疮肿发热、便秘之证，但于此重证，药力尚难达于上，故不效。此时若误用托里消毒，或专赖药力，而不敢针砭以泄脓毒，则变生危证。薛氏遂先砭患处，排除黑血，使凝聚之毒血祛除；再投以防风通圣散，方中防风、麻黄泄热于皮毛，石膏、黄芩、连翘、桔梗泄热于肺胃，荆芥、薄荷、川芎泄热于七窍，大黄、芒硝、滑石、栀子泄热于二阴，假各道以分消其热毒之势，当归、白芍、白术、甘草可和血、调中，即获效。后以荆防败毒散，扶正祛邪以善后，终得痊愈。

九、疔　疮

案1　灸法治疔疮

一男子，左手背患之，是日一臂麻木，次日半体皆然，神思昏愦。遂明灸二十余壮，尚不知痛；又三十余壮，始不麻；至百壮始痛，以夺命丹一服肿始起；更用神异膏及荆防败毒散而愈。

【赏析】

男子左手背患疔疮，肌肤不肿，疮面不大，疮毒深及于里，阻滞经络，气血不畅，肌肤失养，先一臂麻，后偏侧皆麻，病有趋笃之势；且神思昏愦，毒邪即将深入心营，治不及时，或将变为危证。遂先予温灸五十余壮，以使经络畅通，气血流行，肌肤、筋肉得养，故麻始去；灸至百壮始知痛，疮毒有浅出之机。再予夺命丹，薛氏谓该方可治疔疮发背及恶证不痛，或麻木，或呕吐，重者昏愦。服此方，不起发者即发，不痛者即痛，痛甚者即止，昏愦者即苏，呕吐者即解，未成者即消，已成者即溃，有回生之功，乃恶证之中至宝也。一服肿起，即不起发者即发，使疮毒聚发于表而利于速去之。继以神异膏涂敷，以杀虫祛毒，拔根消肿，收敛疮口；并荆防败毒散内服，可疏散毒邪，托里祛脓，消肿生肌。内服外敷，病告痊愈。

案2　疔疮毒深宜针、灸

一老妇，足大趾患之，甚痛。令灸之，彼不从，专服败毒药，至真气虚而邪气愈实，竟致不救。盖败毒散虽能表散疮毒，然而感有表里，所发有轻重，体段有上下，所秉有虚实，岂可一概而用之耶？且至阴之下，药力在所难到，专假药力，则缓不及事，不若灸之为良。故下部患疮，皆宜隔蒜灸之，痛则灸至不痛，不痛则灸至痛。若灸之而不痛者，宜明灸之，及针疔四畔去恶血。以夺命丹一粒，入疮头孔内，仍以膏药贴之。若针之不痛，或无血者，以针烧赤，频烙患处，以痛为度；或不痛，眼黑如见火光者，此毒气入脏腑也，不治。若患在手足，红丝攻心腹者，就于丝尽处，刺去恶血，宜服荆防败毒散。若丝近心腹者，宜挑破疮头，去恶水，亦以膏药贴之。如麻木者，服夺命丹。如牙关紧急，或喉内患者，并宜噙一二丸。凡人暴死，多是疔毒。用灯照看遍身，若有小疮，即是。宜急灸之，俟醒，更服败毒药或夺命丹。人汗入肉，食之则生疔疮，不可不慎。

【赏析】

下部疔疮，气血远离，药力难到，如专假药力，则力缓而延误病情，故及时隔蒜灸之，痛则灸至不痛，不痛则灸至痛，以使疔疮处壅聚之毒血消散，继以外敷、内服，疔疮或可救治。如灸之仍不痛，则宜明灸之，并针刺疔疮四维以去恶血，再以夺命丹一粒，纳入疮头孔中，以膏药贴之。如针刺之仍不知痛，或无脓血出，则以针烧赤，频烙患处，以知痛为度，则尚有生机；如烧针烙之仍不痛，且眼黑如见火光，为毒气入脏腑，多不治。疔疮发于手足且见红丝攻心腹，应于丝尽处，针刺去恶血，再服荆防败毒散；如红丝见于近心腹处，则宜针刺挑破疮头，去恶水，后以膏药贴之；如伴肢体麻木、牙关紧急等症，可服夺命丹。薛氏谓夺命丹为“恶证之中至宝”。本案老妇人，足大趾患疔疮，痛甚，自作主张不用灸，专服败毒药，表散太过，真气大伤，药力又难及于患处，毒邪愈发壅实，终致不救。

十、臀、腿痈

案1　内托、发散治臀痈

一男子，臀痈，肿硬作痛，尺脉浮紧，按之无力。以内托羌活汤，一剂痛止；以金银花散四剂，脓溃而愈。

【赏析】

痈发于臀，病在下焦，湿热毒邪，凝聚经脉，腐败血肉，故肿硬作痛；尺脉候下焦肾之气，自当沉，今浮紧，示下焦邪盛，有外发之机。《金匮要略·疮疡肠痈浸淫病篇》："其脉迟紧者，脓未成……"紧敛之脉象且按之无力，表明痈脓尚未形成，且已见正虚之象。治宜清热祛湿解毒，行气活血通络，兼顾扶助正气，予以内托羌活汤，薛氏谓该方"治尻臀患痈，坚硬肿痛，两尺脉紧，按之无力"，与本案脉症相吻合，故1剂痛止。续以金银花散，方中金银花、甘草清热解毒消痈，黄芪、当归益气补血活血，合奏消毒托里、止痛排脓之效，故4剂即脓溃而愈。

案2　臀痈痛甚先灸之

一男子，臀痈，肿硬痛甚，隔蒜灸之；更服仙方活命饮，二剂痛止；更以托里消毒散脓溃即瘥。

【赏析】

臀部筋肉丰盛，热毒阻滞，经脉不通，气血凝滞，肿硬痛甚，则邪气深藏于里，且尚未败肉化脓，此时若专用汤药，恐药力难及，施以温灸，可使气血畅通，凝滞消散。故本案先以隔蒜灸之，取其温通血脉、消肿定痛之功；续用仙方活命饮，该方可治一切疮疡，未作脓者内消，已成脓者即溃，为消毒、止痛、排脓之圣药，故两剂即脓成而痛止；后以托里消毒散，方中人参、黄芪、白术、茯苓、甘草、当归、川芎、白芍益气血以托里，金银花、白芷清热通络以解毒，诸药合用，共奏托里消毒、溃脓生肌之功，故病得痊愈。

案3　臀痈不作脓宜补益

一男子，臀痈，不作脓，饮食少思。先用六君子汤加芎、归、黄芪，饮食渐进；更以托里消毒散，脓溃而愈。

【赏析】

臀居小腹之后，足太阳经脉循行于此，其道远，其位僻，虽太阳多血，气运难及，血亦罕到。《素问·经脉别论》曰："勇者气行则已，怯者则着而为病也"，气足则其痈易作脓，易溃易散，预后佳。本案男子臀痈不作脓，肿而不消，但未见硬痛，且饮食少思，为痰湿毒邪内聚，脾气有亏不能健运所致；痈无以为养，无气以托，故不作脓；正气不足，故不消散。治以六君子汤加川芎、当归、黄芪，健脾益气，燥湿化痰，行气活血，足其正气，通其血脉。药后饮食渐进，脾胃纳运渐复，气血生化有源。正气足，可耐受攻伐之力，即可施以消毒之药。继以托里消毒散，该方实为前药略作损益，去六君子汤中的陈皮、姜半夏，加金银花解毒消痈、白芷通络止痛、白芍益阴和营，故脓溃而愈。

案4　辨臀痈之脓

一男子，臀漫肿，色不变，脉滑数而无力，此臀痈也。脓将成，尚在内，予欲治以托里药，待发出而用针。彼欲内消，服攻伐药愈虚。复求治，仍投前药，托出针之，以大补药而愈。凡疮毒气已结不起者，但可补其气血，使脓速成而针去，不可论内消之法。脓成，又当辨其生熟浅深而针之。若大按之乃痛者，脓深也；小按之便痛者，脓浅也；按之不甚痛者，未成脓也；按之即复起者，有脓也；按之不复起者，无脓也。若肿高而软者，发于血脉；肿下而坚者，发于筋骨；肉色不相变者，发于骨髓也。

【赏析】

臀、腿患痈，若痈疡形成，却久不成脓，亦不消散，且痛、坚不甚，或皮色不变，薛氏认为此乃正虚湿毒壅聚，结而不起，治以先补其气血，俟脓成而针出之，切不可单用内消之法。如何辨别脓之生熟、浅深？若重按乃痛，脓深；轻按即痛，脓浅；按之不甚痛，脓生；按之复起，脓熟；按之不复起，脓未成。若肿高且软，痈发于血脉，较浅；肿不甚高且坚，发于筋骨，较深；肿不高且肉色不变，发于骨髓，更深。本案男子臀漫肿不高，肉色不变，脉滑数无力，即臀痈发于骨髓，深及于里，脓尚未成，治宜遵常法先补后针。病人自作主张，服攻伐药后，正气愈虚，痈肿不去。复求治，仍遵前法，先予托里扶正，待脓成针之而出，又以补药调理善后而愈。

案5　腿痈久不愈宜补益

一妇人，腿痈，久而不愈，疮口紫陷，脓水清稀。余以为虚。彼不信，乃服攻里之剂，虚证蜂起。复求治，今灸以附子饼，服十全大补汤，百余帖而愈。凡疮脓清及不敛者，或陷下，皆气血虚极也，最宜大补，否则成败证。若更患他证，尤难治愈。

【赏析】

但凡疮痈，脓清及久不敛口，或疮口陷下，皆因正虚，气血不足，无力托毒外出，此时宜大补，忌发散、攻毒，否则正更伤，邪愈炽，易变生他证则更难治愈。本案病人腿痈，久久不愈，疮口紫陷，脓水清晰，本是虚候；起初误用攻里之剂，致使虚证蜂起。遂复求治于薛氏，先灸以附子饼，使气血温运至疮处；继服十全大补汤，气血并补，缓缓调治，服药百余剂终获痊愈。

案6　内托清泻治臀痈

一妇人，环跳穴作痛，肉色不变，脉紧数，此附骨疽也，脓未成。用内托黄芪酒煎汤加青皮、龙胆草、山栀，数剂而消。

【赏析】

附骨疽又称骨痈、贴骨痈，多发于四肢长骨骨骺端，因邪毒深沉，附筋着骨，内结不散，导致骨组织发生脓疡，不易收口，形成窦道，损伤筋骨，常反复数年不愈。《景岳全书·外科钤》认为“盖此证之因，有劳伤筋骨而残损其脉者，有恃酒力房而困烁其阴者，有忧思郁怒而留结其气者，有风邪寒湿而凑滞其经者，凡人于环跳穴处，无故酸痛，久而不愈者，便是此证之兆”。病人环跳穴作痛，肉色不变，脉紧数，即附骨疽之证，且脓尚未成，邪盛正尚不虚，可耐受祛邪毒之攻伐，急用内托黄芪酒煎汤加青皮、龙胆草、栀子，攻补兼施，扶正气、温经脉、祛脓毒，数剂即消散而愈。

案7　附骨疽久不愈宜补之

一妇人，患附骨疽，久不愈，脓水不绝，皮肤瘙痒，四肢痿软。余以为虚，欲补之。彼惑为风疾，遂服祛风药，竟致不起。陈无择云：人身有皮毛血脉筋膜肌肉骨髓，以成其形，内则有心肝脾肺肾以主之。若随情妄用，喜怒劳佚，致内脏精血虚耗，使皮血筋骨肉痿弱无力以运动，故致痿躄，状与柔风脚气相类。柔风脚气皆外所因，痿则内脏不足之所致也。

【赏析】

陈无择所言：“人身有皮毛血脉筋膜肌肉骨髓，以成其形，内则有心肝脾肺肾以主之。若随情妄用，喜怒劳佚，致内脏精血虚耗，使皮血筋骨肉痿弱无力以运动，故致痿躄”，即在外之筋肉皮脉骨，须得在内之脏腑精血的滋养，一俟脏腑虚损，精血亏耗，失于充养，则筋骨痿弱无力，不能任地，遂致痿躄之证。病人附骨疽久久不愈，脓水不绝，即气血不足，毒邪留恋，致使久不收口；且皮肤瘙痒、四肢痿软，亦脏腑精血耗损，肌肤失养，筋骨不用之候。此证当补益为主，若气血充足，经脉畅通，皮肉筋骨得养，则可驱邪外出，以复元气；彼反用祛风攻邪之方药，则更伤其正，毒邪亦不出，故终致不起。

案8　鹤膝风证治

一男子，患腿痛，膝微肿，轻诊则浮，按之弦紧。此鹤膝风也，与大防风汤，二剂已退二三。彼谓附子有毒，乃服败毒药，日渐消瘦，复求治。余谓：今饮食不为肌肤，水谷不能运化精微、灌溉脏腑，周身百脉，神将何依然。故气短而促，真气损也；怠惰嗜卧，脾气衰也；小便不禁，膀胱不藏也；时有躁热，心下虚痞，胃气不能上荣也；恍惚健忘，神明乱也。不治。后果然。此证多患于不足之人，故以加减小续命、大防风二汤有效，若用攻毒药必误。

【赏析】

脾胃不足，纳运失职，水谷失于运化，精微无以化生，气血精微不足，脏腑筋骨无以灌溉、充养，周身百脉无以充盈，则百病由生。风寒湿邪趁虚而入，痹阻筋骨血脉，可致腿痛、膝肿、屈伸不利、经久不愈，即鹤膝风。脉之“轻诊则浮，按之弦紧”，表明既有气血精微不足，又有风寒湿等邪气痹阻经脉，属虚实夹杂之证，故不可单用扶正，更不可单用攻毒之药，须正邪兼顾，或可得治。所示加减小续命汤、大防风汤，均为扶正祛邪、寒热并用之剂，故用之有效；如畏附子之毒，更服败毒之药，不仅不效，反日渐消瘦，乃败毒药戕伐正气所致也。

案 9　腿痈针之祛毒血

一男子，右腿赤肿焮痛，脉沉数，用当归拈痛汤，四肢反痛。乃湿毒壅遏，又况下部，药难达，非药不对症。遂砭患处，去毒血，仍用前药，一剂顿减，又四剂而消。

【赏析】

右腿赤肿焮痛、脉沉数，为湿热毒邪壅遏下焦，经脉郁滞不通，败血腐肉所致。予以当归拈痛汤，当为对症之治，但药后四肢反痛，非药不对症，而因腿部筋肉丰厚，湿毒壅阻于内，药力难以达于下部，患处气血仍不畅达，甚而全身气血周流受阻，故反增四肢痛。遂砭患处，祛其毒血，使湿热毒邪排除大部，继以前方，5 剂即肿痛全消。当归拈痛汤出自《医学启源》，主治风湿热毒搏结筋肉，尤以湿邪偏重。方中重用羌活、茵陈、黄芩，羌活辛散祛风，苦燥胜湿，且通络止痛；茵陈、黄芩苦寒清热利湿。另以白术、苍术燥湿健脾，猪苓、泽泻利水渗湿，苦参、知母清热燥湿，防风、升麻、葛根解表疏风，人参、当归、甘草益气养血活血。全方发散风湿与利湿清热相配，表里同治；苦燥渗利佐以补气养血，邪正兼顾，为治疗风湿热痹及湿热脚气属湿邪偏重之常用方。本案为腿痈，亦因风湿热毒壅遏筋肉，初用之虽未奏效，但笃信而用之，终获大效。

案10　辛温通经治腿痛

一男子，先腿痛，后四肢皆痛，游走不定，至夜益甚，服除湿败毒之剂，不应。诊其脉滑而涩，此湿痰浊血为患，以二陈汤加苍术、羌活、桃仁、红花、牛膝、草乌，治之而愈。凡湿痰湿热，或死血流注关节，非辛温之剂，开发腠理，流通隧道，使气行血和，焉能得愈？

【赏析】

病人先腿痛，后四肢皆痛，且游走不定，至夜益甚，脉滑而涩，为痰湿阻滞，经脉不畅，气血不和，甚则瘀血留滞，不通则痛，且痰、湿、瘀皆属阴，至夜则阴盛，故阴邪为病则至夜益甚。治当以辛温之剂，开发腠理，祛痰除湿，流通隧道，行气活血，则痹阻可通，肿痛可除。予以二陈汤加苍术、羌活、桃仁、红花、牛膝、草乌。二陈汤为祛痰湿之基本方；加苍术、羌活增强通经祛湿之力；所加桃仁、红花、牛膝可活血祛瘀，草乌辛热温经通络止痛。全方合用，可使湿痰浊血祛除，经脉隧道畅通，故治之而愈。

案11　脚气证治

一妇人，脚胫肿痛，发寒热，脉浮数。此三阳经湿热下注为患，尚在表。用加味败毒散治之，不应，乃瘀血凝结，药不能及也。于患处砭去瘀血，乃用前药，二剂顿退。以当归拈痛汤，四剂而愈。杨大受云：脚气是为壅疾，治法宜宣通之，使气不能成壅也。壅既成而甚者，砭去恶血，而去其重势。经云：蓄则肿热，砭射之，后以药治之。

【赏析】

该妇人脚胫肿痛、发寒热、脉浮数，为三阳经湿热下注所致；邪气初结，郁遏营卫，气血不和，故见发寒热、脉浮等表证。治宜宣通发散，使邪气从表而出。但治以加味败毒散后，反无效，是因气血壅滞已成，且病发于下，故单用发散之药，其力不及。正如杨大受所言“壅既成而甚者，砭去恶血，而去其重势”，遂砭患处，出恶血，使湿热毒邪部分随之而出；再用前药 2 剂，脚胫肿痛、发寒热、脉浮数等症顿退。又以当归拈痛汤，清热利湿，疏风散邪，益气活血，4 剂即痛除病愈。

案 12　寒湿流注致腿走痛

一妇人，两腿作痛，时或走痛，气短自汗，诸药不应，诊之尺脉弦缓。此寒湿流注于肾经也，以附子六物汤，治之而愈。但人谓附子有毒多不肯服，若用童便炮制，何毒之有？况不常服，何足为虑？予中气不足，以补中益气汤加附子，服之三年，何见其毒也！经云：有是病，用是药。

【赏析】

妇人两腿痛、气短自汗、尺脉迟缓，辨为肾阳亏虚，寒湿流注其经。治以附子六物汤，方中附子，辛、甘、大热、有毒，阳中之阳，具补益阳气、散寒止痛、祛风燥湿之功；防己性苦、辛、寒，归膀胱经、肾经、脾经，有祛风湿、止痛、利水之效；白术、茯苓可补气健脾、利水渗湿；桂枝能温通经脉；炙甘草可缓附子之毒性。诸药合用，温肾祛寒除湿，故治之而愈。针对有人畏惧附子之毒，不肯服之，《素问·六元正纪大论》曰：“有故无殒，亦无殒也”，薛氏认为“有是病，用是药”，只要用之对症，不必惧药之毒。况且凡毒药，亦有相应可缓其毒之品，如甘草缓百毒，此处以童便缓附子之辛热之毒，即属此例。

案 13　补益肾气治脚气

一妇人，患脚气，或时腿筋挛，腹作痛，诸药不应，渐危笃。诸书云：八味丸，治足少阴，脚气入腹，疼痛，上气喘促欲死。遂投一服顿退，又服而愈。肾经虚寒之人，多有此患，乃肾乘心，水克火，死不旋踵，宜急服。

【赏析】

《诸病源候论》对脚气病病因、病机有论述，其载：“江东、岭南，土地卑下，风湿之气，易伤于人。初得此病，多从下上，所以脚气屈弱，然后毒气循经络，渐入腑脏，腑脏受邪，气便喘满，以其病从脚起，故名脚气。”病人或腿筋挛、腹痛，或上气喘促，所患即脚气病，因肾气不足，风寒湿痹阻腿脚，循经上入腹，甚者脚气冲心所致。《金匮要略》载“崔氏八味丸，治脚气上入，少腹不仁”，崔氏八味丸即八味丸，或称肾气丸，该方补益肝肾，少火生气，兼祛湿利水，阳气生则风寒湿无留藏之处，水湿祛除则可缓腿筋挛、肿痛之症，邪不上冲，则不至于腹痛、心悸、喘满等。用药正对病机，故一服顿退，再服即愈。

十一、脱　疽

案1　三法合治愈脱疽

一男子，足趾患之，焮痛色赤发热，隔蒜灸之，更以人参败毒散去桔梗，加金银花、白芷、大黄，二剂痛止。又十宣散去桔梗、官桂，加天花粉、金银花，数剂而痊。

【赏析】

男子足趾患痈疽，焮痛、色赤、发热，表明热毒邪气尚盛，治不及时，或致脱疽。先隔蒜灸之，有拔毒、消肿、定痛之功，此为薛氏治痈疽疮肿初起，毒邪壅盛的惯用疗法。继用人参败毒散，方中羌活、独活善祛一身风湿之邪，解表止痛；柴胡、薄荷、川芎疏散风邪，助羌、独解表疏风；前胡、枳壳、茯苓理气化湿祛痰；人参益气扶正，可鼓邪从汗而解；甘草调和诸药。另加金银花清热解毒消痈，白芷散结消肿止痛，大黄泻下通便，使热毒下泄。桔梗一味，其气升提，历来用作舟楫之剂，而本案痈发于足大趾，不宜引药上行，故去之。再用十宣散助养阳气，以补一身正气。痈疽腐败血肉，易致气血损耗，方中用人参和黄芪益气生津，当归补血，川芎活血，以防止气血不畅；防风辛温，祛风散寒，胜湿止痛；肉桂辛散温通，能行气血，通经脉，散寒止痛。另加天花粉与金银花相配，既能清热泻火解毒，又能消肿排脓疗疮；仍去桔梗，其理如上。经以上三法合治，数剂即痊愈。

案2　辨脱疽

一男子，足趾患之，大痛，色赤而肿，令隔蒜灸至痛止。以人参败毒散去桔梗，加金银花、白芷、大黄而溃，更以仙方活命饮而痊。此证形势虽小，其恶甚大，须隔蒜灸之。不痛者，宜明灸之，庶得少杀其毒。此证因膏粱厚味，酒面炙煿，积毒所致；或不慎房劳，肾水枯竭；或服丹石补药，致有先渴而后患者，有先患而后渴者，皆肾水涸，不能制火故也。初发而色黑者，不治；赤者水未涸，尚可。若失解其毒，以致肉死色黑者，急斩去之，缓则黑延上，是必死。此患不问肿溃，唯隔蒜灸有效。亦有色赤作痛而自溃者，元气未脱易治。夫至阴之下，血气难到，毒易腐肉，药力又不易达；况所用皆攻痛之药，未免先于肠胃，又不能攻敌其毒，不若隔蒜灸，并割去，最为良法。故孙真人云：在指则截，在肉则割。即此意也。

【赏析】

此案与上案类似，所患为足大趾痈疽，均因热毒腐败血肉所致，所异者本案谓“大痛”，足见其热毒炽盛，来势急迫，故薛氏谓“此证形势虽小，其恶甚大”。所用方治，初予隔蒜灸，继用人参败毒散去桔梗加金银花、白芷、大黄，与上案亦同。薛氏认为足大趾痈疽，多因或膏粱厚味，酒面炙煿，积热成毒，或房劳过度，肾水枯竭，阴虚内热，或服丹石辛热之药所致。初发之时，邪气鸱张，正气未衰，但至阴之下，血气难到，毒易腐肉，药力不易达；况所用皆攻痛之药，未免先于肠胃，又不能攻敌其毒，因此薛氏习惯先用隔蒜灸，以通经、止痛、消肿，继之以汤药。如初起不久即见足大趾肉死色黑，则宗孙思邈所谓“在指则截，在肉则割”之法，急宜或截或割，以祛毒邪，且防毒邪循经上冲，否则变生凶险之证，即所谓“缓则黑延上，是必死”。上案以十宣散加减以收功，本案用仙方活命饮，仍重在清热解毒、活血通经、消肿止痛，为消毒、排脓、止痛之圣药，与十宣散重在扶阳气、散风寒有别，临证当明辨之。

十二、肺　痈

案1　肺痈证治

一男子，咳嗽，两胁胀满，咽干口燥，咳唾腥臭，以桔梗汤四剂而唾脓，以排脓散数服而止，乃以补阴托里之剂而瘳。

【赏析】

《金匮要略》有肺痈的详细论述，其说："咳而胸满，振寒脉数，咽干不渴，时出浊唾腥臭，久久吐脓如米粥者，为肺痈，桔梗汤主之。"咳嗽、咳吐腥臭脓血痰、胸痛、高热等证候，为肺痈的辨证要点，此案病人诸症皆备，故属肺痈无疑，治以桔梗汤。所不同者，《金匮要略》桔梗汤仅桔梗、甘草两味药，且甘草量大，意在清热解毒，并兼顾热毒腐败血肉，耗气伤津，故亦有扶正之功。而薛氏所用桔梗汤，在桔梗、甘草基础上，加大队清热祛痰、行气活血、养阴清热之药，仍以祛邪为主，意在加强及时排出痈脓之效，故4剂后"唾脓"。脓毒既以渐出，邪气已衰，正气亦亏耗，故续用排脓散，补肺并促余邪外出。脓毒既清，但其耗气伤津，故又以补阴托里之剂而瘳。薛氏治肺痈，热毒壅盛，重在清热解毒；脓成已溃，重在托里排脓；脓毒既出，益气养阴以善后，深得张仲景治肺痈之法。

案2　肺痈、肺痿鉴别

一男子，面白神疲，咳而胸膈隐痛，其脉滑数。予以为肺痈，欲用桔梗汤。不信，仍服表药，致咳嗽愈甚，唾痰腥臭，始悟。乃服前汤四剂咳嗽少定，又以四顺散四剂而脉静，更以托里药数剂而愈。大抵劳伤血气，则腠理不密，风邪乘肺，风热相搏，蕴结不散，必致喘嗽。若误汗下过度，则津液重亡，遂成斯证。

若寸脉数而虚者，为肺痿；数而实者，为肺痈。脉微紧而数者，未有脓也；紧长而数者，已有脓也。唾脓自止，脉短而面白者，易治；脓不止，脉洪大，而面色赤者，不治。使其治早可救，脓成则无及矣。《金匮》方：论热在上焦者，因咳为肺痿得之，或从汗出，或从呕吐，或从消渴，小便利数，或从便难。又彼下药快利，重亡津液，故寸自脉数，其人燥咳，胸中隐隐时痛，脉反滑数，此为肺痈。咳唾脓血，脉数虚者，为肺痿；数实者，为肺痈。

【赏析】

肺痿、肺痈初起均见咳嗽、咳痰、胸痛等证候，两者之鉴别，《金匮要略》早已有详细论述，其中脉诊较为关键，即“脉数虚者，为肺痿；数实者，为肺痈”，数虚多见细数脉，数实多见滑数脉。病人面白、神疲、咳嗽、胸膈隐痛、脉滑数，薛氏据此脉症，辨为肺痈。而病人自认为乃表邪侵袭，肺失宣肃所致，因而自作主张服解表药，欲得外邪从汗而解，但药后咳嗽愈甚，且唾痰腥臭，此时才幡然醒悟。出现咳吐腥臭脓血痰，表明风邪热毒内舍于肺，已有腐败血肉之候，此亦肺痈的特征见症，正如《金匮要略》“热之所过，血为之凝滞，蓄结痈脓，吐如米粥”所述。辨别脓成、未成及其预后，薛氏所说“脉微紧而数者，未有脓也；紧长而数者，已有脓也。唾脓自止，脉短而面白者，易治。脓不止，脉洪大，而面色赤者，不治。使其治早可救，脓成则无及矣”，确实具有参考意义。明确辨为肺痈后，即先予桔梗汤，可清热解毒，化痰排脓；又以四顺散，可排脓止咳，清养肺金；更以托里药，扶正祛邪以善后。治疗得当，故数日后即获痊愈。

十三、肠　痈

案　肠痈证治

一产妇，小腹疼痛，小便不利，以薏苡仁汤二剂痛止；更以四物汤加桃仁、红花，下瘀血升许而愈。大抵此证，皆因荣卫不调，或瘀血停滞所致。若脉洪数，已有脓；脉但数，微有脓；脉迟紧，乃瘀血，下之则愈。若患甚者，腹胀大，转侧作水声，或脓从脐出，或从大便出，宜以太乙膏，及托里药。

【赏析】

肠痈多因湿热蕴积肠道，致荣卫不调，气血不和，或瘀血阻滞，血败肉腐。可见腹痛、腹肿胀、发寒热等症，治宜通腑泄热，活血逐瘀，消肿排脓。肠痈脓成与未成，可通过脉诊予以辨别，如《金匮要略》载："其脉迟紧者，脓未成，可下之，当有血。脉洪数者，脓已成，不可下也"。薛氏宗此，即认为"若脉洪数，已有脓；脉但数，微有脓；脉迟紧，乃瘀血"，瘀血即尚未成脓。肠痈之治，《金匮要略》用大黄牡丹汤，薛氏用薏苡仁汤，均属下法、消法。湿热祛除，气血畅通，则腹胀、腹痛止。又以四物汤加桃仁、红花，意在养血活血，消肿排脓，故药后"下瘀血升许而愈"。

薛氏还观察到有些肠痈病人，可能出现"腹胀大，转侧作水声，或脓从脐出，或从大便出"等证候，提示痈脓溃破、量多、外溢，此时肉腐血败，正气已衰，而脓毒四溢，或可致危急重证，宜急治之。薛氏治以太乙膏，谓该膏药"治痈疽，及一切疮毒，不问年月深浅，已未成脓，并治之""予尝用，但治疮毒诸内痈，有奇效"；另以托里药，意在扶正，以驱使脓毒之邪尽早祛除。

十四、瘰　疬

案1　肝火气盛瘰疬之治

一男子，因暴怒，项下肿痛结核，滞闷兼发热。用方脉流气饮二剂，胸膈利；以荆防败毒散，一剂而热退；肝脉尚弦涩，以小柴胡加芎，归、芍药，四剂脉症顿退；以散肿溃坚丸，一料将平；惟一核不消，乃服遇仙无比丸二两而瘳。

【赏析】

病人暴怒，则肝经气火过盛，肝失疏泄，气郁化火，燔灼津液，炼痰为核，故生瘰疬，结于项下，并肿痛。《灵枢·经脉》载："肝足厥阴之脉……上贯膈，布胁肋，循喉咙之后，上入颃颡"，肝经不利，木火刑金，经脉循行所过之处，如胁肋、胸膈、颈项、咽喉、鼻及巅顶，均可见气机不利之症，故有胸膈滞闷、发热、脉弦等脉症。初予方脉流气饮，该方仿逍遥散之意，青皮、乌药、当归、芍药、川芎柔肝调气，茯苓、防风、陈皮、甘草、黄芪健脾理气，更加紫苏、桔梗、半夏之属化痰散结，故两剂即胸膈利，病稍平。《素问·刺禁论》曰："肝生于左，肺藏于右"，肝升太过，肺降不及，肝肺不和，气郁化火，又以荆防败毒散宣降气机，疏肝利肺，气结开而热退。肝脉弦涩，涩则阴血不足，弦则气机不利，再以小柴胡汤加川芎、当归、芍药，疏肝凉肝，复肝之疏泄；益气养血，补肝之阴体。气血同治，故脉、症均明显好转。后诸症皆退，仅余项下结核未消，当为火邪炼液为胶痰，痰阻则气滞血瘀，痼结不去，留滞经络，此为顽疾，不用攻逐之法不可去也。《素问·阴阳应象大论》云："因其重而减之"，即以峻药丸服，意在攻邪不伤正。经用散肿溃坚丸一料，遇仙无比丸二两，即结核祛除，病告痊愈。

案2　虚劳气郁瘰疬之治

一妇人，久郁，患而不溃，既溃不敛，发热口干，月水短少，饮食无味，日晡尤倦，以益气养荣汤，二十余剂稍健。余谓须服百剂，庶保无虞。彼欲求速效，反服斑蝥之剂，及数用追蚀毒药，去而复结，以致不能收敛，出水不止，遂致不救。然此证属虚劳气郁所致，宜补形气，调经脉，未成者自消，已成自溃。若投剽悍之剂，则气血愈虚，多变为瘵证。然坚而不溃，溃而不合，气血不足明矣。况二经之血原自不足，不可不察。

【赏析】

久郁则肝气不畅，气血津液为之涩滞，日积月累，痰瘀交阻，结核于颈项，遂生瘰疬。案中妇人结核患而不溃，既溃不敛，此即正气不足，不能鼓邪外出，遂致日久不能生肌收口。并见发热、口干、月水短少、饮食无味、日晡尤倦等症，亦属气血两虚，阴津不足之征，即薛氏所谓“虚劳气郁”所致。治宜补益气血，调畅经脉，宣畅气机，则瘰疬未成脓者可消散，已成脓者可脓溃毒去；如一味攻伐，反用剽悍、滑利、攻逐之剂，则往往致使气血更虚，变为劳瘵，经久难愈。因此，薛氏予以益气养荣汤，该方有益气养血、行气解郁、健脾祛痰之功，故二十余剂后，诸症稍有好转。方药得当，病势已趋缓解，欲收全功，尚须依此法续治百日以上；但病人欲求速效，反服斑蝥等破血攻伐之毒药，则正愈伤，邪愈盛，结核去而复结，肿疡溃而不能收敛，脓水流出不止，终致不救。

案3　肝胆热盛瘰疬之治

一妇人，肝经积热，患而作痛，脉沉数，以射干连翘汤，四剂稍愈；更用散肿溃坚丸，月余而消。丹溪云：瘰疬必起于足少阳一经，不守禁忌，延及足阳明经。食味之厚，郁气之久，曰毒，曰风，曰热，皆此二端，拓引变换。须分虚实，实者易治，虚者可虑。此经主决断，有相火，且气多血少。妇人见此，若月水不调，寒热变生，稍久转为潮热，自非断欲食淡，神医不能疗也。

【赏析】

病人肝郁化火，气滞伤脾，以致脾失健运，痰湿内生，瘰疬结于颈项而成。症见颈项结核作痛、脉沉数。治以射干连翘散，该方可清热泻火，疏肝解郁，散结消瘰，故急用之，4 剂稍愈。又用散肿溃坚丸，疏肝活血，散肿溃坚。方中柴胡、连翘清热散结，升麻、葛根解毒升阳，天花粉、桔梗清肺排脓，当归尾、芍药润肝活血，昆布散痰溃坚，三棱、莪术破血行气，黄芩、黄连、黄柏、龙胆草、知母大泻三焦之火，而桔梗能载诸药而上行，使火毒清解，瘀血祛除，痰核消散，故月余即愈。薛氏引朱丹溪所论，认为瘰疬多因情志不遂，郁而化火，饮食失节，痰浊内生，致使足少阳经脉不利，风火、热毒炼痰为核，结于颈项，遂致此病。多见于妇人，常伴经水不利，寒热错杂，此时治疗，除方药外，注意调畅情志，饮食清淡，也非常关键。

案4　血盛气郁瘰疬之治

一室女，年十七，项下时或作痛，乍寒乍热，如疟状，肝脉弦长，此血盛之证也。先以小柴胡汤二剂稍愈，更以生地黄丸治之而痊。《妇人良方》云：寡妇之病，自古未有言者，藏仓公传与褚澄，略而论及。言寡者，孟子正谓无夫曰寡是也。如师尼、丧夫之妇，独阴无阳，欲男子而不可得，是以郁悒而成病也。《易》曰：天地絪缊，万物化醇；男女媾精，万物化生。孤阴独阳可乎？夫既处闺门，欲心萌而不遂，致阴阳交争，乍寒乍热，有类疟疾，久而为痨。又有经闭白淫、痰逆头风、膈气痞闷、面鼾瘦瘠等证，皆寡妇之病。诊其脉，独肝脉弦，出寸口而上鱼际。究其脉，原其疾，皆血盛而得。经云：男子精盛则思室，女人血盛则怀胎，观其精血，思过半矣。

【赏析】

室女血盛，思虑太过，郁结不舒，气血失调，肝脾失和，肝郁则气结化火，脾虚则痰湿内生。火郁痰凝，结于项下，故颈项生瘰疬，或作痛，肝脉弦长；血盛气郁，阴阳交争，故乍寒乍热，如疟状。薛氏引《妇人良方》“夫既处闺门，欲心萌而不遂，致阴阳交争，乍寒乍热，有类疟疾，久而为痨。又有经闭白淫、痰逆头风、膈气痞闷、面鼾瘦瘠等证，皆寡妇之病。诊其脉，独肝脉弦，出寸口而上鱼际。究其脉，原其疾，皆血盛而得”，即论述了其病因、病机及脉症。先予小柴胡汤和解阴阳，以祛寒热、调畅肝气；再予生地黄丸，滋阴泄火，疏肝柔肝，凉血则郁火自息，气顺则痰浊消散，故治之而痊。薛氏又引许白云学士医案：“有一师尼，患恶风体倦，乍寒乍热，面赤心烦，或时自汗。是时疫气大行，医见寒热，作伤寒治之，大、小柴胡汤杂进，数日病剧。予诊视之曰：三部无寒邪脉，但厥阴肝脉弦长而上鱼际，宜用抑阴之药。遂用此方，治之而愈。”与本案相同，室女、师尼、丧夫之妇等，阴血独盛，欲男子而不可得，郁悒成疾，故用抑阴之药而获效。

案 5　土虚木旺瘰疬之治

一男子患之，痰盛胸膈痞闷，脾胃脉弦。此脾土虚肝木乘之也，当以实脾土伐肝木为主。彼以治痰为先，乃服苦寒化痰药，不应，又加以破气药，病愈甚。始用六君子汤加芎、归数剂，饮食少思；以补中益气汤，倍加白术，月余中气少健；又以益气养荣汤，两月肿消，而血气亦复矣。夫右关脉弦，弦属木，乃木盛而克脾土，为贼邪也。虚而用苦寒之剂，是虚虚也。况痰之为病，其因不一，主治之法不同。凡治痰，用利药过多，则脾气愈虚，虚则痰愈易生。如中气不足，必用参、术之类为主，佐以痰药。

【赏析】

瘰疬多因气郁痰凝所致，气郁责之肝气不畅，痰凝责之脾虚失运。如右关脉弦，右关候脾胃之气，脉弦示肝郁，属木旺而克脾土，此时如用利痰药过多，则脾气愈虚，痰浊反愈盛；如用理气破气药过多，则亦耗损脾气，脾虚则痰愈易生。正确之治，如《金匮要略》所谓“见肝之病，知肝传脾，当先实脾”，即以参、术之类补益脾气，兼顾疏肝、祛痰之药。本案男子患瘰疬，且痰多、胸膈痞闷、右关脉弦，属典型的木旺乘克脾土之证，自服苦寒化痰、破气药，病不应反甚，即犯上述虚虚之戒。薛氏先予六君子汤加川芎、当归，健脾气，和气血，数剂即饮食少思；又以补中益气汤，倍加白术，月余后中气得以健旺；后以益气养荣汤，补气和血，行气祛痰，消肿散结，故 2 个月肿消，血气复而得痊愈。

案 6　暴怒可致瘰疬、血分证

一妇人，因怒项肿，后月经不通，四肢浮肿，小便如淋，此血分证也。先以椒仁丸数服，经行消肿；更以六君子汤加柴胡、枳壳，数剂项肿消矣。亦有先因小便不利，后身发肿，致经水不通，名曰水分，宜葶苈丸治之。《妇人良方》

云：妇人肿满，若先因经水断绝，后至四肢浮肿，小便不通，名曰血分。水化为血，血不通，则复化为水矣，宜服椒仁丸。若先因小便不利，后身浮肿，致经水不通，名曰水分，宜服葶苈丸。

【赏析】

血分、水分之名，《金匮要略》早有论述，谓："经为血，血不利则为水，名曰血分""经水前断，后病水，名曰血分，此病难治。先病水，后经水断，名曰水分，此病易治。何以故？去水，其经自下"。张仲景认为血分难治、水分易治，但并未具体处方。薛氏引《妇人良方》"妇人肿满，若先因经水断绝，后至四肢浮肿，小便不通，名曰血分。水化为血，血不通，则复化为水矣，宜服椒仁丸。若先因小便不利，后身浮肿，致经水不通，名曰水分，宜服葶苈丸"，较之张仲景，明确提出治血分用椒仁丸，治水分用葶苈丸。该妇人大怒，肝气不畅，郁结化火，炼津为痰，故项肿、结核；气郁血滞，则月水不通；经水不利，则复化为水，泛溢四末，故四肢浮肿、小便不利。薛氏诊之为血分证，继承前贤治法，初予椒仁丸，活血通经，利水消肿，数剂即经行、肿消；又以六君子汤加柴胡、枳壳，实脾气、疏肝气，脾气旺则痰湿不生，肝气条达则无郁结之虞，故项肿渐消。

案7　调摄情志防瘰疬

一室女，性急好怒，耳下常肿痛，发寒热，肝脉弦急。投以小柴胡汤加青皮、牛蒡子、荆芥、防风治之，而寒热退；更以小柴胡汤对四物，数剂而肿消。其父欲除去病根，勿令再发。予谓：肝内主藏血，外主荣筋，若恚怒气逆则伤肝。肝主筋，故筋蓄结而肿，须病者自能调摄，庶可免患。否则肝逆受伤，则不能藏血，血虚则为难瘥之证矣。后不戒，果结三核。屡用追蚀药，不敛而殁。

【赏析】

肝主敷和，藏血，肝气条畅，则一身气机和顺，若情志不遂，郁怒伤肝，肝失疏泄，则百病易生。本案室女性急好怒，气有余便是火，大怒则肝火气盛，痰火互结，致颈项、耳下结核、肿痛，即薛氏谓"恚怒气逆则伤肝，肝主筋，故筋蓄结而肿"。肝火内灼，营阴受损，阴阳失和，故发寒热、肝脉弦急。初投以小柴胡汤加青皮、牛蒡子、荆芥、防风，意在和解阴阳，清宣火热，故药后寒热退。又以小柴胡汤合四物汤，既和阴阳、疏肝气，又补肝血、荣筋脉，故数剂耳下肿痛渐消。诸症虽得以平复，薛氏告诫其父，若不能调摄情志，如先前，常恚怒忧思，性急多虑，伤肝损脾，病必复发。其后，该女并未平和心态，性情不改，仍性急好怒，遂旧病复燃，耳下再结三核，又误用攻伐、追蚀之药，使得邪气愈盛而正气大损，疮口不敛而身亡。

十五、流　注

案1　暴怒致流注之治

一妇人，暴怒，腰肿一块，胸膈不利，时或气走作痛。与方脉流气饮，数剂而止；更以小柴胡汤对四物，加香附、贝母，月余而愈。

【赏析】

妇人暴怒，怒则肝伤，肝主敷和，疏泄气机，肝伤则一身气机郁滞；又肝藏血，气郁则血滞。经络不利，气血不和，流窜于腰部，结为肿块，故有腰肿一块、胸膈不利、时或气走作痛等症。初以方脉流气饮，行气理气，活血通经，薛氏谓本方可治“瘰疬流注，及郁结聚结肿块，或走注疼痛，或心胸痞闷，咽塞不利，胁腹膨胀，呕吐不食，上气喘急，咳嗽痰盛，面目或四肢浮肿，大小便秘”等证候，肝气舒畅，气血通利，则气郁、血滞之证可得缓解，故数剂诸症即止。又以小柴胡汤合四物汤加香附、贝母，其中小柴胡汤和解少阳、通利肝气，四物汤补血活血，更加香附、贝母助肝气畅达、软坚散结。诸药合用，可疏肝理气，和畅气血，故月余肿块消散而愈。

案2　脾气不足致流注之治

一男子，脾气素弱，臂肿一块不痛，肉色不变，饮食少思，半载不溃。先以六君子汤，加芎、归、芍药，二十余剂饮食渐进；更以豆豉饼，日炙数壮；于前药内再加黄芪、肉桂三十余剂，脓熟针去；以十全大补汤，及附子饼炙之，月余而敛。

【赏析】

流注多由于正气不足，气血郁滞，邪气壅滞，疮疡或肿块注于肌肤、筋肉所致。该男子肿块见于臂部，不痛、肉色不变、半载不溃，即表明虽有毒邪腐败血肉，但正邪交争，正气尚不足以胜邪，故见上述诸症。又饮食少思，属脾气素弱之体，恰与流注诸症相符。治之当以扶正为主，待气血旺盛，促脓毒酿成而及时排出，为薛氏治虚证疮痈的一贯治则。本案先以六君子汤加川芎、当归、芍药，补益脾胃，以壮后天之本，并行气补血，使气血不郁滞，故二十余剂后饮食渐进。再以豆豉饼灸之，薛氏谓之"治疮疡肿硬不溃，及溃而不敛，并一切顽疮恶疮"，同时内服前药加黄芪、肉桂，气血并补，温通血脉。内外合治，可使未成脓者或消散或脓聚，以利毒邪祛除，三十余剂后，脓成而熟，即针之使脓毒外泄。后以十全大补汤，补益气血以扶正，并附子饼灸之，以温通经脉、排脓敛疮，故月余后疮口收敛，病告痊愈。

案3　瘰疬流注溃后发热多因虚

一妇人，溃后发热，余以为虚。彼不信，乃服败毒药，果发大热，竟致不救。夫溃疡虽有表证发热，宜以托里药为主，佐以表散之剂，何况瘰疬流注乎？若气血充实，经络通畅，决无患者。此证之因，皆由气血素亏，或七情所伤，经络有郁结；或腠理不密，六淫外侵，隧道壅塞。若不审其所因，辨其虚实，鲜不误人！

【赏析】

流者，行也；注者，住也。气血虚衰，邪毒流窜，经脉凝滞，注而发病，称为流注。《外科真诠》谓："流注发无定处，漫肿不红，连接三四处"，即患处漫肿微痛，皮色不变，好发于躯干、四肢肌肉丰厚的深处，并有此处未愈、他处又起的特点。初期症见一处或数处肌肉出现漫肿无头、局部微热、微痛或不痛、伏块较硬，继则肿势增大、触之有痛感。成脓期症见肿块增大、疼痛加剧，脓肿浅者，皮肤微软、按之有波动感，并伴高热不退、口渴欲饮、舌红苔黄腻、脉洪数等。溃脓期症见溃后流出黄稠或白黏脓水、肿硬疼痛渐消、身热减退、元气渐复、食欲增加，溃后不需内治；若脓水淋漓、身热不退、舌淡苔腻、脉虚数者，属于正虚邪恋，病情较为严重。本案病人溃后发热，薛氏谓之虚证，多因气血素亏，或由七情所伤而致经络郁结；或因腠理不密，六淫外侵，隧道壅塞。《金匮要略》所谓"四肢九窍，血脉相传，壅塞不通，为外皮肤所中也……"可见，流注之病机，气血素亏是其本，七情郁结、毒邪壅滞是其标。薛氏治溃疡发热，尚且以托里扶正为主，兼顾发表，如其多次使用的托里消毒散、内托复煎散、人参败毒散等，即是此例；对于瘰疬、流注等病证，本就气血不足，缠绵难愈，毒邪易耗气伤血，更伤其正，若一味攻邪，必定变生危证。该案病人自作主张，以败毒药发散其邪，汗出正伤，虚虚实实，反致发热更盛，遂致不救。因此，薛氏感叹道："若不审其所因，辨其虚实，鲜不误人！"

案4　调气养血治妇人流注

一妇人，禀弱性躁，胁臂肿痛，胸膈痞满。服流气败毒药，反发热不食；以四七汤数剂，胸宽气和；以小柴胡汤对四物，加陈皮、香附，肿痛亦甚。大抵妇人情性执着，不能宽解，多被七情所伤，遂致遍身作痛，或肢节肿痛，及气填胸满；或如梅核塞喉，咽吐不出；或涎痰壅盛，上气喘急；或呕逆恶心，甚者渴闷欲绝。产妇多有此证，宜服四七汤，先调滞气，更以养血之药。若因思忧，致小便白浊者，用此药，吞青州白丸子屡效。

【赏析】

妇人禀赋虚弱，气血不足之体，然性情急躁，郁怒伤肝，气机不畅，即薛氏谓"此证之因，皆由气血素亏，或七情所伤，经络有郁结；或腠理不密，六淫外侵，隧道壅塞"，致使流注形成，见胁臂肿痛、胸膈痞满。此病妇人多见，究其病因、证候，薛氏又称："大抵妇人情性执着，不能宽解，多被七情所伤，遂致遍身作痛，或肢节肿痛，及气填胸满；或如梅核塞喉，咽吐不出；或涎痰壅盛，上气喘急；或呕逆恶心，甚者渴闷欲绝。"因此，治之宜先服四七汤，以调滞气，再服四物汤等，以养血，而不宜服行气败毒之品，否则更伤其正，不利祛邪。四七汤方中紫苏叶轻清宣散，畅达气机；厚朴、半夏、茯苓健脾和胃，降逆祛痰；姜、枣可和脾胃。此方可治七情郁结，状如破絮，或如梅核，骾在咽间；或中脘痞满，痰涎壅盛；或喘，或恶心、少食等病证。如用流气败毒药，小柴胡汤加陈皮、香附等，因疏利气机太过，正虚不能耐受，反增发热、肿痛、不食等症，故宜四七汤合四物汤以治之。青州白丸子出自《太平惠民和剂局方》，由半夏、川乌、南星、白附子组成，皆生用，有较强的祛风痰、通经络之功。如并见尿中白浊，可用前方，吞小量的青州白丸子，以行气、补血、祛痰，标本兼治而获效。

十六、咽　喉

案1　热毒壅聚喉痹宜攻泻

一男子，咽喉肿痛，脉数而实，以凉膈散，一剂而痛止；以荆防败毒散加牛蒡子，二剂而肿退；以荆防败毒散二剂，又以甘、桔、荆、防、玄参、牛蒡子，四剂而平。

【赏析】

《灵枢·经脉》载："胃足阳明之脉……其支者，从大迎前下人迎，循喉咙……喉痹……脾足太阴之脉……属脾，络胃，上膈，挟咽，连舌本，散舌下……心手少阴之脉……其支者，从心系，上挟咽，系目系……小肠手太阳之脉……入缺盆，络心，循咽，下膈……肾足少阴之脉……其直者，从肾上贯肝膈，入肺中，循喉咙，挟舌本……是主肾所生病者，口热，舌干，咽肿，上气……"此外，手阳明大肠经、手少阳三焦经、足厥阴肝经等是动病、所生病均见喉痹、嗌肿、嗌干等症。可见，多条经脉循经咽喉，该部为清气、水谷出入的门户所在，其发病亦与多脏腑相关。从本案诊治经过来看，该男子咽喉肿痛当责之外邪入侵，毒邪壅闭咽喉，肺气不利，阳明热盛，故见咽喉肿痛、脉数而实。初治以凉膈散，清泻阳明热毒，宣利肺气，故1剂即痛止。再以荆防败毒散加牛蒡子，宣散攻毒，清热利咽，故2剂即肿退。又以荆防败毒散2剂继续发表攻邪，后以甘草、桔梗、荆芥、防风、玄参、牛蒡子，即玄麦甘桔汤去麦冬加荆芥、防风、牛蒡子，4剂即愈。

案2　虚火上炎喉痹宜滋补

一男子，咽喉干燥而痛，以四物汤加黄柏、知母、玄参，四剂稍愈；更与人参固本丸，一剂不再复发。

【赏析】

本案男子咽喉干燥而痛，显非外邪所致，当责之阴血、阴津不足，少阴虚火上炎。虚火灼津、耗血，咽喉失养、失润，故咽喉干燥而痛，或伴潮热、盗汗、心烦、腰酸、尿黄、眼干涩等症。治以四物汤加黄柏、知母、玄参，其中四物汤养血和血，黄柏、知母、玄参滋阴泄火，诸药合用，祛虚火，滋阴津，补阴血，故4剂后诸症稍愈。又予以人参固本丸，薛氏谓该方“治肺气燥热作渴，或小便短少赤色，及肺气虚热，小便涩滞如淋，此虚而有火之圣药也”，方中生地黄凉血泻火，熟地黄滋阴补血，天冬、麦冬补水泻火，人参益气扶正，为治肺气虚热、少阴虚火上炎的常用方，1剂即愈，且未复发，确如薛氏所称为“虚而有火之圣药”。

案3　论咽痛之治

一男子，咽喉作痛，痰涎上壅，余欲治以荆防败毒散，加连翘、山栀、牛蒡子。彼自服甘寒降火之药，反加发热，咽愈肿痛。急刺少商二穴，仍以前药加麻黄汗之，诸症并退。惟咽间一紫处仍痛，此欲作脓，以前药去麻黄一剂，脓溃而愈。凡咽痛之疾，治之早，或势轻者，宜用荆防败毒散以散之；治之迟，或势重者，须刺少商穴。瘀血已结，必刺患处，亦有刺少商者。咽虽利而未全消者，必成脓也，然脓去即安。若有大便秘结者，虽经针刺去血，必欲以防风通圣散攻之。甘寒之剂非虚火不宜用。

【赏析】

薛氏认为咽喉肿痛，多由外邪闭郁，毒邪壅聚咽喉所致，治之宜发表攻邪。初起时，病势尚轻，急治以荆防败毒散，既发表，亦攻毒，使壅聚的毒邪在汗发散而解。肿痛甚者，则需针药并用，配以刺少商穴，该穴为手太阴井穴。《灵枢·本输》载：“肺出于少商，少商者，手大指端内侧也，为井木……”《灵枢·九针十二原》又说：“病在脏者，取之井……”可见，刺手太阴井穴，可泻肺经热毒。若咽喉瘀血留结，脓毒已成，当刺患处，以排脓外出，或辅以托里消毒之药，脓去则正安，病可痊愈。若伴大便秘结者，为阳明热盛，腑实内结，此为表里同病，虽经针刺祛毒、排脓，还需防风通圣散攻之，以祛除表里壅实之邪。咽喉肿痛，亦有因少阴虚火上炎，灼伤阴血、阴津所致者，此时治宜甘寒之药以滋阴、泻火、解毒，而非发表、攻毒之剂。本案男子咽喉肿痛，痰涎上壅，当为外邪所致，治宜荆防败毒散，而病人自作主张，未辨虚实，自服甘寒降火之药，反致肿痛甚，显系药不对症。薛氏先急刺少商，以祛热毒；又以荆防败毒散加麻黄，汗出诸症并退；因咽喉间化脓处色紫、疼痛，再以前药去麻黄，1 剂后即脓溃而愈。

案 4　咽喉肿痛急证宜针之

一男子，咽喉肿痛，药不能下，针患处，出紫血稍愈；以破棺丹噙之，更以清咽消毒散，服之而愈。

【赏析】

明・孙文胤《丹台玉案》云："阴发难治，阳发易医。为治之法，或疏散，或消毒，或针烙，或内托，或外消，或泻。随其虚实寒热，而调治之。又当辨其五善七恶，如痛息自宁，饮食有味。"本案男子咽喉肿痛，予荆防败毒散等不效，表明热毒深重，非药物之力所能及。急针患处，直达病所，出紫血，即孙氏所谓"针烙"以消毒，故针后稍愈。从薛氏用破棺丹、清咽消毒散获效来看，毒邪壅聚于咽喉，不仅肺为热毒蒙蔽，且有阳明热盛、腑气不通之证，必伴日晡潮热、腹胀痛、便秘、尿黄、舌苔黄燥等症。破棺丹"治疮疡热极，汗多大渴，便秘谵语，或发狂结热之症"，方中大黄、芒硝、甘草相伍，可通泄腑实，清泄热毒，并以童便化下，意在取童便清泻火毒、引火下行之功。病势稍缓，即以清咽消毒散治之，该方"治咽喉生疮肿痛，痰涎壅盛，或口舌生疮，大便秘结，即荆防败毒散加芩、连、硝黄"，既发表攻毒，又清泄热毒，还可通腑泄热。本案咽喉肿痛，病势危急，毒邪深重，经薛氏内外合治，终获痊愈。

外科心法与外科枢要

一、肿　疡

案1　疮疡初起泻其实

一男子，年逾三十，腹患痈肿，脉数喜冷。齐氏云：疮疡肿起坚硬，疮疽之实也。河间云：肿硬木闷，烦躁饮冷，邪气在内也。遂用清凉饮，倍用大黄，三剂稍缓；次以四物汤加芩、连、山栀、木通，四剂而遂溃；更以十宣散去参、芪、肉桂，加金银花、天花粉，渐愈。彼欲速效，自服温补药，遂致肚腹俱肿，小便不利，仍以清凉饮治之，脓溃数碗，再以托里药治之而愈。东垣云：疮疽之发，其受之有内外之别，治之有寒湿之异。受之外者，法当托里以温剂，反用寒药，则是皮毛始受之邪，引入骨髓。受之内者，法当疏利以寒剂，反用温剂托里，则是骨髓之病，上彻皮毛。表里通溃，共为一疮，助邪为毒，苦楚百倍，轻则几殆，重则死矣。

【赏析】

实证疮疡，当治病求本。此病人腹患痈肿，脉数喜冷，病因为热，治当以寒凉之品，投以清凉饮，此方有凉膈散之义，去朴硝、竹叶，以泻代清，连翘一两能清热解毒，托邪散达于外，然倍大黄泄热量仍小于连翘。再以四物汤活血和血，入血分病。因诸痛痒疮皆属于心，心生血，加黄芩、黄连、山栀、木通，有龙胆泻肝汤之义，清利湿热。十宣散去补气血之人参、黄芪、肉桂，尚未到补益之候，金银花清热解毒，为“疮家之圣药”，天花粉生津消肿，病情渐愈。此时病人自行使用温补之品，有违病因，致肚腹俱肿，小便不利，此为“欲速则不达也”，后复饮清凉饮类，疾病向愈。本病虽为外痈，但其病因受之内者，法当疏利以寒剂，若反用温剂托里，则易邪陷于内，致病加重。

案2　年高溃后不妄补

赵宜人，年逾七十，患鬓疽已溃，焮肿痛甚，喜冷，脉实，大便秘涩。东垣云：烦躁饮冷，身热脉大，精神昏闷者，皆脏腑之实也。遂以清凉饮，一剂肿痛悉退；更以托里消毒药，三十余剂而平。若谓年高溃后，投以补剂，实实之祸不免矣。

【赏析】

其人虽已经七十有余，但鬓疽已溃，焮肿痛甚，而且一系列的症状表明为一片实象，由热毒壅盛所致，治应清热解毒，方用清凉饮加减。肿消痛止后，宜托里排脓，方用托里消毒散。根据李杲"烦躁饮冷，身热脉大，精神昏闷者，皆脏腑之实也"，若因病人七十有余，误谓年高体虚而妄投补剂，则定会犯"实实之戒"。方中连翘可清热解毒，散结消肿，治温热，丹毒，斑疹，痈疡肿毒，瘰疬，小便淋闭；栀子可清热泻火凉血，治热病虚烦不眠，黄疸，淋病，消渴，目赤，咽痛，吐血，衄血，血痢，尿血，热毒疮疡，扭伤肿痛；大黄可泻热毒，破积滞，行瘀血，治实热便秘，谵语发托，食积痞满，痢疾初起，里急后重，瘀停经闭，癥瘕积聚，时行热疫，暴眼赤痛，吐血，衄血，阳黄，水肿，淋浊，溲赤，痈疡肿毒，疔疮，汤火伤；薄荷叶可健胃祛风，祛痰利胆；黄芩可泻实火，除湿热，止血，安胎，治壮热烦渴，肺热咳嗽，湿热泻痢，黄疸，热淋，吐、衄、崩、漏，目赤肿痛，胎动不安，痈肿疔疮。

案3　托里消毒治发背

汪太常太夫人，年逾八十，脑疽已溃，发背继生，头如粟杵，脉大无力，此膀胱经湿热所致。夫脉无力，乃血气衰也。遂以托里消毒药，数服稍可。更加参、芪之剂，虽起而作渴。此气血虚甚，以人参、黄芪各一两，当归、熟地各五钱，麦门冬、五味子各一钱，数服渴止，而不府能言，气血能告，岂能省悟？病者至死，皆归于命，深可哀也。又有病人，气质素实，或有疲，不服补剂。然不知脓血出多，气血并虚，岂不宜补？余常尝治疮，阴用参芪大补之剂，阳书败毒之名与服之，俱不中满，疮亦有效。虚甚者尚加姜桂，甚至附子，未尝有不效也。

【赏析】

发背之病，病因多为湿热，治当清利；但此病人年逾八十，可知气血不足、肾气将竭，且脉大无力，为气血亏虚之象，治法当以生肌排脓化瘀，补气生血。故投以人参败毒散。方中羌活除湿止痛，《品汇精要》言其“主遍身百节疼痛，肌表八风贼邪，除新旧风湿，排腐肉疽疮”。独活善于止痛治疗痈疽，前胡、柴胡升阳托肌，此四味药直接针对性治疗疮疽；人参大补元气，使衰竭的气得以补充，气能生血，气行血动；配合行气药桔梗、川芎，使气流通全身，不至于凝滞不走，气血行则瘀滞散；加入桔梗载药上行，直入头部脑疽病灶，使用药更有针对性；最后用茯苓除湿养中理脾，甘草补中益气、调和诸药。此方补气排脓生肌为主，并没有因为是脑疽就不敢投以温热大补元气之药，相反还引药上行，是因为切中了病因。医生治病要胆大心细，切中病机，只要辨证得当，就要放胆用药，畏手畏脚，瞻前顾后，犹犹豫豫，很容易拖延病情，影响治疗，甚至错治误治，危及生命。观其脉症，知犯何逆，随证治之。脉症结合，找到病情的本质，用药不违背禁忌，在八纲辨证的基础指导下对症用药，治病便无大碍。

案4 补脾益肾治疰夏

一男子，年四十三岁，自四十以来，每至夏发热而倦，日午益甚，晚凉少可，而生疮疡，耳下筋微肿，更结小核三四枚，附筋上。余曰：此火令不甚房劳，亏损肾水，不能制火热也，名曰疰夏。彼不信，服降火败毒药，加口干倦怠，夜间热甚，午后腿软，足心热，筋牵痛。复来问治。余曰：口干倦怠，此中气陷下也；夜间发热，阳气陷于阴分也；午后腿酸足热，阴虚火盛也；耳下筋牵痛，血虚不能润筋也。先以补中益气汤，少用柴胡、升麻，加五味子、麦门冬、熟地黄治之，诸症顿退。更服补肾丸而痊。若以每至火令而然，用败毒良药，鲜不危矣。四月属巳，五月属午，为火太旺，火旺则金衰。六月属未，为土大旺，土旺则水衰。况肾水以肺金为母，故《内经》淳淳然资其化源也。古人以夏月必独宿而淡味，兢兢业业，爱护保持金水二藏，正嫌火王之时耳。《内经》又曰：藏精者，春不病温，十月属亥，十一月属子，正火气潜伏闭藏，以养其本然之真，而为来春发生之本。若于此时不自戕贼，至春生之际，根本壮实，气不轻浮，焉有湿热之病？又云：春末夏初，患头痛脚软，食少体热。仲景云春夏剧，秋冬瘥，而脉弦大者，正世俗所谓疰夏病也。

【赏析】

病案中，病人生疮疡，耳下筋微肿，更结小核三四枚，附筋上，误认为肝胆之火旺盛，自服降火败毒药，后致病情加重，此为治病不得法也。此男子已43岁，《黄帝内经》有云："男子五八肾气衰，发堕齿槁"，这里"五八"的意思就是40岁左右，意思是40岁开始肾气就慢慢衰落，精气不足了，故每至夏发热而倦，此肝肾阴虚之象，病为"疰夏"，治当益气补肾。此案中，医者用补中益气丸加补肾丸。方中黄芪味甘，微温，入脾、肺经，补中益气，升阳固表，故为君药；配伍人参、炙甘草、白术，补气健脾为臣药；当归养血和营，协人参、黄芪补气养血；陈皮理气和胃，使诸药补而不滞，共为佐药；少量升麻、柴胡升阳举陷，协助君药以升提下陷之中气，共为佐使；炙甘草调和诸药为使药；巴戟天、补骨脂、肉苁蓉、小茴香性温补，为"补肾要剂"，功擅温肾益精，强筋壮骨；山药滋补肝肾之阴，牡丹皮清热凉血，枸杞子清肝明目，用于肝肾阴虚证；青盐，咸，寒，可凉血明目。

"疰夏"一病，病在肺肾。前人有指为三四月乍暑之时，即见此证者；有指为长夏六月暑湿交蒸之时，而见此证者。窃谓两者当并有之。如乍暑见此证，盛夏未有不加甚者也；盛暑见此证，初夏未有不先兆者也。且病名疰夏，本统夏令三月而言。其病由于阴虚，不任疏散，自是夏令之月，无日不然，而其机总发动于初夏，与初秋为一开一合之对待，故以初夏见症为当也。

案5　补益气血治腋下结核

朱文鼎母，因忿郁腋下结一核，二十余年。因怒加肿痛，完谷不化，饮食少思。东垣云：泻利不止，饮食不入，此肠胃虚也。遂以六君子汤，加砂仁、肉桂、干姜、肉豆蔻，泻虽止而脓清，疮口不合，气血俱虚也。以十全大补汤，月余而愈。

【赏析】

此病人为肝郁气滞，肝木乘脾，久病气血俱虚。因为情志不畅，肝气郁滞，久则结为疝气瘕聚，所以腋下有一结核，怒则更加肿痛；久病及脾，损伤了脾阳，脾失健运，所以完谷不化，不思饮食。李杲认为病人泻利不止，饮食不入，为肠胃虚，所以予六君子汤加减。六君子汤益气健脾，燥湿化痰，主治脾胃气虚兼痰湿证。脾胃为气血生化之源，为痰浊生化之源，久病则郁生痰核，所以治疗时应脾胃和肝兼治，补脾益气，化湿行气散结。六君子汤以人参为君，甘温益气，健补脾胃；脾胃气虚，运化失常，故完谷不化，所以用白术，既助人参补益脾胃之气，更以其苦温之性，健脾燥湿，助脾运化；脾湿加之脾虚，运化无力，则湿浊易于停滞，所以用茯苓，渗利湿浊，使参、术补而不滞；陈皮理气健脾，燥湿化痰；半夏燥湿化痰，消痞散结，肝脾同治；砂仁、肉豆蔻化湿行气，温脾止泻，助六君子汤补益脾胃之气；干姜辛热燥烈，主入脾胃而长于温中散寒，健运脾阳，为温暖中焦之主药；肉桂甘、大热助阳以补虚，辛热散寒以止痛，治脾胃虚寒的泄泻；姜、枣补益脾胃，调和诸药。服药后，泻止而脓清，疮口不愈合，为气血虚弱，气虚不能固摄，所以疮口不愈，久病耗伤阴血，所以给予十全大补汤。十全大补汤为八珍汤加黄芪、肉桂，增强补气温阳之力，使阳生阴长，治疗气血俱虚证。该病通过补益脾胃之气，来治疗完谷不化和因肝郁气滞所致的腋肿。可以解释为“见肝之病，知肝传脾，当先实脾”。

案6　脉息如无似有当补益

昆山高举人，年逾三十，夏月热病后，患颐毒，积日不溃，气息奄奄，脉诊如无，饮食少思，大便不禁。《脉经》云：脉息如无似有，细而微者，阳气衰也。齐氏云：饮食不入，大便滑利，肠胃虚也。遂以六君子汤，加炮干姜、肉豆蔻、补骨脂数剂，泻稍止，食稍进；更加以黄芪、当归、肉桂，溃而脓水清稀。就于前药，每服加熟附子一钱，数剂泻止食进，脓亦渐稠。再以十全大补汤，用酒炒芍药，加白蔹，月余痊愈。

【赏析】

《冯氏锦囊秘录》云：“瘿者，即颐毒也。每有于未痘数日之前，发一小块，色同肌肉，不红不肿不痛，最宜急治，否则，痘时而加透托，则势先溃烂，痘必伏而不起，甚有至痘八九日间，连肉跌出此块，而肉无脓汁者，尤极危症，是由虚火夹痰所致。”病人夏日热病后，津液耗损，内生虚火，煎熬津液，化生为痰，虚火又夹痰，以致颐毒病发。其包块积日不溃，阴损及阳，阴阳互损，以致阳气衰微，脉诊如无。阳气衰微导致不能固涩，大肠滑脱，大便滑利，损及脾胃，运化无力，饮食不入。六君子汤益气健脾，燥湿化痰；加炮干姜味辛热，温中散寒，助阳气恢复；肉豆蔻味辛温，有涩肠止泻，温中行气之功，积痰得化，脾胃运化之力得复，气血生化有源，食稍进；补骨脂亦有收涩之力，泄稍止。但并无针对治疗颐毒和补阴之药，阳得阴助则生化无穷，故以当归补阴补血；肉桂补元阳，除冷积，通血脉，阴阳并补，气血通行；黄芪借助稍恢复的正气托脓外出，敛疮生肌，病人用药后脓便溃败。值得注意的是其脓水清稀，表明体内阳虚体寒的状态，于是再加熟附子，与原方的炮姜配伍，大补阳气。整个方子温补脾胃，燥湿化痰，收涩滑脱，阴阳并补，托脓敛疮。于是数剂泻止食进，脓亦渐稠。病人病后整体亏虚，佐以十全大补汤，温补气血，酒炒芍药，益阴且酒炒发散，补而不滞，后加以白蔹，清热解毒，防止诸种温燥之药助热，又解余毒，散结生肌。故月余痊愈。

二、疮　疡

案1　风热壅上致鬓角毒疮

维扬俞黄门，年逾三十，冬月鬓患毒，肿焮烦躁，便秘脉实。此胆经风热壅上而然也。马氏云：疮疡之证，热壅而不利者，大黄汤下之。遂以一剂，便通疮退。更以荆防败毒散二剂，再以十宣散去桂加天花粉、金银花，数剂而愈。太宗伯罗公，耳后发际患此，焮痛脉数，以小柴胡汤、桔梗、牛蒡子、金银花，四剂而愈。

【赏析】

《医宗金鉴·外科心法要诀》云："痈疽原是火毒生"，风热之痛，痒痛相兼；火郁之痛，不可按抚；火灼之痛，如欲炙手。该病人鬓处发毒，皮肤焮赤，疼痛明显，烦躁，大便秘结，脉实，此乃一派热相。根据经络学说来分析，肿痈发于鬓角，此为足少阳胆经所过之处，此乃胆经风热壅上而然也。《金匮要略·疮疡肠痈浸淫病篇》云："热者为有脓，不热者为无脓。"从卫气营血学说来分析，肿痈已成脓，毒入营分，出现了烦躁等情志异常，治法当清热凉血解毒。《洞天奥旨》云："脏腑之气血不行，则脏腑之经络即闭塞不通，而外之皮肉即生疮疡。"药先以大黄牡丹汤下之，大黄、芒硝破瘀泻热，牡丹皮清热凉血、活血化瘀，合桃仁散瘀消肿以疗痈疮，冬瓜仁清肠利湿、排脓散结。1剂之后，便通疮退。后以荆防败毒散消痈止痛、清其余热，其中柴胡发散解表，川芎行气活血，二药又为胆经的引经药，引药入经，提高疗效。丹溪曰："精要谓治未成也速散，已成者速溃。"十宣散乃排脓消毒之剂，清热解毒，行气活血，去桂枝辛温之药，加天花粉、金银花增强其解毒之功，数剂而愈。耳后发际处亦为胆经所过之处，以柴胡、黄芩相伍，清泄胆火，半夏、生姜降逆止呕，人参、大枣益气补脾，牛蒡子、金银花清热解毒，桔梗以行气，诸药并行，4剂而愈。虽方不同，但均抓住了疾病本质，故均效果显著。

案2　攻泄壅实治痈毒

杨百户，胸患毒，肿高焮赤，发热脉数，大小便涩，饮食如常，齐氏曰：肿起色赤，寒热疼痛，皮肤壮热，头目昏重，气血之实也。又云：大便硬，小便涩，饮食如故，肠满膨胀，胸膈痞闷，肢节疼痛，身热脉大，精神昏塞，脏腑之实也。遂以黄连内疏汤二剂，诸症渐退。更以荆防败毒散加芩、连、山栀，四剂少愈。再以四物汤加芩、连、白芷、桔梗、甘草、金银花，数剂而消。

【赏析】

病人胸部肿高焮赤，寒热疼痛，皮肤壮热，头目昏重，说明气血壅滞，经络阻塞，营卫不通；郁而化火，灼伤津液，故大便硬，小便涩；津液耗伤，肌肉失于濡养，故肢节疼痛；气血壅滞于胸部，故胸膈痞闷；热扰心神，则精神昏塞；发热脉数，则有表热。所以本案病机为外感风温火毒湿热，侵入人体，蕴结肌肤，邪毒积聚，痹阻经络，郁闭气血，火热毒邪薰蒸肌肤，而发胸痈。

《灵枢·痈疽》有"荣卫稽留于经脉之中，则血泣而不行，不行则卫气从之而不通，壅遏而不得行，故热。大热不止，热盛则肉腐，肉腐则为脓"，说明营卫不通、热毒炽盛是本病发病的主要原因。故用内疏黄连汤，清热解毒，消肿散结。方中黄连、黄芩、栀子清里热以解毒；连翘、薄荷、桔梗解表热而消肿；当归、白芍活血和营；槟榔、木香行气散结；大黄通便泻火；甘草调和诸药。诸药合用，共奏清热解毒、消肿散结之功。2剂后，诸症渐消，再用荆防败毒散，疏风解表，败毒消肿，方以羌活、独活、川芎、柴胡散邪解表，又用桔梗、枳壳、前胡、茯苓，宽胸利气，配荆芥、防风祛风解表止痛，服用4剂，解表败毒消肿。最后再服四物汤，养血活血，方中当归补血养肝为君，熟地黄滋阴补血为臣，白芍养血柔肝为佐，川芎活血行气、畅通气血为使。四味合用，补而不滞，滋而不腻，养血活血。

案3　泻心火治发背

张锦衣，年愈四十，患发背，心脉洪数。势危剧。经云：心脉洪数，乃心火炽甚，诸痛疮疡，皆属于火。心主血，心气滞则血不行，故主痈也。骑竹马灸穴，是心脉所由之地，急灸之，以泻心火，隔蒜灸以拔其毒；再以托里消毒散，果愈。

【赏析】

《内经》云："诸痛痒疮，皆属于心（火）"，病人心脉洪数，表明病位在心，病因为火热，且病势凶猛；心主血脉，心气不足，那么血循滞缓，致血液瘀滞，病疮痈。

特殊灸穴部位基本不离人体躯干，躯干是最接近五脏六腑的神经反射区，施用灸法可直接调节内环境平衡，发挥特有的功效。骑竹马穴约当第7胸椎之两侧各开1寸处，是心脉经过的地方，具有解毒生肌的作用，用于灸治痈疽恶疮。古人重视灸穴"骑竹马"，《古今医统》："骑竹马灸，治一切痈疽、恶疮、发背"，表明骑竹马是灸治各种痈疽、恶疮、发背、疖毒、瘰疬诸风的特效奇穴。痈疽为急性化脓性疾患的总称，其疮面浅而大者为痈，疮面深而恶者为疽，痈疽逆证十分凶险，而骑竹马灸对此有特殊功效。《备急灸法》曰："不问痈生何处，已破未破，并用此法灸之，无不安愈。"隔蒜灸属于艾炷灸之间接灸的一种，主要用治痈疽肿痛之证，具有拔毒、消肿、定痛的作用。《肘后备急方》中记载灸肿令消法："取独颗蒜横截厚一分，安肿头上，炷如梧桐子大，灸蒜上百壮。"宋代医家陈言在所撰《三因极一病证方论·卷十四》中有较详细的论述："痈疽初觉肿痛，先以湿纸覆其上，其纸先干处即是结痈头也……大蒜切成片，安其送上，用大艾炷灸其三壮，即换一蒜，痛者灸至不痛，不痛者灸至痛时方住。"将蒜汁涂在穴位上，置中号艾炷点燃施灸，每壮灸完后去净灰烬再换新炷，连续灸3壮，灸完贴敷膏药保护疮面。骑竹马灸清热解毒、消肿生肌，可减轻炎症、感染的发生发展，尽早施灸可延缓和减轻炎症扩散。

本病病机责之于心火炽盛，对此能否用灸历代颇有争议。唐代孙思邈倡用灸法，认为灸火对热毒蕴结所致的痈疽可以开结拔毒。明代薛氏认为应摒弃疮疡皆为实热、必用苦寒的偏颇之见，而隔蒜灸能拔毒消肿，是应用最早的隔物灸法，首见于《肘后备急方》，在外科疮疡应用最多的是隔蒜片灸，对遏制肿毒之势有独特疗效。施灸亦要求得气，痛者灸至不痛，不痛者灸至痛方可。本法常用于治疗痈、疽、未溃疮疖、无名肿毒等，可加速脓疮成熟，减轻病人痛苦，促进疮口早日愈合。火性温热炎上有畅达之义，用灸治之法，疮毒可随火而散。龚廷贤《寿世保元·灸诸疮法》曰："一切疮毒，大痛或不痛或麻木，如痛者灸至不痛，不痛者灸至痛，其毒随火而散，盖火以畅达拔引郁毒。"明确提出艾灸可以热引热宣散疮疡郁结之毒。清代《医宗金鉴·痈疽灸法》曰："痈疽初起七日内，开结拔毒灸最宜。"清代吴亦鼎《神灸经纶》曰："凡疮疡初起，七日以前即用灸法，火能破坚化结，引毒外出，移深就浅，功效胜于药力。"

三、溃疡作痛

案　针刺排脓兼扶正

丁兰，年二十余。股内患毒已久，欲求内消，诊其脉滑数，知脓已成，遂刺之。脓出作痛，以八珍汤治之少克；但脓水清稀，更以十全大补汤，加炮附子五分，服数剂渐愈；仍服十全大补汤，三十余剂而愈。丹溪云：脓出反痛者，虚也。河间亦云：有憎股内患肿一块，不痛不溃，治以托药二十余剂，脓成刺之作痛。余谓肿而不痛，溃而反痛，此气血虚甚也，宜峻补之。彼云气无补法。余谓正气不足，不可不补，补之则气化，则庶邪自除。遂以参、芪、术、熟地黄治之，两月余而平。大凡疮疡之作，先发为肿，气血瘀滞，蒸肉为脓，故多痛。脓溃之后，肿退肌宽，痛必渐减。而痛愈盛者，此气血不足也。亦丹溪、河间，虚甚之说。

【赏析】

病人大腿内侧患有疮肿，病程日久，脉滑数，乃知脓已成，故行切开排脓，毒随脓泄。但病人术后仍然感到疼痛，此因患病日久，气血不足，而导致的经脉不和，故以八珍汤补其气血。后病人脓出清稀，此为阳气不足，无力托毒外出，故加附子温补阳气；待阳气稍复后，仍以十全大补汤补之。八珍汤为治气血两虚之证，此证多由久病失治，或病后失调，或失血过多而致，病在心、脾、肝三脏。心主血，肝藏血，心肝血虚，故见面色苍白、头晕目眩、心悸怔忡、舌淡脉细等；脾主运化而化生气血，脾气虚，故面黄肢倦、气短懒言、饮食减少、脉虚无力。治宜益气与养血并重。方中人参与熟地黄相配，益气养血，共为君药；白术、茯苓健脾渗湿，助人参益气补脾；当归、白芍养血和营，助熟地黄滋养心肝，均为臣药；川芎为佐，活血行气，使地、归、芍补而不滞；炙甘草为使，益气和中，调和诸药。

四、背　疮

案　肝经血虚风热发背疮

一男子背疮，敛如豆许，翻出肉寸余。用消蚀割系法，屡去屡大，此肝经血虚风热。余用加味逍遥散三十余剂，涂藜芦膏而消；又用八珍散，倍用参、芪、归、术而敛。

【赏析】

病人背部患疮，虽收敛如豆但翻出肉寸余，此为胬肉，乃为翻花疮。翻花疮者，由疮疡溃后，肝火血燥生风所致。或疮口肉突出如菌，大小不同，或出如蛇头效，不然，虽入而复溃。若误用刀针、蚀药、灸火，其势益甚，或出血不止，必致寒热呕吐等症。须大补脾胃为善。该条指出了翻花疮的病因病机，以及误治和主治之法。

该案中男子背疮，敛如豆许，翻出肉寸余，医者采用了消蚀割系的治疗方式，看似治疗得当，实则愈去愈大，病情有加重恶化趋势，此为治标之法，故知医者对该病人辨证有误，未明确病人致病的主要因素，采取误治之法，导致病情不见好转而屡去屡大。后用加味逍遥散与藜芦膏内外同治，里外兼施，病情得以控制，服药三十余剂后疮痈得敛；又用八珍散（人参、白术、茯苓、当归、川芎、白芍、熟地黄、甘草），同时方中人参、当归、白术用量加倍，补益气血，托毒外出，故病愈。加味逍遥散方为逍遥散加栀子、牡丹皮而成，主治肝郁血虚内热证，用以养血健脾，疏肝清热，为治本之法。藜芦膏主治小儿一切头疮，以及蜗疮、癣疮、湿疮，久而瘙痒不生痂者，用以收湿敛疮，为治标之法。病人本就有血虚之象，又经误治，再伤气血，故见气血两虚之证，用八珍散进行调理，益气补血，增强病人自我修复能力，使病情向愈。

五、臀 肿

案 脾虚气陷湿下注

巡抚陈和峰，脾胃不健，常服消导之剂，左腿股及臀患肿。余曰：此脾气虚而下注，非疮毒也。当用补中益气，倍加白术。彼惑于众论，云白术能溃脓，乃专以散肿消毒为主，而肿益甚，体益倦。余用白术一味，煎饮而消。

【赏析】

臀，膀胱经部分也，居小腹之后，此阴中之阴，其道远，其位僻，虽太阳多血，气运难及，血亦罕到。臀痈证，中年后尤虑此患，治者毋伤脾胃，毋损气血，但当固根本为主。病人因脾胃不健，屡用消导之剂，过用则损伤脾胃，致脾气虚而下注，故见左腿股及臀患肿。此脾气虚而下注，而非疮毒，治当补中益气，实为治病求本。

补中益气汤为补益剂，以黄芪、升麻、柴胡为补气升阳的基本结构，具有补中益气，升阳举陷之功效，主治脾虚气陷证。本证多由饮食劳倦，损伤脾胃气虚，清阳下陷所致。脾胃为营卫气血生化之源，脾胃气虚，纳运乏力，故见饮食减少，少气懒言，大便稀溏；脾主升清，脾虚则清阳不升，中气下陷；清阳陷于下焦，郁遏不达则发热；气虚腠理不固，阴液外泄则自汗。方中黄芪味甘微温，入脾、肺经，补中益气，升阳固表，故为君药。配伍人参、炙甘草、白术，补气健脾为臣药，人参大补元气，复脉固脱，补脾益肺，生津，安神；炙甘草和中缓急，润肺，解毒，调和诸药；白术味甘、微苦，入足阳明胃、足太阴脾经，补中燥湿，健脾益气，利水消肿，止渴生津，最益脾精，大养胃气，降浊阴而进饮食，善止呕吐，升清阳而消水谷，能医泄利，所以在本文中倍用，甚独用一味而成方。当归养血和营，协人参、黄芪补气养血；陈皮理气和胃，使诸药补而不滞，共为佐药。少量升麻、柴胡升阳举陷，协助君药以升提下陷之中气，共为佐使。炙甘草调和诸药为使药。

六、便 痈

案1 扶正托里治便痈

府庠沈尼文，年二十，左拗患之。余以肝肾阴虚，先用托里药，溃而将愈。因入房，发热作渴，右边亦作痛，脓水清稀，虚证悉至，脉洪大无力，势甚可畏。用十全大补加附子一钱，脉症顿退，再剂全退。后用大补汤，三十剂而愈。

【赏析】

便痈即血疝，属厥阴肝经，内热外寒；或劳倦过度，或房欲不节，或欲心不遂，或强固其精，或肝经湿热所致，治宜和血散瘀为主。病人年二十，左拗患病，医者以其肝肾阴虚的症状，让其服用托里药。病人身体正气虚弱，不能把有害的邪气驱逐出体内，此时服用的补益正气、升举阳气的药物为托里药。肝肾阴虚为肝肾两脏阴液亏虚，虚热内扰所表现的证候。表现为胁部隐痛，头晕目眩，耳鸣健忘，失眠多梦，腰膝酸软，口干咽燥，五心烦热，颧红盗汗，舌红苔少，脉细数。此证服用托里药可益气养血，脱毒化痰，补益正气，升举阳气。服后疮疡溃破即将痊愈。

病人由于进行房事，耗伤肾阳，耗精伤气，导致阴损及阳，此时病人一派肾阳虚之症，故见发热作渴，右拗亦痛，脓水清稀，脉洪大无力，病情危重。此时用十全大补汤加附子一钱，脉症都好转，再服1剂后脉症全退。附子为温里药，具有回阳救逆、补火助阳、散寒止痛的功效，为命门主药。十全大补汤由人参、白术、茯苓、炙甘草、熟地黄、白芍、当归、川芎、黄芪、肉桂十味中药组成。方药即四君子汤和四物汤，人参、白术、茯苓、炙甘草有补气的作用，熟地黄、白芍、当归、川芎可以补血、养血；再加上温补的黄芪、肉桂，重于补脾益肺，其中肉桂有增强心阳、旺盛命火之功，从而使气血阴阳并补。十全大补汤加附子可使其温阳作用更甚，温散里寒，补火助阳，气血属阴，阴得阳助，则生化无穷。

后用十全大补汤，服30剂后痊愈。十全大补汤治疮疡气血虚弱，肿痛不愈，或溃疡脓清，寒热，自汗盗汗，食少体倦，发热作渴，头痛眩晕，似中风状。

案2　补中益气治脱肛

举人于时正，素有痔。每劳役便脱肛，肿痛出水，中气下陷也。用补中益气汤加茯苓、芍药十余剂，中气复而即愈。后复脱作痛，误服大黄丸，腹鸣恶食几危。余用前汤，加炮姜、芍药，诸症渐愈；后去姜，加熟地、五味，三十余剂而愈。

【赏析】

该病人素有痔，表现为便时肛内异物脱出、肿痛、分泌物多，每遇劳累后发作。痔脱出是脾胃虚弱，中气不足，清阳下陷所致。具体表现为便时肛内异物脱出，便后可自行还纳或手推复位等，病人可伴有面色萎黄、头晕目眩、神疲乏力、少气懒言、食少纳呆、自汗频多、舌淡、脉虚等。脾胃为后天之本，营卫气血生化之源，脾胃气虚，纳运乏力，故见饮食减少，少气懒言，大便稀溏；脾主升清，脾虚则清阳不升，中气下陷，故见便时肛内异物脱出；清阳陷于下焦，郁遏不达则发热；气虚腠理不固，阴液外泄则自汗。治疗当用甘温补中焦之气，举下陷之阳。医案中先用补中益气汤，其中黄芪味甘微温，入脾、肺经，补中益气，升阳固表，为君药。配伍人参、炙甘草、白术，补气健脾为臣药。当归养血和营，协人参、黄芪补气养血；陈皮理气和胃，使诸药补而不滞，共为佐药。少量升麻、柴胡升阳举陷，协助君药以升提下陷之中气，共为佐使。炙甘草调和诸药为使药。又加茯苓理气健脾，芍药养血敛阴。全方合用则共具补中气、益清气、升脾阳之用，使脾胃强健，中气充足，诸症可除。痔病之患，多与大便干燥有关，病人可能因大便干结，误服大黄丸以通便，致腹痛厌食，病情危重。医者仍用补中益气汤补中益气，升阳举陷；又加炮姜温中止痛，芍药养血敛阴、柔肝止痛。待渐渐痊愈的时候，去掉炮姜辛温燥热之品，免伤阴血；加熟地黄滋阴补血、益精填髓，五味子敛肺滋肾、生津敛汗，服三十余剂可愈。此方益用生姜、枣水煎，生姜味辛、微温，枣味甘、性温，补中益气，养血生津。空腹午前服药益于增加病人对药效的吸收。

七、瘰疬

案1 扶正疏肝治瘰疬

一儒者，善怒，患瘰疬，复因大怒跳脱，忽仆地，两臂抽搐，唇口㖞斜，左目紧小。此肝火血虚，内热生风。用八珍汤加牡丹皮、钩藤、山栀而愈。次年春，前病复作，兼小便自遗，左关弦洪而数。余以为肝火血燥，用六味丸加钩藤、五味、麦门、芎、归，治之渐愈；又用补中益气加山栀、钩藤、牡丹皮而安。

【赏析】

瘰疬相当于西医学颈部淋巴结结核，中医学病机为肝血亏虚，虚火灼津成痰，痰聚于颈部所致。此病人善怒，怒伤肝，致肝气郁滞，肝虚更甚，故见两臂抽搐，仆地，目紧小，唇口㖞斜，是肝血虚，内热动风之征。次年春，病人复发。春季与肝相应，故易复发。复发还伴见小便自遗，脉洪弦而数。脉象左关弦而数，此为肝气长期郁积，致肝郁化火，表现为肝火旺盛；自遗乃是肾气不固之见症，而在五行中水生木，肾肝为母子相生关系，子病及母，导致肾亦虚，肾虚失于固摄而小便自遗。

八珍汤是四君子汤和四物汤合方而成，其中四物汤补血和血，四君子汤补气健脾，因此八珍汤可气血双补。八珍汤主要在于补益脾胃，脾胃得健，可防肝郁侮脾；其次，脾胃功能正常，有利于水谷精微和气血的生成输布，使肝脏有补养之源，比直接补肝脏效果更好。针对病人素来喜怒，肝阴血亏虚，养血益阴可息风，体现了“治风先治血，血行风自灭”的原则。白芍等养肝体可助肝用，配合八珍汤可益气，有利于肝之疏泄条达，从而有助于瘰疬恢复。同时加了牡丹皮入血分、清热活血祛瘀，栀子长于清热，钩藤清热息风平肝，补泄同施，达平肝息风之效。

病人所患瘰疬，病发于颈部，为肝经循行之所，但该病为慢性病，日久及肾，致肝肾阴虚，且复发时病情更加严重，故后期从肾而治，以六味丸加钩藤、五味子、当归、川芎、麦冬。六味丸以填精滋阴补肾为主，并可补益肝脾，起三阴并补之效。除同前方加钩藤清热息风，还加了补肾收涩的五味子，以治自遗；麦冬滋阴；当归、川芎养血活血和血。诸药治之可渐愈。

初愈后可能会有虚损之象，同时也可能伴有轻微的内热生风症状，为防再次复发，还应予以相应治疗。对于虚损，可用补中益气汤，补益脾胃之气，使脾气健运，升降和顺；后天之本得养，则其他脏腑得养，功能正常发挥，人体正气也会充足，不易得病。对于未清之余邪，同前采用钩藤、牡丹皮、栀子，双管齐下，使肝脏气机条达，疾患易愈。

案2　瘰疬宜养肝柔肝，不宜伐肝

陆子温，两耳下肿硬，用伐肝软坚之剂益甚。其脉左关弦紧，左尺洪数。此肾水亏损而筋挛也，当生肺金，滋肾水，则肝得血而筋自舒矣。彼不悟，仍服前药，竟致不起。

【赏析】

本病为瘰疬误治。夫瘰疬之病，属三焦肝、胆二经怒火风热血燥；或肝、肾二经精血亏损，虚火内动，或恚怒气逆候。多生于耳前后项腋间，结聚成核，初觉憎寒恶热，咽项强痛。若寒热痛者，此肝火风热而气病也，用小柴胡汤，以清肝火；并服加味四物汤，以养肝血。若寒热既止，而核不消散者，此肝经火燥而血病也，用加味逍遥散，以清肝火；六味地黄丸，以生肾水。若肿高而稍软，面色水淋漓，肌体羸瘦者，必纯补之剂，庶可收敛。《内经》曰：“陷脉为瘘，留连肉腠”，即此病也。外用豆豉饼、琥珀膏，以驱散寒邪，补接阳气；内服补中益气汤、六味丸，以滋肾水，培肝木，健脾土，亦有可愈者。大抵肝胆部分结核，不问大小，其脉左关弦紧，左尺洪数者，乃肾水不能生肝木，以致肝火燥而筋挛。须用前药，以滋化源，是治其本也。《外台秘要》云：“肝肾虚热则生。”《病机》云：“瘰疬不系膏粱丹毒火热之变，因虚劳气郁所致。止宜补形气，调经脉，其疮自消散，盖不待汗之下之而已也。其不详脉症、经络受病之异者，下之则犯经禁、病禁、虚虚之祸，如指诸掌。若脉洪大，元气虚败，为不治。若面白为金克木，亦不治。若眼内赤脉贯瞳仁，见几条则几年死，使不从本而治，妄用伐肝之剂，则误矣。盖伐肝则脾土先伤，脾伤则损五脏之源矣。”

本案中病人患瘰疬，为西医学颈部淋巴结结核，本为虚证，治当补益肝肾之阴，但病人误用伐肝软坚之剂，使肝肾更虚，犯了“虚虚之戒”，终致不起，当引以为戒。

八、腿　痈

案　托里扶正治腿痈

一男子，腿患痈，因服克伐，亏损元气，不能成脓。余为托里而溃，大补而敛。但大便结燥，用十全大补汤加麦门、五味而润，月余仍结，或于人言，乃服润肠丸，而泻不止。余用补中益气，送四神丸，数服而止。

【赏析】

该男子应是体壮阳气旺盛之人，易内生火热之邪，火热毒邪蕴结腿部，致使腿部血行不畅，气滞血瘀，发为腿痈。此为阳证疮疡，治当清热利湿、活血止痛等攻克之法，但此攻克之法，贵在中病即止，不可太过，否则易亏损元气，伤及脾胃，导致邪毒内陷，未能成脓，当已转为半阴半阳之证。此时治疗应托里排毒，补益耗损之气血，用十全大补汤，补益一身之元气；麦冬和五味子滋养阴血，润燥通便。病人现经用药月余，但仍大便结燥，此乃气血亏损所致虚秘。

随后病人心急，惑于人言，服润肠丸，针对大便结的苦恼，以润肠通便。大便现通，但见泻而不止，究其原因，仍属久病后脾胃虚弱，而且服用泻下通便的润肠丸，导致脾肾阳气虚损，温煦气化功能失职，大肠传导失司，小肠清浊不分，故症见大便不实、泻而不止等脾虚湿盛的证候。除此之外，该病人还应见四肢不温、畏寒肢冷、气短乏力、少气懒言、自汗等一系列阳虚兼气虚征象。

病人腿痈于此，病程较长，病性以虚为主，治疗应标本兼顾，标即温肾固涩止泻，本即补益脾胃，恢复脾胃运化功能。乃用补中益气汤送服四神丸。补中益气汤中，用黄芪、白术益气健脾，固表止汗；柴胡既可退热，又可条达肝气；升麻可升阳止泻；当归、人参、炙甘草益气养血扶正；陈皮一方面可理脾胃之气，恢复气机枢纽，另一方面，可使方中诸药补而不滞，不碍脾的运化。四神丸中有温阳的补骨脂、吴茱萸，有五味子、肉豆蔻涩肠止泻，标本兼顾，先天后天皆宜，功能正常，诸病得解，故谓：“若五脏元真通畅，人即安和！”

九、背 疽

案1 调理气血治背疽

封君袁怀雪，背疽发热作渴，脉数无力，用四物加黄柏、知母、玄参、山栀、连翘、五味、麦冬、银花，背疽渐退；又加白芷、参、芪，腐肉悉溃。因停药且劳，热渴仍作，乃与参、芪、归、芷、炙草、山药、山茱、茯苓、泽泻、肉桂而安；又以六味地黄丸及十全大补而敛。

【赏析】

疽，“阻”也，乃气血为毒邪阻滞所发生的体表化脓性疾病。此病好发于消渴病人，多为实中夹虚。此病人发热而渴，但脉数而虚，当为虚实夹杂之证。实则泻之，虚则补之，治当清热解毒与滋阴补血同用，故用四物汤加清热解毒之品，后期加人参、黄芪、白芷等托里排脓。脾胃为后天之本、气血生化之源，脾胃运化的水谷精微是气血化生的物质基础，所以脾胃运化功能的强弱直接影响血液的化生。脾胃虚弱则不能运化水谷精微，血液则化生无源。丹溪云：人身血行脉中，气行脉外，气血周流不息。惟寒湿搏之，则凝滞而行迟；火热搏之，则沸腾而行速。气为邪郁，津液为痰为饮，积久渗入脉中，血为之浊，此阴滞于阳而为痈；血为邪郁，隧道或溢或结，积久溢出脉外，气为之乱，此阳滞于阴而为疽。盖阳气无形，阴血有质，必湿热泣血，而后发为痈疽。故《局方》曰：痈疽皆热胜血也。又曰：二热相搏，热化为脓。盖热非湿，则不能腐坏肌肉为脓，譬如夏热诸物皆不坏烂，坏烂者，交秋湿热大行之际，此理甚明。肾精也是化生血液的物质基础。肾藏精，肾精能化髓，髓充于骨，骨髓为生血之器，故肾精生髓化血，故有“血之源头在于肾”之说。

四物汤补血和血，治疗营血亏虚，血行不畅之证，是补血调血的基础方，本方熟地黄、白芍乃阴柔补血之品（血中血药），与辛甘之当归、川芎（血中气药）相配，动静结合，重在滋补营血，且补中寓行，使补血而不滞血，行血而不伤血。六味地黄丸填精滋阴补肾，兼以清降虚火，即王冰所谓“壮水之主，以制阳光”，治疗肾阴精不足之证。本方三补配伍三泻，以补为主；肝、脾、肾三阴并补，以滋补肾之阴精为主。十全大补汤温补气血，治疗气血不足，此为八珍汤加黄芪、肉桂，增强补气温阳之功，使阳生阴长，可治气血俱虚而偏寒者。

案2　肺脾气虚宜补益

上舍蔡东之，患此，余用托里之药而溃，疮口尚未全敛，时值仲冬，兼咳嗽。余曰：疮口未敛，脾气虚也；咳嗽不止，肺气虚也。法当补其母。一日与其同宴，见忌羊肉。余曰：补可以去弱，人参、羊肉之类是也，是宜食之。遂每日不撤，旬余而疮敛，嗽亦顿愈矣。

【赏析】

发背属于膀胱督脉经，系阴虚火旺或是饮食习惯或郁怒房事所致。根据其发生的部位又可以分不同，有上发背、中发背、下发背之分，而有的又以上搭手、中搭手、下搭手命名。发背可分为阴证和阳证，阳证可因感受六淫所引发，刚开始有一二个疮头，几天后迅速高肿，大如手掌甚如碗口，红肿剧痛，伴有高热、烦渴、脉洪数等症；而阴证可因七情内伤，饮食因素，火毒郁积而成。初起疮头如粟，根盘散漫，不甚高肿，疼痛稍轻，伴有烦闷、口渴、便秘、尿赤、脉细无力等，数天后疮头甚多，上有脓点，形如莲蓬，故又可称为“莲蓬发”，或是“蜂窝疽”。

病人用托里药，托里药用于治疗疮疡因气血虚，不能腐溃收敛，及恶寒发热者。多为金银花、赤芍、当归、大黄、朴硝、黄芩、牡蛎、连翘、天花粉、皂角刺等组成，其中金银花有清热解毒，是治疗疮痈的主药，当归、赤芍可调荣血，大黄、芒硝可清胃热，黄芩清心火，牡蛎软坚散结，连翘、天花粉可散结排脓，皂角刺为托里排脓之主药。

而医案论述病人疮口未全敛，且病人忌羊肉。一般认为，羊肉属于发物，是大热之品，不宜食之。而大部分皮肤病是由火热之邪所导致，故忌羊肉，否则会加重病情。然而在此医案中薛氏告诉蔡氏不需要忌食羊肉，在医案中说到“补其母”，脾为肺之母，羊肉味甘热，补中益气，故建议吃羊肉。蔡氏用了托里之剂后疮口未敛，且兼咳嗽不止，此为肺脾气虚，治当补脾；羊肉为血肉有情之品，故吃羊肉后疮口收敛，咳嗽未见。

十、乳　核

案　清肝解郁治乳核

封君袁阳泾，左乳内结一核，月余赤肿。此足三阴虚，兼怒气所致。用八珍汤加柴、栀、丹皮治之，诸症渐退，又用清肝解郁汤而愈。时当仲秋，两目连札，肝脉微弦。此肝脉火盛而风动也，更加龙胆草五分，并六味地黄丸而愈，若有清热败毒，化痰行气，鲜有不误者。

【赏析】

此病案应属中医学“乳疬”范畴，属西医学男性乳房异常发育症。本病多因男性年高肾亏，或房劳伤肾，虚火上炎，或情志不畅，气郁化火，肾虚肝燥，血脉不得上行，肝经无以荣养，遂结肿痛。多见于中、老年的男性。作者认为，此病人病因为足三阴虚，兼怒气所致，为典型的气血两虚并有肝气郁结，故治予八珍汤补肝血，加柴胡、栀子、丹皮等疏肝解郁化火，服后效果比较明显，诸症渐退。又因病人左乳月余赤肿，且平素郁闷忧思，致肝气郁结，气痰滞结于乳络，演变为核，故采用清肝解郁汤治疗以疏肝解郁，调理冲任，化痰消坚，服后乳核消失。

时当仲秋，两目连札（胞睑频频眨动），肝脉微弦，此为肝脉火盛风动。《审视瑶函》曰：“按目札者，肝有风也。风入于目，上下左右如风吹，不轻不重而不能任，故目连札也。”此证病机为肝肾阴亏，虚火上炎；泪为肝液，生化乏源，更因虚火灼煎，津液不足以润泽目珠。治以滋阴降火，用六味地黄丸滋补肝肾，属于“壮水之主，以制阳光”；此外，加少许龙胆草以泻肝火，含清热败毒之意。

十一、肠　痈

案　攻泄里实治肠痈

一妇人，小腹胀痛，大便秘涩，转着有水声，脉洪数。此脓瘀内溃也。以梅仁汤一剂，下瘀血，诸症悉退；再以薏苡仁汤，二剂而瘥。

【赏析】

肠痈，病名，痈疽之发肠部者，出自《素问·厥论》。肠痈可包括今之急慢性阑尾炎、阑尾周围脓肿等，是外科急腹症常见的一种疾病。本病的发生是与阑尾解剖特点、阑尾腔梗阻和细菌感染有关。临床以转移性右下腹疼痛，肌紧张，反跳痛为特征。本病多由进食厚味、恣食生冷和暴饮暴食等因，以致脾胃受损，胃肠传化功能不利，气机壅塞而成；或因饱食后急暴奔走，或跌仆损伤，导致肠腑血络损伤，瘀血凝滞，肠腑化热，瘀热互结，导致血败肉腐而成痈脓。《外科正宗·卷三》曰："肠痈者，皆湿热瘀血流于小肠而成也。由来有三：男子暴急奔走，以致肠胃传送不能舒利，败血浊气壅遏而成者一也；妇人产后，体虚多卧，未经起坐，又或坐草（胎产）艰难，用力太过，育后失逐败瘀，以致败血停积肠胃，结滞而成者二也；饥饱劳伤，担负重物，致伤肠胃，又或醉饱房劳，过伤精力，或生冷并进，气血凝滞而成者三也。"

本案中妇人小腹胀痛拒按，大便秘涩，苔黄，脉洪数，此为以实热为主的肠痈，本证多由湿热郁蒸，气血凝聚，热结不散所致。治疗以泻热破结、散结消肿为主。热盛肉腐，脓液内蓄，故局部肿痞；病在肠，与膀胱气化无干，故小便仍能自调。梅仁汤治肠痈肿痛，大便秘涩，里急隐痛。方中大黄泻火逐瘀，通便解毒；牡丹皮凉血清热，活血散瘀，两者合用，共泻肠腑湿热瘀结，为方中君药。芒硝软坚散结，协大黄荡涤实热，促其速下；桃仁（梅仁）性善破血，助君药以通瘀滞，俱为臣药。冬瓜仁清热利湿，导肠腑垢浊，排脓消痈，是为佐药。本方攻下泻热与逐瘀并用，使结瘀湿热速下，痛随利减，痈肿得消，诸症自愈。且脓瘀内溃，“已成脓者，则下脓血”，应通脉泻热，解毒透脓，以梅仁汤1剂下瘀血。又因风中在脾，故口唇瞤动，转侧有水声，或有浮肿，再以薏苡仁汤利湿排脓，方中薏苡仁利湿排脓为君药，防己祛风湿止痛、利水消肿，佐赤小豆利水消肿祛风湿，炙甘草调和诸药。2剂而瘥。注意保暖及饮食，指日可愈。

十二、背疮后发热

案　背疮愈后阳虚发热

操江都宪伍松月，背疮愈后，大热，误为热火，用苦寒药一种，寒热益甚，欲冷水浴身，脉浮大，按之全无。余曰：此阳气虚浮于肌表，无根之火也。急用六君子加附子，一剂即愈。

【赏析】

背部疮疡多由火热之毒侵袭人体，在治疗中自然会用寒凉的药物泻火毒。然而寒凉药物多伤及人体阳气和脾胃，过用寒凉的药物，火毒得以祛除出，但是人体的阳气也受到损伤，使脾胃的功能也严重受损。阳气受损，虚阳虚浮于外，虽然表现为大热，但不能再用寒凉药物，此时急需补脾阳，使脾胃功能正常，气血才得以生化，此时阳气才得以恢复。故用六君子汤补益脾胃之气，脾胃健旺；外加附子补火助阳散寒，此为治病求本，故诸症除矣。

六君子汤以人参为君药，甘温益气，健脾补胃。由于寒凉药物用的过多，易留寒湿，脾胃气虚，运化失常，故配伍白术，既助人参补益脾胃之气，更以其苦温之性，健脾燥湿，助脾运化。脾助湿，脾胃既虚，运化无力，则湿浊易停留于脾胃，并且此时脾胃又多夹寒湿，故佐以补利兼优之茯苓，配白术健运脾气，又以其甘淡之性，渗利湿浊，并且使人参和白术补而不滞。由于脾胃寒凉过重，容易使气机不畅，故用陈皮健脾行气，使气机畅通，运化有力。再加用半夏温热之品，除湿化痰，健脾益气。再伍以炙甘草者，以其甘温益气，助人参和白术补中益气之力，更兼调和诸药，而司佐使之职。六药合用，重在健补脾胃之气，兼司运化之职，且渗利湿浊与痰浊，共成益气健脾之功。脾胃健运，生化有权，阳气得生，则不虚浮在外，则无大热，即可使诸症痊愈。

十三、漏　疮

案　漏疮先宜补气血

一男子，臀患漏，口干发热，喜脓不清稀，脉来迟缓。以豆豉饼灸，及服八珍汤，加麦门冬、五味子、软柴胡、地骨皮，三月余而愈。后因不慎房劳，复溃，脓清脉大，请辞不治，果殁。河间云：因病致疟则为轻。盖病势尚浅，元气未虚也。至病初愈而劳复，或复饮食劳倦，或房劳、七情六欲，阳卒阴弱，加致羸损，此因虚致损，则为重。病势已过，元气已索故也。

【赏析】

该男子所患之病应为虚痨之肛漏病，相当于西医学结核性肛瘘。本病的发生，多因素体肝肾亏虚，湿热之邪乘虚而入，蕴于肛门，气血壅滞，日久不去，郁久化热，故见脓液清稀；正气不足，无力排毒外出，脓出不畅，日久成漏；口干发热为血虚之象；而脉来迟缓为气血不足，鼓动无力所致。

故治疗选用八珍汤，此方功效为益气补血，主治气血两虚证。方中人参、熟地黄益气养血，共为君药。白术、茯苓健脾渗湿，助人参益气补脾；当归、白芍养血和营，助熟地黄补益阴血，共为臣药。川芎活血行气，使补而不滞；姜、枣调和脾胃，同为佐药。炙甘草益气和中，调和诸药，为使药。本方即四君子汤与四物汤相合，共收气血双补之功，故以“八珍”名之。另加麦冬养阴生津，五味子酸涩可收敛溃口，软柴胡升举阳气，地骨皮凉血降火。

而且丹溪认为漏疮，须先服补药，以生气血，即参归术芎，大剂为主。外以炮附子为末，唾津和为饼，如三钱厚，安疮上，以艾炷灸之。漏大艾炷亦大，漏小艾炷亦小，但灸令微热，不可令痛，干则易之，如困则止。来日如前再灸，直至肉平为效。亦有用附片灸之，以补气血药作膏贴之。

病人 3 个多月而愈，后因不慎房劳，复溃，脓清脉大，请辞不治，果殁。在大病初愈，正气尚虚，气血未复，余邪未尽之际，若能慎起居，节饮食，静养调理，则有助于正气恢复，加速病体的康复。反之，若起居失常，饮食失节，妄动作劳，调理不当，不仅更损元气，诱使余邪萌动，且可复感新邪，使旧病难除，甚至复发加重。如本文中病人，素体阴虚，愈后不知爱身，终致肾阴衰竭，阴损及阳，以至于殁，当引以为戒。

十四、鹤膝风

案　大防风汤治鹤膝风

一男子，左膝肿大，三月不溃。余谓体虚之人，风邪袭于骨节，使气滞而不行，故膝愈大，而腿愈小，名曰鹤膝风。遂以大防风汤，三十余剂而消。

张上舍亦患此，伏枕半载，流脓三月。彼云初服大防风汤去附子，将溃，服十宣散，今用十全大补汤而去肉桂，俱不应。视脉诊甚弱。余以十全大补汤，每帖加熟附子一钱。服三十余剂少愈，乃去附子五分。服至三十余剂将愈，却去附子，更与三十余剂而痊。夫立方之义，各有所宜。体气虚弱，邪入骨界，遏绝隧道。若非用附、桂辛温之药，开散腠理之寒邪，通畅隧道经络之气血，决不能愈。且本草云，附子治寒湿，痿躄拘挛，膝痛不能行步。以白术佐之，为寒湿之圣药。又云，桂通血脉，消瘀血，坚骨节，治风湿骨挛脚软，宣导诸药。十全大补汤以治前证，不但不可去桂，亦不可不加附子。无此二药，何以行参、芪之功，健芎、归之性，而补助血气，使之宣通经络，伏大虚之证，以收必捷之效哉！况前证在骨节之间，关键之地，治之不速，使血气循环，至此郁而为脓，从此而泄，气血沥尽，无可生之理矣。亦有秋夏露卧，为寒折之，炥热内作，遂成附骨疽。有贼风搏于肢节，痛彻于骨，遇寒尤甚，以热熨之少减，尤当以大防风汤治之。更以蒜捣烂，摊患处，用艾铺蒜上烧之，蒜坏易之，皮肤倘破无妨。若经久不消，极阴生阳，溃而出水，必致偏枯，或为漏证。宜服内寒散，及附子灸之。或脉大，或发渴不治，以其真气虚而邪气实也。

【赏析】

鹤膝风，西医学又名为“结核性关节炎”，以膝关节肿大疼痛，而股胫的肌肉消瘦，形如鹤膝为特征。起于禀赋不足，足三阴亏损，督脉经虚，风寒湿邪结于经络，血脉不流，而导致筋缩而股瘦。若失治或误治则邪陷深变，成为肿疡化腐证。

理顺鹤膝风发病机制，回顾病案第一位病人，仅用大防风汤便愈，由于该男子左膝肿大，但3个月不溃，为初起者且未经失治误治。尤当祛风顺气、活血壮筋的大防风汤，急攻邪气。方中防风、羌活乃祛风之首药，谨守“治风先治血，血行风自灭”的原则；配熟地黄、当归、川芎养血活血；牛膝、杜仲为补肾之要药；加附子温养，温补肾阳，精血得充，所谓“益火之源，以消阴翳”；以白术佐之，为寒湿之圣药；再与人参、黄芪行气活血，通畅气血经络。

但第二位病人同病同治却经久不愈，仔细诊察，第二位病人病程明显比前者长且已经不能行动，经久不消，极阴生阳，流脓3个月，邪入骨界，遏绝隧道。先前初服大防风汤却失附子温补肾阳，不求治其本，且在骨节之间，治之不速，使血气循环，至此郁而为脓，从此而泄，气血沥尽，难怪“将溃”。正虚不抵邪实，脓已成者本应用补中益气汤类为主，双补气血，佐以大防风汤，切勿用十宣、流气导药。现医者给予十全大补汤加附子，服数剂后，渐减附子，终痊愈。其中当得益于附子和肉桂，二药性味辛温，开散关节腠理之寒邪，通畅隧道经络之气血，使实邪有去路。且从《本草纲目》记载附子治寒湿，痿躄拘挛，膝痛不能行步；肉桂通血脉，消瘀血，坚骨节，治风痹骨挛脚软，宣导诸药。投以十全十补汤，温补气血，主治五劳七伤气血不足，疮疡不敛，切合鹤膝风的病因病机以及病人脉症甚弱的证候。早前亦曾用十全大补汤，却去肉桂，缺附子，俱不应。无此二味，难以行参、芪之功，健芎、归之性。今而补助血气，使之宣通经络，伏大虚之证，以收必捷之效哉。

喻嘉言曰：“鹤膝风者，即风寒湿之痹于膝也。如膝骨日大，上下肌肉日枯，且未可治其膝，先养其气血，使肌肉滋容，后治其膝可也。此与治偏枯之证大同小异，急溉其未枯者，使气血流行而复荣，倘不知此，但服麻黄防风等散风之药，鲜不全枯者。故治鹤膝风而急攻其痹，必并其足痿而不用矣。”

十五、误吞水蛭

案　误吞水蛭之治

一男子，患腹痛，食热则痛甚，诸药不应。半年后，腹加肿胀，面色萎黄。诊其脉不洪滑，非痈也。询之，云：始于渴甚，俯饮涧水。余意其误吞水蛭而然。取河泥为丸，空心用水送下百丸，果下蛭而愈。又一子，因跌沟中，腹作痛，服积惊等药不应，亦依前症疗之而愈。

【赏析】

本病主症包括腹痛，食热则甚，腹部肿胀，面色萎黄，脉不洪滑，且有半年余。其腹部肿胀的症状与肠痈有相似，但根据脉诊判断和腹部有无积聚，可以判断这不是肠痈，病因已经明确为误食水蛭，属于虫证。在这些症状中，腹痛是由于虫积腹中，虫扰则痛；食热则痛甚则是由于热扰水蛭致使其在腹中活动加甚，使得疼痛剧烈；“半年后”表明时间已久，病情在表由实转虚；腹部肿胀则是水蛭久居腹中，影响胃肠等脏腑的功能活动，从而使正常的气血津液输布转化吸收受到影响，积聚在腹而肿胀；面色萎黄是脾虚的体现，说明水蛭已经影响到了脾脏。在现代来说就是水蛭影响了正常消化吸收，夺取了人体的营养。内有虫证，脉应当沉，此病久后应当为表虚里实或表里俱虚，该病者已出现脾虚萎黄的症状，且形体消瘦，说明久病已致体虚。诸药不应可能是由于未能正确辨别证候，不知其为虫积腹中，食用汤药不能杀虫或者下虫。医者用河泥为丸，空心送服，空心是使体内虫可食的东西全部排空，泥丸属于水蛭生活的东西，在体外时它居于河泥之中，根据水蛭的生活习性用药，可以顺从它的习性，既可以安抚它，避免热扰使其作乱加重痛症，还可以使其跟随河泥在胃肠的消化排出而下。后又一病人跌入沟中病证相似，都是在河沟中误食水蛭进入体内。病人治以镇静、消积等治疗无效，后经辨证仍为虫证，治以上法，果效。治虫证须先安抚，避免其钻孔而进入人体狭窄的地方，要按照虫的习性安抚它，再杀虫或者下虫。

十六、火 疮

案 火疮之治

冯氏子，患火疮，骤用凉药敷贴，更加腹胀不食。余以人参败毒散加木通、山栀治之；外以柏叶炒为末，麻油调搽，渐愈。尝用煮大汁上浮脂，调银朱涂之，更效。若用凉药，逼火毒入内，多致不救。

【赏析】

火疮是中医学疾病的一种，出自《备急千金要方·论二首方六十九首》，“论曰：凡火烧损，慎勿以冷水洗之，火疮得冷，热气更深转入骨，坏人筋骨难瘥。初被火烧，急向火更炙，虽大痛强忍之。一食久即不痛，神验。治火烧闷绝不识人，以新尿冷冻饮之，及冷水和蜜饮之，口噤，撬开与之，然后以下方治之。”

本案病人患火疮之后，耗伤人体津液，致人体气阴两虚，病人腹胀不食乃为脾虚之故，若骤用凉药敷贴，逼火毒入内，使得人体正气更虚，故更难治愈。薛氏的处方人参败毒散属于解表剂，具有发汗解表，散风祛湿的作用。用于伤寒温病，憎寒壮热，项强头痛，四肢酸痛，噤口痢疾，无汗鼻塞，咳嗽有痰。它是一剂扶正解表剂，主治气虚外感证。火疮虽不是外感表证，但也属于病邪在表，且有火热之象及口噤等症。败毒散中柴胡、前胡、羌活、独活及川芎从半表半里之际驱邪外出，喻嘉言所谓“逆流挽舟”者是也。方中以枳壳宣中焦之气，茯苓渗中焦之湿，以桔梗开肺与大肠之痹，甘草和诸药，乃陷举之法。用败毒散治疗火疮，就是用此法把火疮的火热邪毒向外引出（误治导致的），并调畅中焦之气，故病人腹胀的症状也会得到改善，火疮也会好转。另加木通上清心经之火，下泄小肠之热；栀子泄三焦之火邪，可治热毒疮疡；柏叶长于清下焦之湿热，也可治疮疡肿毒，湿疹湿疮。

由此医案可以得出，治疗火疮不可用冷水或者凉药敷贴，这样会引邪深入，使病情更加难愈。我们应该学习薛氏先生的方法，用败毒散之“逆流挽舟”之法引邪外出，同时清泄上中下三焦之湿热（重点在中焦），这样才能使火疮更快痊愈。

十七、手指痈疽

案 痈疽脓成不溃宜扶正

一妇人，倏伤次指，成脓不溃，焮痛至手，误敷凉药，以致通焮微呕少食，彼以为毒气内攻，诊其脉沉细。此痛伤胃气而然也，遂刺之，服六君子汤加藿香、当归，食进更服八珍汤，加黄芪、白芷、桔梗，月余而愈。

一后生亦患此，色黑不痛，其指已死，余欲斩去，速服补剂，恐黑上臂不治，彼不信，另服败毒药，手竟黑，随不救。

【赏析】

痈疽，为素体虚弱复受毒侵，正气虚弱抗敌无力而致。《灵枢》曰："血脉营卫，周流不休，上应星宿，下应经数。寒邪客于经络之中，则血泣，血泣则不通，不通则卫气归之，不得复反，故痈肿。寒气化为热，热盛则腐肉，肉腐则为脓。"即人体血脉及营卫之气，周流全身而不停止，上与天的日月星辰相应，下与地的十二经水之数相应。如果寒邪侵入经络之中，血就会凝涩；血凝涩，则不畅通；血液不通，卫气就会归往其处而不能回返，所以形成痈肿。

次指，为手阳明大肠经经脉所起之处，大肠与胃同为阳明经，与肺相表里。此女性病人误伤次指，必会影响大肠经经气循行，次指成脓不溃，焮痛至手，表示湿热之邪瘀留大肠经络之中。此应以化湿，湿去则热消，但其一味敷寒凉之药，寒性收引，不仅于化湿散热无助，且助湿热之邪内陷，伤及脾胃，使湿热之邪更甚，故通手焮痛；湿热之邪伤及脾胃，致胃气上逆而呕；脾气虚弱而少食；邪气入里，脾胃虚弱，故脉沉细。治当益气健脾，化湿和胃。脓成不溃，故刺破排脓。又以六君子汤、八珍汤，使脾胃气和，气血充盛，消肿排脓，而病愈。

另一位病人后生，指已黑且不痛，为毒已深入，本为气血亏虚，但仍治以攻伐，故不治。

十八、脓溃血脱

案　脓溃血脱宜补气养血

一妇人，溃后吐鲜血三碗许，余用独参汤而血止，用四君、熟地、芎、归而疮愈。此血脱补气，阳生阴长之理也。若用凉血降火、沉阴之剂，脾土生气复伤，不惟血不归源而死无疑矣。

【赏析】

疮疡出血，因五脏之气亏损，虚火动而错经妄行也，当求其经，审其因而治之。若肝热而血，用四物汤、炒黄连、牡丹皮、黄芩、白术；脾虚热而不能统血者，用四君子汤、炒栀子、牡丹皮；若脾经郁结，用归脾汤加五味子；脾肺气虚，用补中益气汤加五味子；气血俱虚，用十全大补汤；阴火动，用六味丸加五味子；大凡失血过多，见发热作渴等症，勿论其脉，急用独参汤以补气。“经云：血生于气。苟非参、归、术，甘温等剂，以生心肝之血，决不能愈。若发热脉大者，不治。凡患血证，皆当以犀角地黄汤为主。”

本案中，病人溃后出血，属气虚失统所致，为脱证。血的组成及其生成过程中均离不开气和气的气化功能，此外，气能统血，使血不妄行于脉外，故治当大补元气。本案医者以独参汤急补脾气，以助脾阳，使全身血液摄于经脉。病人虽以独参汤止血，但因吐血过多导致了脾胃虚弱，疮疡并未痊愈，此时再服四君子汤加熟地黄、川芎、当归以调理脾胃，健脾益气，使病人疮疡痊愈。四君子汤方中人参为君，甘温益气，健脾养胃；臣以白术，益气健脾燥湿；佐以茯苓，健脾渗湿，苓、术相配，则健脾祛湿之功益著；使以炙甘草，益气和中，调和诸药。再加入熟地黄可补血滋润，治诸虚不足；川芎是活血行气，祛风止痛；当归补血活血。以上几味药物合用，共奏气血双补，活血行气之功。

在此类病证的治疗中，应注意凡因气不摄血而致大出血者，其一，不论其脉首先应补气固脱，以免失血过多太过耗伤津血而致不治，且不能使用凉血降火之法，使血不能归源；其二，在病人的主要病证得到治疗后，还要从整体统一的方面考虑进行后期的补充治疗，使病人的全身气血阴阳平衡，完全康复。

十九、经行耳出脓

案　肝火血虚致经行耳出脓

一妇人，因怒发热，每经行即两耳出脓，两太阳作痛，以手按之，痛稍止。怒则胸乳房胀肿，或寒热往来，或小便频数，或小腹胀闷，此皆属肝火血虚也。先用栀子清肝散二剂，又用加味逍遥散数剂，诸症悉退。又以补中益气汤加五味而痊愈。

【赏析】

该妇人是由肝失疏泄，肝郁血虚，气郁化火所致的肝火血虚型耳疮。肝为藏血之脏，体阴而用阳，主疏泄，调畅气机，使气血畅达。妇人因怒，为情志不畅，使肝木不能条达，则肝体失于柔和，以致肝郁血虚，故妇人出现胸胁乳房胀肿；肝失疏泄，气机不利，故小腹胀闷；气有余便是火，妇人因怒情志不遂而抑郁，日久气郁化火，肝火炽盛，气火循经上逆于头面以及肝郁血虚，因足厥阴肝经循行交巅顶，故出现两太阳作痛；热蕴结于下焦则导致膀胱气化不利，故出现小便频数；热邪入少阳，故出现寒热往来；因肝位于右胁，胆附于肝，肝胆互为表里，妇人多怒，情志不畅致肝失疏泄，肝郁血虚，肝胆气火上冲于耳，故妇人每经行即两耳出脓。

由上分析可得，该妇人为肝失疏泄，肝郁血虚，气郁化火所致的肝火血虚型耳疮。病位在肝胆，涉及脾胃、膀胱等脏腑。故采用补血健脾、疏肝解郁、清热泄火之法治疗。选用方药栀子清肝散、加味逍遥散、补中益气汤三方。栀子清肝散方中栀子清热利湿，针对肝经湿热郁火，清热利尿；柴胡苦平，入肝经，疏散退热，疏肝解郁。全方共奏疏肝解郁，清热泄火之功，针对性治疗妇人两耳出脓、胸胁乳房胀痛、小腹胀闷等症。加味逍遥散养血健脾，疏肝清热，针对妇人因怒情志不畅进行治疗。方中用牡丹皮、栀子泄火除烦，清热利尿；用柴胡疏肝解郁；白芍养血敛阴，柔肝缓急；当归、芍药与柴胡相配，补肝体而助肝用，使血和则肝和，血充则柔肝；木郁则土衰，肝病易传脾，故以白术、茯苓、甘草健脾益气。“治未病者，见肝之病，知肝传脾，当先实脾。”肝郁则土衰，且脾胃为后天之本，故在疏肝解郁、清热泄火的基础上兼顾脾胃，用补中益气汤补中益气，升阳举陷。方中重用黄芪为君，入脾、肺经，补中气固表气，升阳举陷；臣以人参、白术、炙甘草补气健脾；当归养血补虚、陈皮理气和中，使全方补而不滞；升麻、柴胡相配升阳举陷，升提下陷之中气。全方既补中焦之气，又升提下陷之气。

正体类要

一、仆伤之症治验

案1　血脱烦躁，调补气血

有一病人，两胁胀闷，欲咳不咳，口觉血腥，遍身臂腿胀痛，倦怠不食，烦渴脉大。此血脱烦躁也。与童便酒及砭患处，出死血靡肉甚多。忽发热烦躁汗出，投以独参汤三剂少止，又用补气血，清肝火之药数剂，饮食稍进。后用独参汤间服，诸症悉退，饮食顿加，但不能多寐，以归脾汤加山栀、竹茹，四剂而熟睡。因劳心遂烦渴自汗，脉大无力，以当归补血汤二剂而安；又以十全大补汤去川芎加麦门、五味、牡丹、地骨、麻黄根、炒浮麦，数剂而汗止，死肉且溃；又二十余剂而新生肉。

【赏析】

薛氏在《正体类要·正体主治大法》中提及，为使“瘀血不致凝滞，肌肉不致遍溃”，治疗时主张“宜先清肝养血”“次壮脾健胃”，以达到治伤“瘀血易溃，新肉易生”的目的。肢体损于外，则气血伤于内，营血有所不贯，气机不畅。肺失宣降，欲咳不咳；肝瘀气滞，两胁胀痛；脾失运化，倦怠不食；气虚不摄，则口觉血腥；阴血伤不能濡润筋脉骨肉，则遍身臂腿胀痛；阴伤化燥，则烦渴脉大。先用童便以降相火、消瘀血，并针砭患处“死血”，使“出死血糜肉甚多”，去其恶秽，避免瘀与热结。若“忽发热烦躁汗出”者，为阴血亡失之故，血脱气散之象也，以独参汤固其气，以生其血，“盖血生于气，阳生阴长之理也”。又加以补气血、清肝火之药治之。若服用独参汤期间，诸症悉缓，唯“不能多寐”者，为气血两虚累及心脾之象，以归脾汤益气补血，健脾养心，加栀子、竹茹清热除烦而安眠。故若腐肉不溃，气血两虚又兼劳倦内伤，而阴虚烦渴自汗者，皆以补气温补脾胃为主，使死肉溃，新肉生。方以当归补血汤滋养阴血，益阴以制阳；再以十全大补汤益气补血，去辛温之川芎，加麦冬、五味子、牡丹皮、地骨皮、麻黄根、炒浮小麦以养阴除烦，除蒸止汗。

薛氏对易水学派理论颇为推崇，认为伤损在血，耗精在气，而脾胃为生化之本，因此在治伤时他将东垣的脾胃论与伤损的调治结合起来，形成治伤以气血为主，常宜温补脾胃的特点，在伤科临床独树一帜。

案2　血虚烦渴，切勿治以白虎

有一病人，烦躁面赤，口干作渴，脉洪大，按之如无。余曰：此血虚发躁也。遂以当归补血汤二剂即止。后日晡发热，更以四物加柴胡、牡丹、地骨、黄柏、知母治之，热退而疮敛。东垣云：发热恶寒，大渴不止，其脉大而无力者，非白虎汤证，此血虚发躁也，宜用当归补血汤治之。裴先生云：肌热躁热，目赤面红，其脉洪大而虚，此血虚也，若误用白虎汤，轻则危，重则毙。

【赏析】

此案薛氏强调重视脉象以辨别疾病之虚实，切不可虚者泻之。若“肌热面赤、脉洪大但按之如无”，属血虚气弱，阴不维阳，阳气浮越于外之虚证；血虚气弱，阴津不足，气不化津，故口干作渴欲饮。治宜补气生血，使气旺血生，虚热自止。治以当归补血汤，重用黄芪，大补肺脾元气而善能固护肌表为君，盖因此时阴血亏虚，以致阳气浮越于外，恐一时固里不及，阳气外亡，且大补肺脾之气，以资气血生化之源；当归养血和营，则浮阳秘敛，阳生阴长，气旺血生，而虚热自退。若后日晡发热，用以四物汤补阴血为主，加柴胡、牡丹皮、地骨皮、黄柏、知母退热除蒸。东垣在《内外伤辨惑论》云：“血虚发热，症像白虎”，即血虚发热者，症似白虎汤证，但脉象不同。白虎汤适用于阳明气分热盛，脉洪大而有力，属实证；当归补血汤适用于血虚气弱，脉大而虚，重按无力，属虚证。切不可误用，否则轻则危，重则毙。

案3　气血俱虚，邪火炽盛

有一病人，头额出汗，热渴气短，烦躁骨痛，瘀肉不溃，遂割去之，出鲜血，服芩、连之药益甚，其脉洪大而微。此气血俱虚，邪火炽盛所致。以四物加参、术、炙草，少用柴胡、炒芩，二剂头汗顿止；又加麦门、五味、肉桂，二剂诸症悉退。后用参、芪、归、术、炒芍、熟地、麦门、五味，十余剂瘀血溃而脓水稠矣。但新肉不生，以前药倍用白术而敛。

【赏析】

薛氏提出“大凡金创出血不止，若素怯弱者，当补气。若素有热，当补血。若烦热昏愦，当补脾气”。他认为创后虽有瘀血内阻，或见瘀热烦渴，但皆为标，而内伤气血，脏腑亏损，经隧失职则为本。故甘温益气之要，是以正本为首务。病人虽有头额出汗、热渴气短、烦躁骨痛之热证，但服黄芩、黄连之药益甚，且脉洪大而微，说明此乃阴血耗损，气血俱虚，邪火炽盛之虚热证。治疗重在补益气血为主，方用四物汤，疗一切血虚，日晡发热，烦躁不安者。更加人参、白术、炙甘草以益气，并佐以少量柴胡、黄芩以清虚热。后又加麦冬、五味子、肉桂可收滋阴降火、引火归元之效。后期续用人参、黄芪、当归、白术、炒白芍、熟地黄、麦冬、五味子以巩固疗效，十余剂之后，“瘀血溃而脓水稠”。若仍有“新肉不生”者，为失于脾胃气虚也，倍用补中气之白术，以收敛生肌。

案4　瘀血流注，先清肝火次壮脾胃

有一病人，瘀血流注，腰脊两足俱黑。随饮童便酒，砭出瘀血糜肉。投以小柴胡汤去半夏加山栀、芩、连、骨碎补，以清肝火；用八珍、茯苓，以壮脾胃，死肉溃而新肉生。后疮复溃，得静调治，后余而痊。

【赏析】

《黄帝内经》云：“肝藏血，脾统血”，气血皆与肝脾有关，且李东垣言：“恶血必归肝”，故对于外伤出血者，薛氏主张先清肝养血，次壮脾健胃。病人瘀血情况严重，流注至腰脊两足，肉眼可察及色黑，故先急清其瘀。童便为“降相火之要药，消瘀血之神品”，酒有通血脉、行药势之功，两者相合更助祛瘀之效。再以针砭其瘀秽，可助新血再生。薛氏常用小柴胡汤清其肝火，去温燥之半夏；加栀子、黄芩、黄连以助清热泻火之效，骨碎补活血续伤。肝脾互和则气顺，气血通畅则瘀血自消，新肉易于生成，故投以八珍汤加茯苓以健脾补气养血，次壮脾胃，从而达到治伤瘀血易溃，新肉易生的目的。此病是由于肝胆火盛，与情志因素也有关系，所以在恢复期应该静养，调畅情志，待其疮溃而痊。

案5　素体肥厚，瘀血蓄深

有一病人，臀腿黑肿，而反不破，但胀痛重坠，皆以为内无瘀血，惟敷凉药，可以止痛。余诊其尺脉涩而结。此因体肥肉厚，瘀血蓄深，刺去即愈，否则内溃，有烂筋伤骨之患。余入针四寸，漂黑血数升，肿痛遂止。是日发热恶寒，烦渴头痛，此气血俱虚而然也，以十全大补之剂遂瘥。

【赏析】

对于瘀血停滞引起的早期不通则痛之证，薛氏强调须审其脉，观其形，以辨其瘀血深浅。病人若素体丰盛，肢体肥厚，且脉有涩结之象，此乃瘀血内积较深之证，主张宜先砭刺，以泄其瘀秽，去腐生肌，后调气养血，甘温除热，着重肝脾。否则日久瘀血内溃，腐败筋骨，变生危证。经针刺放其瘀血后，由于阴血耗伤，气随血脱，气血俱虚，症见发热恶寒，烦渴头痛。宗李东垣之法，用十全大补汤，补益气血，甘温除热，以数剂而瘥。

案6　胁胀脉象不同，治亦不同

有一病人，患处胀痛，发热欲呕，两胁热胀，肝脉洪大。余曰：肝火之证也。但令饮童便，并小柴胡汤加黄连、山栀、归梢、红花，诸症果退。此证若左关脉浮而无力，以手按其腹，反不胀者，此血虚而肝胀也，当以四物、参、苓、青皮、甘草之类治之。若左关脉洪而有力，胸胁胀痛者，按之亦痛，此怒气伤肝之证也，以小柴胡、芎、归、青皮、芍药、桔梗、枳壳主之。盖此证不必论其受责之轻重，问其患处去血之曾否，但被人扭按甚重，努力恚怒，以伤其气血，瘀血归肝，多致前症。甚则胸胁胀满，气逆不通，或血溢口鼻，卒至不救。

【赏析】

薛氏非常重视脉诊，云："脉之不知，病安从识？"在辨证中强调求脉理，辨虚实，以分别治疗。本案列举了胁胀的三种脉象治法。若肝脉洪大而有力，症见胀痛、发热欲呕、两胁热胀，为肝火作痛之实证，效前法宜"降火清肝活血之剂”，饮滋阴降火、止血消瘀之童便，并服用小柴胡汤以理肝化瘀，再加清火活血之黄连、栀子、当归梢、红花，共奏其效；若左关脉象浮而无力，症见无压痛、腹胀者，属血虚肝胀之虚证，治以补血之四物汤为基础，加健脾理气之人参、茯苓、青皮、甘草；若左关脉洪而有力，且有气郁伤肝之象者，亦用小柴胡疏肝解郁，更加川芎、当归、青皮、芍药、桔梗、枳壳行气之品。薛氏还认为肢体伤于外，无论其伤之轻重、瘀血之去留，倘有拒按、忿怒等症，必致气血损于内，肝火旺盛，甚则肝郁气逆，严重者可致血溢于上。

案7　杖后误治，血虚腹痛

有一病人，杖后服四物、红花、桃仁、大黄等剂，以逐瘀血，腹反痛，更服一剂痛益甚，按其腹不痛。余曰：此血虚也，故喜按而不痛，宜温补之剂。遂以归身、白术、参、芪、炙草二剂，痛即止。

【赏析】

《素问·调经论》曰：“实者外坚充满，不可按之，按之则痛。……虚者聂辟，气不足，按之则气足以温之，故快然而不痛。”在《金匮要略·腹满寒疝宿食病篇》中也有腹诊辨别虚实的记载，“病者腹满，按之不痛为虚，痛者为实，可下之”。薛氏云：“大抵痛而不敢按者，属病气元气俱实也；手按而痛缓者，病气元气俱虚也。”故本案病人伤后服破血逐瘀之剂，戕伐正气，损伤脾胃，而致腹反痛，更服痛益甚，喜按而不痛，此乃误治之后血虚腹痛，宜甘温补益之剂，遂以当归身、白术、人参、黄芪、炙甘草以调补脾胃，恢复气血，疼痛自止。

结合前案，薛氏仍在说明肢体伤于外，而气血损于内，伤后以血为先，但气滞血瘀的实证阶段甚短，气虚血凝的虚证才为常见，所以攻瘀当有法度，否则“若行克伐，则虚者益虚，滞者益滞，祸不旋踵矣”。

案8　托里脓溃后，血气俱虚

有一病人，瘀血已去，饮食少思，死肉不溃，又用托里之药，脓稍溃而清。此血气虚也，非大补不可。被不从。余强用大补之剂，饮食进而死肉溃，但少寐，以归脾汤加山栀二剂而寐。因劳心烦躁作渴，脉洪大，以当归补血汤二剂而安。

【赏析】

病人此时已行其瘀，后必伤其气血，症见饮食少思，乃脾气虚弱，无力运化水谷所致。薛氏云："死肉不能溃，或新肉不能生而致死者"，皆为"失于不预补脾胃也"，气血亏虚无力托举而致。故此案本有正气不足，后亦用托里之药清泄瘀脓，则易导致"虚者益虚，滞者益滞，祸不旋踵矣"。薛氏一再强调"若元气虚弱，或不护房劳，或妄行攻伐……当大补元气"，故此必用独参汤等大补之剂救之，恢复元气，从而使饮食进而死肉溃。若仍有少寐，为气血受损，心脾两虚之象，以归脾汤加栀子补益气血、宁心安神而达到促进睡眠的目的。方中当归补血活血，远志与茯神配伍达到宁心安神的目的，龙眼肉、酸枣仁亦为安神之良药，白术与木香配伍健脾醒脾，人参、黄芪补益正气，炙甘草安神并调和诸药。薛氏在前案指出"烦躁面赤，口干作渴，脉洪大，按之如无。余曰：此血虚发躁也"，若此案过度操劳后，烦躁作渴，脉洪大，亦为血虚发躁也，方用当归补血汤补血扶正，阴阳调和则寒热自退，故两剂而安。

案9　损后神昏，寒凝不溃

有一病人，受刑太重，外皮伤破，瘀血如注，内肉糜烂暗肿，上胤胸背，下至足趾，昏愦不食。随以黑羊皮热贴患处，灌以童便酒薄粥，更以清肝活血，调气健脾之剂，神思稍苏，始言遍身强痛；又用大剂养血补气之药，肿消食进。时仲冬瘀血凝结，不能溃脓，又用大补之剂，壮其阳气，其脓方熟，遂砭去。洞见其骨，涂以当归膏，及服前药百余剂，肌肉渐生。

【赏析】

病人受金刃刑罚所伤，外皮伤破，皮破血瘀，血脉运行不利，则内肉糜烂暗肿；正气受损，脾阳不振，故症见昏愦不食。针对寒凝血瘀，正气虚损，以黑羊皮热贴患处，加童便、酒、薄粥温通经脉，行气活络，更用清肝活血之剂化瘀、调气健脾之剂扶正。此时病人神思渐渐复苏，又出现遍身强痛的症状，是为寒邪仍凝滞未除，气血运行不畅所致，故用养血补气之重药补益气血，助其运行，使肿消食进。所谓“瘀血不去，新血不生”，若遇冬季天寒地冻，则瘀血凝结不易溃脓，必以大补药物，壮其阳气，使正气旺盛，促进脓液成熟，再用针砭溃其脓瘀，方能推陈出新。若脓溃后可见其骨，乃气血亏虚，不能收敛生肌，伤势仍严重，用生肌止痛、补血续筋之当归膏涂之，再服前大补之药，巩固气血促进新肉生长，久则自愈。方中当归、地黄补血滋阴，麻油、黄蜡生肌敛疮，共奏生肌止痛、补血续筋之功。薛氏治疗外科疾病，不仅使用内服汤药，还善于结合灸、砭、针刺、外敷等方法，内外兼治，以收全功。

案 10　杖后误治，肾虚气逆

有一病人，杖疮愈后，失于调理，头目不清。服祛风化痰等药，反眩晕；服牛黄清心丸，又肚腹疼痛，杖痕肿痒，发热作渴，饮食不思，痰气上升，以为杖疮余毒复作。诊左尺脉洪大，按之如无。余曰：此肾经不足，不能摄气归源。遂用人参、黄芪、茯苓、陈皮、当归、川芎、熟地、山药、山茱萸、五味子、麦冬、炙草，服之而寻愈。后因劳，热渴头痛，倦怠少食，用补中益气汤加麦门、五味而痊。

【赏析】

病人受损的中后期，病情复杂，往往有本虚标实的表现，须透过现象看本质。如仗后头目不清，为后期失于调理，气血失和，髓海失养而致，若误辨其为风痰之实证，服祛风化痰药后，更伤正气，故眩晕；误辨其为实热证，又服清心泻火之牛黄清心丸，更损其脾胃，故肚腹疼痛、饮食不思。脾失健运，不能运化水湿，则痰气上升，杖痕肿痒，并发热作渴。诊其脉为左手尺部洪大而无力，左尺候其肾脏病变，故此案表面看似杖疮余毒复发，实质是肾经不足，不能摄气归源。正治法为补肾健脾，药用人参、黄芪大补元气；熟地黄、当归、川芎补血理血；麦冬、五味子敛阴；茯苓、陈皮健脾理气；山药、山茱萸与熟地黄相配，补肾养肝；佐以炙甘草调诸药。药合证机，故服之而寻愈。后若因过劳，热渴头痛，倦怠少食之阴虚阳浮又现，仍以扶正育阴为主，方用补中益气汤加麦冬、五味子而痊。肾为先天之本，元阳之所在，人体生机之根本，薛氏在治伤中对肾的补益亦十分重视，大凡脾肾两虚，多选用六君子汤加补肾之品合方。

案11　血气亏虚，湿热乘肝

有一病人，愈合腿作痛。余意脓血过多，疮虽愈，肝经血气尚未充实，而湿热乘虚也。遂以八珍加牛膝、木瓜、苍术、黄柏、防己、炙草以祛湿热，养阴血，痛渐止。乃去防己、黄柏，服之遂瘳。

【赏析】

该病人疮疡溃后，虽疮已愈，但脓血过多，耗伤体内气血，此时正气虚弱，而湿热之邪则乘虚而入，扰及肝经，故治疗上应补益气血，同时兼祛湿通络。本案投以八珍汤为主方，益气补血，主治一切伤损等证。方中人参与熟地黄为君药，人参甘温，大补五脏元气，补气生血；熟地黄补血滋阴。臣以白术补气健脾，当归补血和血。佐用茯苓健脾养心，芍药养血敛阴，川芎活血行气，以使补而不滞。炙甘草益气和中，调和诸药。同时加以牛膝可补肝肾强筋骨，引药直达下肢痛处；木瓜舒筋活络兼祛湿邪；苍术祛湿和中；黄柏燥湿清热，与苍术、牛膝配伍，专治湿热下注之下肢肿痛、痿软无力等症；防己用于止痛利水消肿。药后下肢痛逐渐止住，为防损及正气，去清热利湿之防己、黄柏，进一步补气养血，促进病情痊愈。薛氏提出疮家在中后期，气血亏虚，易招贼邪，应早期预防，若处于本虚标实之情，则宜标本同治。

案12　肝经郁火，阴茎作痛

有一病人，瘀血失砭，胀痛烦渴，纵饮凉童便，渴胀顿止；以萝卜细捣涂之，瘀血渐散。已而患处作痒，仍涂之痒止。后口干作渴，小腹引阴茎作痛，小便如淋，时出白津。此肝经郁火也。遂以小柴胡汤加大黄、黄连、山栀饮之，诸症悉退，再用养血等药而安。夫小腹引阴茎作痛等症，往往误认为寒证，投以热剂，则诸窍出血，或二便不通，以及危殆，轻亦损其目矣。

【赏析】

《灵枢·经脉》曰："肝足厥阴之脉……入毛中，环阴器"，男性阴囊（睾丸）痛属疝的范畴，与肝脉、任脉关系密切。本案为肝郁化火，致使足厥阴肝经循行部位出现肝经郁火之阴茎作痛症。血瘀于肝，导致肝经郁滞；火郁于内，故烦躁干渴。饮童便有滋阴降火、行血破瘀之效；萝卜性凉，能清热活血，涂于患处使瘀血散去。以前药后仍有肝经郁火未尽散，并有上延之势，影响足少阳胆经的气血运行，循经下于膀胱，故小腹痛，小便如淋。《医宗金鉴·正骨心法要旨》有所记载："伤损而少腹引阴茎作痛者，乃瘀血不行，兼肝经郁火所致。宜用小柴胡汤加大黄、黄连、山栀服之。待痛势已定，再用养血之剂，自无不愈矣。"小柴胡汤中，柴胡味苦而气质轻清，可疏少阳之郁；黄芩苦寒，能泄少阳邪热，柴、芩合用，外透内泄，和解表里；人参、炙甘草甘温益气和中，扶正祛邪。切不可见小腹引阴茎作痛而诊为寒凝经脉，不通则痛所致，误以寒者热之治疗，而致本有郁火在内，再用温热药助长火势，迫血外出，灼伤阴津，并循经上扰目，易致出血，或二便不通，以及危殆，轻亦损其目矣。

案13　凉药伤胃，肚腹作痛

有一病人，发热焮痛，服寒凉药，更加口干作渴，肚腹亦痛，欲下之。余按其肚腹不痛，脉微细而迟，饮食恶寒。此凉药伤胃而然也。急用六君加芍药、当归、炮附子各一钱，服之前症益甚，反加谵语面赤，余意其药力未至耳。前药再加附子五分，服之即睡，觉来诸病顿退而安。

【赏析】

薛氏用药崇尚温补，少用寒凉。此案告诫医者，症见发热焮痛，不可不究辨证、不分脏腑，唯重降火，动辄恣用寒凉之剂克伐生气，否则将导致脏腑亏损、经隧失职之象，尚可急补脾阳之法挽救之。

病人发热焮痛，误服寒凉攻伐之后，虽有肚腹疼痛，但按其腹无压痛，且脉微细而迟，此皆为脾胃阳虚之征，切不可再投以攻伐之剂，以犯"虚虚实实"之戒。薛氏选用六君子汤加芍药、当归、附子，其中人参、白术、茯苓、甘草补脾益气，用以补益脾胃；陈皮健脾理气，使补而不滞；半夏辛温，与附子一同温中散寒，以救寒凉伤阳之象；芍药性酸，有缓急止痛之功，与甘草并行，共奏酸甘化阴之效，恢复胃中津液；当归补血活血，顾护胃阴。若服后前症更甚，且谵语面赤，乃其寒凉伤胃太过，前方温补药力不及，造成虚阳外越之外假热内真寒之证，故再增其附子用量回阳固脱，阳升阴长，阴阳调和，服之即睡，后诸病顿退而安。

案14　气血不虚，热痛兼痰

有一病人，瘀血虽去，饮食形气如故，但热渴焮痛，膈痞有痰。以小柴胡汤加天花粉、贝母、桔梗、山栀，二剂少愈；又加生地、归尾、黄芩、柴胡、山栀、花粉而愈。余治百余人，其杖后血气不虚者，惟此一人耳，治者审之。

【赏析】

此案病属跌仆受伤之后，瘀血阻滞之实证。生理和病理状态下，气血都与肝脾有关，李东垣云："血者，皆肝之所主，恶血必归于肝，不问何经之伤，必留于胁下。"瘀血为有形之物，极易化热成脓，且病人饮食形气如故，表明未影响脾胃气血功能。然瘀血虽去，但气机郁滞，津液失运，故有热渴焮痛、膈痞有痰。薛氏治疗跌损重视辨证施治，审其虚实，且强调伤损以血为先，攻瘀当有法度，治疗常用小柴胡汤。因其方寒湿并用，攻补兼施，擅开肝胆之郁，推动气机，调达升降，交通内外而使上焦得通，津液得下，胃气因和，六腑畅，五脏和。加天花粉、栀子清热解毒排脓；贝母、桔梗祛痰润肺，行气导滞，而使痰浊消散。两剂后症状有所缓解。后又加生地黄、当归尾、天花粉以滋阴润燥，黄芩、柴胡、栀子以清肝降火，以巩固疗效。

案15　行气之非

有一病人，服行气之剂，胸痞气促，食少体倦，色暗脓清。此形气俱虚之证也。先用六君、桔梗二剂，胸膈气和；后用补中益气去升麻，加茯苓、半夏、五味、麦门治之，元气渐复而愈。若用前剂，戕贼元气，多致不救。

【赏析】

薛氏认为损伤的恢复，瘀血的驱除尚需要依赖脾胃以生肌长力，充益气血生化之源，这样才能有助于损伤的修复，故而体质与损伤关系密切，体质虚弱者治疗宜"补之""托之"。若病人过服行气药后，耗气伤阴，气机失常，胸膈不利，则呼吸短促、胸部痞满；行气太过，易致脾胃不和，气血生化无源，则纳呆、神疲乏力、色暗脓清。此案属于形气俱虚之证，治疗重在补气为主，不可再服耗气攻伐之品，以犯“虚虚实实”之戒，否则戕贼元气，多致不救。故先投以六君子汤益气健脾，宣利气机；桔梗，善利肺气，宽胸膈，用于胸痞满之症。后再用补中益气汤健脾益气；去升麻之发散，以防阳气更耗；加茯苓以渗湿健脾，半夏以健脾化痰，五味子以益气生津，麦冬以补气生津。全方培补元气，疏利气机，后愈。

案16　下血之非

有一病人，祛其患处瘀血，用四物、柴胡、红花治之，焮痛顿止。但寒热口干，饮食少思，用四物、白术、茯苓、柴胡、黄芩、花粉，四剂寒热即退；用四君、芎、归、藿香，而饮食进。腐肉虽溃，脓水渐稀，以前药倍用参、芪、归、术、茯苓，二十余剂腐肉俱溃，脓水渐稠。误服下药一种，连泻四次，患处色暗。喜其脉不洪数，乃以十全大补倍用肉桂、麦门、五味数剂，肉色红活，新肉渐生。喜在壮年，易于调理，又余月而愈，否则不救。凡杖疮跌仆之证，患处如有瘀血，止宜砭去，服元气之剂。盖其气已损，切不可再用行气下血之药，复损脾胃，则运气愈难行达于下，而反为败证，怯弱者多致夭枉。

【赏析】

薛氏在疗伤治瘀时很重视脾胃之气的强弱，强调“凡杖疮跌仆之证……盖其气已损，切不可再用行气下血之药，复损脾胃，则运气愈难行达于下，反而为败证，怯弱者多致夭枉”，后亦有提出治伤“预补脾胃”的观点。初诊病人为杖疮跌仆之瘀血阻滞之实证，遵“瘀血归肝”之理，治宜先清肝化瘀为主。方用四物汤以补血和血，再配红花以活血通经、祛瘀止痛。肿痛虽止，但气血已伤，二诊时症见寒热口干，饮食少思，为阴血耗伤，津液亏虚，脾胃虚弱所致。治疗在补血的同时，加白术益气，茯苓健脾，黄芩清热，天花粉生津润燥，4剂药后，寒热即退。三诊时，用四君子汤益气健脾，巩固疗效，再配川芎行气开郁，当归补血活血，藿香芳香化浊、和中止呕，则饮食恢复正常。四诊，腐肉虽溃，但亦有脓水，质清稀。薛氏强调“凡疮脓清及不敛者，或陷下，皆气血虚极也，最宜大补，否则成败证。若更患他证，尤难治愈”。故用前方倍用人参、黄芪、当归、白术、茯苓，以大补气血。二十余剂后，腐肉俱溃，脓水渐稠。五诊，误服下药，连泻4次，患处色暗，脉无洪数。此乃下药损伤人体正气，使得病情加重，但幸病人时值壮年，体质尚可，无阴阳离决之象。故仍用大补气血之十全大补汤，重用肉桂、麦冬、五味子。数剂后，患处肉色红活，新肉渐生。

以此可知但凡杖疮跌仆的早期，患处必有瘀血阻滞，可针砭其瘀。后期多为气血虚损而致不溃不敛的残局，再用养血补气之品，以壮补元阳之气，方能推陈出新，使瘀腐遂去，新肉渐生。反之，再以行气下血之剂，更损脾胃，病愈重，体弱者甚危。

案17　寒药之非

有一患者，肿痛，敷寒凉之药，欲内消瘀血，反致臀腿俱冷，瘀血，并胸腹痞闷。余急去所敷之药，以热童便酒洗患处，服六君、木香、当归，敷回阳膏，臀腿渐温；又以前药去木香，加川芎、藿香、肉桂，四剂瘀血解；乃刺之，更以壮脾胃、养气血得痊。盖气血得温则行，得寒则凝，寒极生热，变化为脓。腐溃深大，血气既败，肌肉无由而生，欲望其生难矣。

【赏析】

此案为瘀血肿痛者，妄用寒凉药物，气血凝结，反致臀腿俱冷，胸腹痞闷，故应急去所敷寒凉之药，施以甘温补气之品救之。以热童便酒洗患处，《外科发挥》认为“童便不动脏腑，不伤气血，万无一失，军中多用此，屡试有验”。凡折伤跌仆，童便入少酒饮之，推陈致新，其功甚大，故薛氏常用童便入药治疗外伤病证。投以六君子汤，健脾益气燥湿，可壮脾胃，脾胃乃气血生化之源，气血得温则行；更加木香行气止痛；当归善止血瘀之痛，且有散寒之功，消肿止痛，排脓生肌。再敷回阳膏，薛氏用其治“跌仆所伤，为敷凉药，或人元气虚寒，肿不消散，或不溃敛，及痈肿坚硬，肉色不变，久而不溃，溃而不敛，或筋挛骨痛，一切冷证并效”。方中草乌、南星走窜发散，破恶气，驱风毒，活死肌，除骨痛，消结块；干姜、肉桂助脏腑阳气以祛寒；赤、白芍活血散滞，止痛生肌；酒为使，行药性，散气血。诸药合用，有回阳逐阴之功，故臀腿渐温。又去木香，加川芎与当归配伍，增强活血散瘀、行气止痛之功；藿香化湿和中；肉桂乃下元虚冷之要药，散寒温阳，通畅气血，可鼓舞气血生长，养气血得痊。

薛氏认为基于骨伤科病伤气伤血的特点，临证时凡属于伤后，常用甘温益气补脾胃之药，以固其气、生其血，因“盖气血得温则行”之故也。反之，“得寒则凝，寒极生热，变化为脓。腐溃深大，血气既败，肌肉无由而生，欲望其生难矣。”

案18　不砭之非

有一病人，发热烦躁，用四物、黄芩、红花、软柴、山栀、花粉，烦热已清，瘀血深蓄，欲针出之，不从，忽牙关紧急，患处刺痛，始针去脓血即安。用托里养血，新肉渐长，忽患处瘙痒，此风热也，用祛风消毒之剂而痊。

【赏析】

瘀血阻滞导致病人气血运行不畅，壅遏不通，故而症见发热烦躁。薛氏用四物汤补血活血，加黄芩清热燥湿、泻火解毒，红花活血通络祛瘀，柴胡解表退热、疏肝解郁，栀子清热凉血解毒，天花粉清热排脓消肿，以清郁热。此法重在清热除烦，但瘀血仍深蓄于里，故薛氏用针法以迫血而出，祛瘀血。但病人不从，血瘀日久，血败肉腐则成脓，脓去则正虚，血虚则生风，所以导致瘀血内聚而出现牙关紧急等急症，仍遵薛氏前法，先针祛其瘀脓则安。后用托里散是在补血的基础上，配以补气、行气之品，达到托毒生肌的目的。若患处风热所致瘙痒，加用祛风解毒之剂治之，药症相合，数剂即可痊。在《外科发挥·发背》中指出：“若脓已成，宜急开之，否则重者溃通脏腑，腐烂筋骨，轻者延溃良肉，难于收功，因而不敛多矣。”此案薛氏亦大胆提出“用针为贵”的见解，主张疮疡脓成之后，应该及时切开排脓，急泄其毒，必要时加以药引，使之引流畅通，务使脓液排尽。

案19　不补之非

有一病人，臂腿胀痛，发热烦躁，刺去死血，胀痛少宽，热躁愈甚，此血脱邪火旺而然也。急用独参汤补之，少愈；又以健脾胃养气血药治之，腐肉渐溃遂愈。大抵此证宜预调补，以顾收敛，切不可伐其气血，不行补益，以致不能收敛矣。

【赏析】

因受仆伤之证，气滞血瘀，气血交阻，以致臀腿胀痛、发热烦躁。虽前文提及应该及时切开排脓，急泄其毒，使胀痛有所缓解，但阴随血去，阳不复阴，厥阳独行，邪火旺盛，故热躁愈甚，当急用独参汤大补元气，用于一切失血，与疮疡溃后，气血俱虚，恶寒发热，作渴烦躁者。方用人参大补元气，固脱生津，且入脾经；大枣补气益中，滋养脾土，平补胃气。两者配伍，急固气血，症稍愈。如薛氏所言："疮疡之作，由胃气不调疮疡之溃，由胃气腐化；疮疡之敛，由胃气荣养"，可见疮疡之发生、之溃、之敛，皆取决于胃气，故又以健脾胃养气血药治之，如八珍汤、补中益气汤等，可致腐肉渐溃遂愈。此案薛氏提出"治疮疡，当助胃壮气，使根本坚固"，反复强调治病应"以胃气为本"。

案20　破伤风表证

有一病人，仲夏误伤手，腰背反张，牙关紧急，脉浮而散。此表证也。遂用羌活防风汤一剂即解。此证若在秋冬腠理致密之时，须用麻黄之类以发汗。此乃暴伤，气血不损之治法也。

【赏析】

仲夏之时金刃所伤，继之感受风热之邪，正如《诸病源候论》所谓"金创得风"，伤后皮破血损，卫外失固，风毒之邪从伤口侵袭人体，从外达里而发病。风为阳邪，善行数变，通过经络、血脉入里传肝，外风引动内风，肝风内动，筋脉失养而症见牙关紧闭、腰背反张、脉浮而散。薛氏在《正体类要·正体主治大法》中提及："风证善行数变，入脏甚速，死生在反常之间，宜急分表里、虚实而治之，邪在表，筋脉拘急，时或寒热，脉浮弦。羌活防风汤散之。"此案乃初邪在表，腠理疏泄，易散之，应急服用羌活防风汤发散之，稍迟则邪入于里，与药不相合矣。方中防风、羌活、藁本、细辛以散在表之风邪；盖破伤无不伤血，故加当归、川芎、芍药等以调血，地榆以清热。然若在秋冬腠理致密之时，恐前方发散之力不足，须加麻黄类药物以开其腠理，使风热之邪从里达外，则热退结散而风自愈，此乃破伤风初期，汗之而气血不损之治法。

案21　破伤风里证

有一病人，杖处略破而患此，脉洪大而实。此里证也。用大芎黄汤一剂，大便微行一次，悉退。若投表药必死，宜急分表里虚实而治之，庶无误矣。

【赏析】

结合前案，薛氏认为破伤风有表里虚实不同，宜分而治之，即《医学正传·破伤风》所言："若夫破伤风证，因事击破皮肉，往往视为寻常，殊不知风邪乘虚而客袭之，渐变为恶候……因其有在表、在里、半表半里三者之不同，故不离乎汗、下、和三法。是故在表汗之，在里下之，在表里之间宜和解之，又不可过其法也。"前案脉浮而散，为破伤风之表证，予汗法治疗；此案杖后，脉象洪大而实，乃邪毒深入于里之里实证，宜下之。薛氏在《正体类要·正体主治大法》中提出："传入里者，舌强口噤，项背反张，筋惕搐搦，痰涎壅盛，胸腹满闷，便溺闭赤，时或汗出，脉洪数而弦，以大芎黄汤导之。"故以大芎黄汤疏导之，属下法，以脏腑通利为度。方中川芎辛温走窜、活血通络，配羌活宣发风邪，黄芩清热泻火，大黄泻下通便、逐瘀通经。

案22　脓内焮类破伤风

有一病人，寒热口干，用四物、参、芪、白术、软柴、炒芩、麦门、五味，四剂少退，余欲砭去瘀血，不从。后怔忡不寐，饮食少思，牙关牵紧，头目疼痛，恶寒发热，此脓内焮也，遂砭去之即安。以八珍、枣仁、麦门、五味二十剂，前症渐愈。又用前药及独参汤，瘀肉渐溃。后因劳又少寐盗汗，以归脾汤、麦门、五味、远志而痊。后牙关胀闷，面目焮赤，又似破伤风，仍以为虚，用八珍等药亦安。

【赏析】

气血亏虚发热，津液耗伤，症见寒热、口干舌燥，属气血虚之证，用四物汤以滋阴养血，再加人参、黄芪、白术以大补元气、生津止渴，软柴胡、黄芩清肝火，五味子、麦冬亦是生津养阴之品，全方调补气血，清泄肝火。《圣济总录·

伤折门·腕折》载："论曰：凡举动不慎，为物所击，致腕折者，筋骨损伤，血气蹉跌，或留积留瘀，焮肿疼痛，宜速治之，外则敷贴肌肉，内加调养荣卫之剂，则肢体可完矣。"若体内仍有瘀血不去，宜速用针砭祛瘀血，否则，瘀血久积于体内，心气不畅则见怔忡不寐，脾虚则见饮食少思，牙关牵紧、恶寒发热都是瘀血郁于上焦之表现。后瘀血去之必伤其正，又与之八珍汤气血双补，加酸枣仁、麦冬、五味子以滋阴敛气生津，此举祛邪之余又防针砭伤正，故前症渐愈。后续再加独参汤意在大补元气以恢复气血之损。病人若因劳又出现少寐盗汗，则是虚劳伤脾肾，心肾不交，以归脾汤加味麦冬、五味子、远志宁心安神。病程日久，后仍出现牙关胀闷、面目焮赤似破伤风之症，薛氏认为"此气血俱虚而传变"，虽与前两案破伤风症状相类，但此为里虚证，以补为主，用八珍等药大补气血，使之痊愈。

案23　脓溃类破伤风

有一病人，腹胀喘促，作渴寒热，臀腿糜烂，与死肉相和，如皮囊盛糊。用童便煎四物、桃仁、红花、柴胡、黄芩、麦门、花粉，服之顿退。彼用黑羊皮贴之益甚。后砭去脓血甚多，气息奄奄，唇口微动，牙关紧急，患处色暗。或欲用破伤风药。余曰：此气血虚而变证也。用参、芪、芎、归、白术，并独参汤入乳汁，元气复而诸症愈，及用十全大补汤调理而安。此证若脓瘀内焮者，宜针之。若溃烂后口噤遗尿，而类破伤风等诸症者，乃气血虚极也，急用大补之剂。若素多痰，患风证者，宜清痰降火。若因怒而见风证者，宜清肝降火。若人不慎房劳，而忽患前症，此由肾水不足，心火炽甚，宜滋阴补气血为主。若误作风证，治之即死。

【赏析】

本条论述了脓溃类破伤风的证治及其变证和误治的后果。瘀血阻滞，气机不畅则腹胀喘促；新血不生，阴血受损则作渴寒热；腐败气血，久酿成脓则臀腿糜烂，与死肉相和，如皮囊盛糊。治宜活血祛瘀，清热生津止渴。方用四物汤补血滋阴，加桃仁、红花破血祛瘀，柴胡疏少阳之郁、解表里之邪，黄芩清泄里热，柴、芩合用，外透内泄、和解表里，麦冬、天花粉滋阴清热、生津止渴。童便，誉为"降相火之要药，消瘀血之神品"，用童便煎药，取其止血消瘀之效并能清虚热。全方攻补兼施，共奏祛邪扶正之效。复以黑羊皮敷之，祛瘀消肿，有利于疾病的治疗。加用砭石祛腐肉瘀脓，虽有助于病情的恢复，但亦会损其气血，故症见气息奄奄，唇口微动，牙关紧急，患处色暗。此案总属气血俱虚弱而致，用人参、黄芪、白术补气健脾，当归、川芎养血活血，使补而不滞，通而不破，气血双补，使气血通畅。并用独参汤、乳汁，大补元气，元气足则病自愈。后续用十全大补汤调理，气血双调，培护正气。

薛氏总结破伤风症状六种情况治法：若脓瘀内焮，为瘀血内停，郁而化热，热盛肉腐，故应先针祛瘀脓；若脓溃后口噤遗尿，是由气血不足，邪气入里留滞经络所致，法当急用大补之剂，正气实则邪不可当；若病人平素多痰，则更易郁而化火，故应清痰降火；若因怒而见风证者，乃怒气伤肝，肝郁易生内风，肝风内动则见风证，治宜清肝降火；若病人过度房劳伤肾，而突患风证，则为肾水不足，心火炽甚所致，治宜滋阴补气血为主；若将上述本虚标实之情误辨为仅风邪侵袭所致，治以发散风邪，则会加重病情，导致气血更虚，甚则亡阴亡阳，切不可以此治之。治疗当审证求因，治本求源，治法也相应有所不同。

薛氏在《正体类要·正体主治大法》中云："风证善行数变，入脏甚速，死生在反掌之间，宜急分表里虚实而治之。邪在表者，则筋脉拘急，时或寒热，筋惕搐搦，脉浮弦，用羌活防风汤散之。在半表半里者，则头微汗，身无汗，用羌活汤和之。传入里者，舌强口噤，项背反张，筋惕搐搦，痰涎壅盛，胸腹满闷，便溺闭赤，时或汗出，脉洪数而弦，以大芎黄汤导之。既下而许仍出，表虚也，以白术防风汤补之，不时灌以粥饮为善。前云乃气虚未损之法也。若脓血太泄，阳随阴散，气血俱虚，而类前证者，悉宜大补脾胃，切忌祛风之药。"即薛氏引用刘河间的话点明破伤风是由风邪中伤人体所致，因风邪善行数变，入脏甚速，发病急骤，稍有不慎便可在反掌之间令人丢失性命，故强调破伤风的治疗，须根据疾病传变的规律，迅速辨清病人病证的表里缓急，以便对症治之。"在表汗之，在里下之，在表里之间宜和解之，又不可过其法也。"汗、下、和三法皆有虚损之弊，若是伤正太过，气血俱虚，则不能祛风发散，宜大补脾胃。

案24 内虚变痉

有一病人，内溃针出脓三五碗。遂用大补之剂，翌日热甚汗出，足冷口噤，腰背反张。众欲投发散之剂，余曰：此气血虚极而变痉也，若认作风治则误矣。用十全大补等药而愈。此证多因伤寒汗下过度，与产妇溃疡气血亏损所致，但当调补气血为善。若服克伐之剂，多致不救。

有一病人，两月余矣，创口未完，因怒发成痉，疮口出血。此怒动肝火而为患耳，用柴胡、芩、连、山栀、防风、桔梗、天麻、钩藤钩、甘草，治之顿愈。刘宗厚先生云：痉有属风火之热内作者，有因七情怒气而作者，亦有湿热内盛，痰涎壅遏经络者，惟宜补虚降火，敦土平木，清痰祛湿。

【赏析】

如《金匮要略·痉湿暍病篇》所言："太阳病，发汗太多，因致痉""夫风病，下之则痉，复发汗，必拘急""疮家虽身疼痛，不可发汗，汗出则痉"。病人一，内溃针出脓三五碗，失血过多，此时本有阴液亏损，用大补之剂之后，续见热甚汗出，更伤津液，即薛氏所云"疮家发汗则痉，是汗下重亡津液所致"，故而出现足冷口噤、腰背反张、项背强急之痉病，此"皆气血内伤，筋无所营，而变非风也"。若误认为单纯风邪袭表证而用攻伐之汗法，则津液耗竭，多致不救。此证多见于伤寒汗下太过或产妇气血亏损，而致筋脉拘急。薛氏认为痉病若乃"杖疮及劳伤气血而变者"，治以"当补气血"，方用十全大补汤，方中人参、白术、茯苓、甘草四味合为四君子汤，能益气补中、健脾养胃；熟地黄、白芍、当归、川芎四味即为四物汤，具有养血滋阴、补益肝肾的作用；黄芪大补元气，与四君子汤合用，则补气功效更佳；肉桂可补元阳、暖脾胃、除冷积、通血脉。诸药合用，共奏温补气血之功。数剂之后，配以适当调护，则病可愈。

病人二，创口出血不止，本有阴液亏虚，又情志不遂，怒而伤肝成痉。薛氏借刘宗厚之语说明痉病的病因有风热、情志不遂、湿热内盛、痰涎壅遏经络者，治疗应审因论治，分别采用补虚降火、敦土平木、清痰祛湿之法。方中以柴胡、黄芩为君药，柴胡苦平入肝胆经，条达疏解；与黄芩相伍，苦寒入肝胆经，降泄清热，共达疏肝降火之效。再配以黄连、栀子以清三焦之火，桔梗祛痰排脓，天麻、钩藤镇肝息风，防风祛风解痉，甘草调和诸药顾护脾胃，治之顿愈。

二、坠跌金伤治验

案1　瘀血腹痛

有一病人，仲秋夜归马，腹内作痛，饮酒数杯，翌早大便，自下瘀血即安。此元气充实，挟酒势而行散也。

一男子，跌伤，腹痛作渴，食梨子二枚，益甚，大便不通，血欲逆上，用当归承气汤加桃仁，瘀血下而瘥。此因元气不足，瘀血得寒而聚凝也。故产妇金疮者，不宜食此。

一男子，孟秋坠梯，腹停瘀血，用大黄等药，其血不下，反加胸膈胀痛，喘促短气。余用肉桂、木香末三钱，热酒调服，即下黑血及前所服之药而苏。此因寒药凝滞不行，故用辛温之剂散之。

【赏析】

薛氏强调临证时应分“年岁老幼、禀气虚实……时气所宜而治之”。如此三人皆为跌仆损伤之瘀血腹痛，但因其体质虚实不同，大便情况不一，亦有不同治法。

病人一，元气充实，身体壮盛，偶有轻微跌坠金伤导致的气血瘀滞，仅需饮酒数杯，借其辛温走窜之性，通血脉，行药势，辅助正气通畅元真，瘀血随大便而出，故人即安和。

病人二，元气不足，平素身体较弱，跌伤之后，瘀血阻滞，再服寒凉之品，使瘀血得寒而聚凝，则腹痛益甚，且大便不通，瘀血无以下排，故血欲逆上。薛氏认为“凡瘀血在内，大小便不通，用大黄、朴硝”下之，此案内服用当归承气汤加桃仁，治疗伤损血滞于内作痛、大便不通者。桃仁破血逐瘀，大黄、芒硝攻下热结，当归养血活血，甘草顾护脾胃，调和诸药。诸药合用，既可破血逐瘀，又不过伤元气。大黄剂量须根据病人体质情况调整，“更量虚实”，瘀血下而瘥。

同理，若产后金疮妇人腹痛作渴者，亦不宜过食寒凉。

病人三，素有阳虚，坠梯之后，瘀血停于腹中，用寒凉泻下之大黄攻下逐瘀，但血仍不下，甚见胸膈胀痛、喘促短气等症，仍为瘀血因寒药凝滞而不行，薛氏认为用辛温之品散之治疗。用肉桂可补火助阳，散寒止痛，温经通脉；木香可行气止痛；热酒既可温经散寒，又可行气活血。三药合用，即下黑血及前所服之药而苏。此为瘀血腹痛，苦寒下血药之后，导致寒药凝滞而不行者，必加用辛温之剂散之。

案2　脾伤腹痛

陈侍御，坠马，腿痛作呕，服下药一剂，胸腹胀痛，按之则止，为倦怠少气。诊其脉微细而涩。余曰：非瘀血也，乃痛伤气血，复因药损脾气而然耳。投养脾胃、生气血之药而愈。

【赏析】

坠马则痛，痛伤气血，胃气上逆，则腿痛作呕。后误用下药，损伤脾胃，则出现倦怠少气之症。脉微细而涩，主气滞、血瘀、津亏、血少，但疼痛按之则止，为虚证，故非瘀血也，乃痛伤气血，又复因药损脾气而然耳。薛氏用养脾胃、生气血之药，如八珍汤、补中益气汤等益气补血之剂而愈。薛氏私淑于东垣，非常推崇易水学派的理论，治伤时尤其重视温补脾胃，认为杖疮跌仆之证，“其气血已损，切不可再用行气下血之药。复损脾胃，则运气愈难，营于下而反为败证”，故总以温补脾胃为主。若瘀血气滞，因而妄用攻下，会引起许多变证。

案3　血虚胁胀

李进士，季夏伤手，出血不止，发热作渴，两胁作胀，按之即止，此血虚也。用八珍加软柴胡，天花粉，治之顿愈，更用养气血之药，调理而愈。

【赏析】

病人夏季受伤，天气炎热，热迫血行，故而出血不止；津血同源，出血过多则津伤作渴；阴虚无以敛阳故发热；气随血脱，气血津液皆伤；肝藏血，血不足无以助肝运，故肝气郁滞而两胁作胀；按之即止，乃虚证。此为血虚证，宜益气补血，方用八珍汤，多治“失血过多”“烦躁作渴”等症。方中人参与熟地黄相配，益气养血，补气滋阴，共为君药；白术、茯苓健脾渗湿，助人参益气补脾；当归、白芍酸甘化阴，养血和营，助熟地黄滋养心肝，均为臣药；川芎为佐，活血行气，使地、归、芍补而不滞；炙甘草为使，益气和中，调和诸药。加用软柴胡，苦、辛，微寒，透表泄热，疏肝解郁，针对病人肝阴血不足所致发热、两胁作胀之症；天花粉，甘、微苦，微寒，生津止渴。后续用调气血之药，调理而愈。薛氏在此提出治伤病出血，须根据季节特点因时而制宜。夏月伤损之人，常亡血不止，耗气伤阴，治宜调补气血为主。

案4　血虚烦躁

吴给事，坠马伤首，出血过多，发热烦躁，肉瞤筋惕。或欲投破伤风药。余曰：此血虚火动所致，当峻补其血为善。遂用圣愈汤二剂即安，又养气血而疮痊。

【赏析】

病人因坠马伤首，导致失血过多，阴血既伤，血虚发热烦躁。肝在体合筋，阴血不足无以滋养筋脉，阴虚火旺动风，则出现筋肉不自主地惕然瘛动。切不可用祛风发散之品，更损其阴液。因此用圣愈汤以补气养血清热，《医宗金鉴·删补名医方论》记载本方为“治一切失血过多，阴亏气弱，烦热作渴，睡卧不宁者”。方中生、熟地黄同用，既大补阴血，又滋阴清热；人参大补元气，黄芪益气补虚，喻嘉言论云：“按失血过多，久创溃脓不止，虽曰阴虚，实未有不兼阳虚者，合用人参、黄芪，允为良法。凡阴虚证大率宜仿此。”再配有当归补血活血，川芎理气行血，黄芩清其虚热。两剂即安。后续以养气血以巩固疗效而痊。

案5　亡血出汗

张进士，季秋坠马，亡血过多，出汗烦躁，翌日其汗血止，热躁益甚，口噤手颤。此阴血虚，阳火乘之，而汗出为寒气收敛腠理，故汗不得出，火不得泄，怫郁内甚，而益增他症也。余用四物、参、芪、软柴胡、五味、麦门，治之而痊。

【赏析】

病人坠马后，失血过多，虽有短暂汗出，但时值秋季，气温渐低，寒性收敛腠理，故后期其汗血止；阴血亏虚，筋脉失于濡养，阴虚内热，出现口噤、烦躁；腠理紧闭，使汗不得出，火不得泄，即外邪不能祛除，里热不能外泄，郁结不舒之感更加剧烈，怫郁内甚。方用四物汤，滋阴不腻，温而不燥，阴阳调和，使营血恢复；加人参补气益气，黄芪补气升阳，软柴胡性疏散退热，麦冬滋阴降火，配五味子滋化源。诸药配伍，以滋化源，故病得痊。

案6　亡血昏愦

一妇人，孟冬伤足，亡血头汗，内热作渴，短气烦躁，不时昏愦，其脉洪大，按之微弱。此阴血虚于下，孤阳炎于上，故发厥而头出汗也。以四物合小柴胡汤一剂汗即止；以四物去川芎，加参、芪、麦门、五味、炙草，少用肉桂，四剂诸症悉去；又三十余剂，血气复而愈。

一男子，孟夏折腿，出血过多，其初眩晕眼花，后则昏愦，此阴血伤损，阳火炽甚，制金不能平木，木旺生风所致。急灌童便，更用人参、当归各五钱，荆芥、川芎、柴胡、芍药、白术各二钱，山栀、黄芩、桔梗各一钱，甘草五分，服之随爽；又用四物、参、芪各三钱，生地、柴胡各一钱，四剂烦躁悉去。

【赏析】

本案二条为薛氏对冬季、夏季不同时节之亡血昏愦的治疗。若病在冬季，下肢失血过多，阴血亏虚，无以制约阳气，虚阳上扰，正如《金匮要略·脏腑经络先后病篇》中“厥阳独行”“阳多阴少”，阴阳失衡的病机。此案妇人虽有汗、热、渴、脉洪大四大症。但汗，仅头汗；热，非大热；渴，非喜冷饮；脉，洪大却按之微弱，故此乃阴血虚于下，孤阳炎于上之阴虚阳亢证。《血证论·发热》曰：“失血家阳气郁于血分之中，则身热郁冒，但头汗出，身热者，火闭于内，而不得达于外故也。”治宜解其郁，使遍身微汗，气达于外，而阳不乘阴，热止血亦治，小柴胡汤主之。故投以四物合小柴胡汤补虚解郁，调和阴阳，1剂头汗即止。后用四物汤去川芎，因病人阴血亏虚，而川芎辛香走窜，恐伤阴血，故去之；加人参、黄芪、麦冬、五味子、炙甘草等大队滋阴养血药，再配伍少量肉桂，既可防止滋阴药过于寒凉，有碍脾胃，出现虚不受补的现象，又可引火归元。从阳引阴，使阴阳缓缓复生，病即愈。

若病在夏季，失血过多，致阴血亏虚，夏季阳旺助其内热，而致制金不能平木，木旺生风，症见眩晕眼花、昏愦。属气血两虚，虚风内动之证，治以益气补血，柔肝息风为主。病情紧急，急则治标，故薛氏急灌童便，滋阴降火，止血消瘀。更用人参补气生血，当归养血和血，为君药；荆芥疏风解表，川芎行气活血，使补而不滞，白术补气健脾，芍药养血敛阴，柴胡疏肝，与归、芍同用，补肝体以助肝用，使血和则肝和，血充则肝柔，皆为臣药；加栀子、黄芩清热，桔梗宣肺，兼能载药上行，为佐药；甘草益气和中，调和诸药。共奏补气生血之效，且寓有“血行风自灭”之意，故服之随爽。后用四物汤、人参、黄芪，补气生血。因其药味皆醇厚平和而滋润，服之气血疏通，内外调和，合乎圣度，又能愈病；生地黄滋阴清热，柴胡疏肝解郁，故服4剂后烦躁悉去。

案7　湿痰作痛

大宗伯沈立斋，孟冬闪腰作痛，胸间痰气不利，以枳壳、青皮、柴胡、升麻、木香、茴香、当归、川芎、赤芍、神曲、红花，四剂而瘥。但饮食不甘，微有潮热，以参、芪、白术、陈皮、白芍各一钱，归身二钱，川芎八分，软柴胡、地骨、炙草各五分，十余剂而瘥。

刘尚宝，体肥，臀闪作痛，服透骨丹，反致肢节俱痛，下体益甚。以二陈、南星、羌活、防风、牛膝、木瓜、苍术、黄芩、黄柏治之，身痛遂安。以前药加归尾、赤芍、桔梗，治之而痊。

郑吏部，有湿痰，孟冬坠马，服辛热破血之药，遍身作痛，发热口干，脉大而滑，此热剂激动痰火为患耳。治以清燥汤去人参、当归、黄芪，加黄芩、山栀、半夏、黄柏，热痛顿去，患处少愈。用二陈、羌活、桔梗、苍术、黄柏、姜制生地、当归，遂痊。

【赏析】

此为湿痰作痛的三种辨证。病人一，冬季闪腰作痛，且胸间有痰，此为瘀血阻滞，痰气阻隔，气机不利所致，治以疏肝理气化痰为主，药用枳壳、青皮、木香行气止痛，柴胡、升麻疏肝理气、升阳除湿，茴香、神曲健脾温中，当归、川芎、赤芍、红花活血化瘀。倘若日久伤及脾胃，痰湿久郁化热，症见饮食不甘、微有潮热者，用人参、黄芪、白术、陈皮以健脾益气，白芍、当归身、川芎以补血和血，软柴胡、地骨皮以清郁热，炙甘草调和诸药，十余剂而瘥。

病人二，形体肥胖，即《丹溪心法》中云："肥人多痰湿"，本素有痰湿，跌仆之后又服攻伐之品，伤其脾胃气血，湿浊内生，流注肢节、下肢，而致肢节俱痛，下体益甚。薛氏云："夫湿痰之证，必先以行气利湿健中为主，若中气和，则痰自消，而湿亦无所容矣。"故此案以二陈汤除湿健脾化痰为主，加南星、羌活、防风、苍术、牛膝、木瓜胜湿止痛行气，黄芩、黄柏清热燥湿，使中气和，而痰湿自消，身痛遂安。后以前药又加当归尾、赤芍、桔梗三味药，以助前方药力，更有活血化瘀、祛风除湿之功效。

病人三，素有湿痰，血气已伤，却服辛热破血之药，此必使气血更虚，并辛热助其痰火，症见遍身作痛，发热口干，脉大而滑。故治以清燥汤去甘温之人参、当归、黄芪以防痰湿辛热更盛；另外，加黄芩、栀子、黄柏，与原方中黄连配伍，共同清热燥湿，泻火解毒；加入半夏，与原方中陈皮、茯苓同用，既可燥湿化痰，又能理气健脾。此时，热痛顿去，患处少愈。用二陈汤、羌活、桔梗、苍术、黄柏，继续理气健脾，燥湿化痰。同时，加用姜制生地黄、当归，滋阴凉血，补血和血，遂痊愈。

案8　肝火作痛

杨司天，骨已入骱，患处仍痛，服药不应，肝脉洪大而急。余曰：此肝火盛而作痛也。用小柴胡汤加山栀、黄连，二剂痛止；用四物、山栀、黄柏、知母调理而康。

【赏析】

跌仆损伤，恶血流内，由于"瘀血主肝"之理，不分何经，皆以肝为主。且此案病人肝脉洪大而急，皆为肝火盛而作痛也，必用清肝养血法治之。薛氏常用小柴胡汤治一切因肝胆经火盛作痛，加栀子、黄连以疏肝清火，兼和胃气使邪气得解，则诸症自除。后用补血之四物汤，加栀子、黄柏、知母，针对肝火作痛有清热燥湿、泻火解毒之功效。

案9　血虚作痛

一妇人，磕臂出血，骨痛热渴，烦闷头晕，日晡益甚。此阴虚内热之证。用八珍加丹皮、麦门、骨碎补、肉桂及地黄丸，治之悉愈；却去桂，加牛膝、续断，二十日而疮愈。

【赏析】

病人由于外伤失血过多，人体筋骨关节失于濡养，阴虚内热，症见骨痛热渴，烦闷头晕，日晡益甚。薛氏认为："肢体损于外，则气血伤于内，营卫有所不贯，脏腑由之不和。"故对于损伤治疗以调补气血、滋养肝肾为主，以行气活血为辅。方用气血双补的八珍汤方进行加减。由于阴虚内热较重，加入牡丹皮清热凉血，麦冬养阴生津，五味子益气生津，骨碎补活血疗伤止痛，肉桂可以增强补气温阳之力，合用地黄丸以滋阴补肾。服药后病情得到缓解，血虚症状减轻。二诊中去肉桂，由于肉桂为补火助阳之品，服用过久会导致阴虚火旺加重；加入牛膝、续断具有补肝肾、强筋骨、续筋疗伤的功效。诸药配伍，使瘀血尽去，新血得生，筋骨强健，外伤愈合。

案10　骨伤作痛

一小儿，臂骨出骱接入，肿痛发热，服流气等药益甚，饮食少思。余以葱熨之，其痛即止；以六君、黄芪、柴胡、桔梗、续断、骨碎补治之，饮食进而肿痛消；又用补中益气加麦门、五味治之，气血和而热退，愈矣。

【赏析】

薛氏认为"凡疮之易消散、易腐溃、易收敛，皆气血壮盛故也"，脾胃为人体后天之本，气血生化之源，故其医案治疗均体现了"先助胃壮气，使根本坚固"的观点。病人本为小儿，素体脾胃之气不足，筋骨的损伤必然累及气血伤于内，因脉络受损，气滞血瘀，为肿为痛，气郁日久化火，故发热。流气乃疮科流气饮类药，益气活血、散寒祛湿、行气通痹为主，若单服流气药易致胃气虚极，故饮食少思。薛氏以葱熨之，用葱白细切杵烂，炒热敷患处，如冷易之，肿痛即止，其效如神。《正体类要·正体主治大法》中云："肿不消，青不退，气血虚也。内用八珍汤，外用葱熨法，则瘀血自散，肿痛自消。"薛氏认为葱熨有散瘀消肿、助气血生长与流通的作用。再加六君子汤、黄芪补气健脾，柴胡、桔梗行气止痛，续断、骨碎补补肝肾、强筋骨，用后则饮食进而肿痛消。补中益气汤补气升阳、甘温除热，麦冬清热养阴生津，五味子益气生津，用后则气血和而热退，愈矣。

案11　气虚血瘀

戴给事，坠马，腿肿痛而色暗，食少倦怠。此元气虚弱不能运散瘀血然耳。遂用补中益气汤去升麻、柴胡，加木瓜、茯苓、芍药、白术，治之而痊。

【赏析】

病人脾气素虚，故而食少倦怠，此其病之根本。加之外伤坠马，腿肿痛而色暗，正气不足则外伤难愈，此为元气虚弱不能运散瘀血，属气虚血瘀证，本虚标实，以正虚为主，故用补中益气汤加减以治其本。薛氏认为脾胃为五脏之根蒂，人身之本源，脾胃一虚则诸症蜂起，其治病尤以强调"以胃气为本"的思想。补中益气汤能补气健脾，其中的黄芪、白术、人参皆补益脾胃，陈皮健脾理气，当归活血养血，使补而不滞；去升麻、柴胡是因其性燥宜伤阴血，又有升发之性，宜使血伤，不利血瘀之恢复；加木瓜、茯苓健脾和中，芍药活血。因此当以治标为急，再兼以治本。

案12　气虚不溃

少宗伯刘五清，臁伤一块，微痛少食。用六君子汤，倍加当归、黄芪，其痛渐止，月余瘀血内涸而不溃，公以为痊。余曰：此阳气虚极，须调补。不从。至来春，头晕，痰涎壅塞，服清气化痰，病势愈盛，脉洪大而微细。欲以参、芪、归、术、附子之类补之。不信。至秋初，因怒昏愦而厥。

【赏析】

《妇人良方·精血篇第五》云："若人体脾胃充实，营血健壮，经隧流行而邪自无所容。"薛氏治伤非常重视顾护脾胃，认为壮脾健胃，可益其气血之源，气血日旺，其伤易康。病人坠伤下血作痛伴有少食，皆为脾胃气虚导致。故先用六君子汤补气生血，以壮脾胃。其痛渐止，但月余仍瘀血内涸而不溃，此为阳气虚极，无力溃脓，应再补其阳气。病人不从，见痰涎壅塞，又误用攻伐祛痰之药，使"虚者益虚，滞者益滞，祸不旋踵矣"。此时，宜用人参、黄芪、当归、白术、附子之类补气温阳之药调补之，否则，因怒昏愦而厥。

案 13　气虚壅肿

一妇人，闪臂腕，肿大已三月，手臂日细，肌瘦恶寒，食少短气，脉息微弱。属形病俱虚也。遂投补中益气汤加肉桂，引诸药以行至臂，再加贝母、香附，以解久病之郁；间服和血定痛丸，以葱熨之，消肿二三。因怒，患处仍胀，胸膈两胁微痛，以前汤更加木香、山栀、半夏、桔梗，服之少可。复因惊，不寐少食，盗汗，以归脾汤加五味、麦门，二十余剂而安，消肿三四，手臂渐肥。但经水过期而少，此心脾之血尚未充足而然也。乃用八珍加五味、麦门、丹皮、远志、香附、贝母、桔梗四十余剂，诸症悉愈。后因怒发热谵语，经水如涌，此怒动肝火，以四物加柴胡，调理而康。

州守陈克明子，闪右臂腕，肿痛肉色不变，久服流气等药，加寒热少食，舌干作渴。余曰：伤损等证，肿不消，色不变，此运气虚而不能愈，当助脾胃、壮气血为主。遂从余法治之，不二月形气渐充，肿热渐消，半载诸症悉退，体如常。

一小儿，闪腿腕壅肿，形气怯弱。余欲治以补气血为主，佐以行散之剂。不信。乃内服流气饮，外敷寒凉药，加寒热体倦。余曰：恶寒发热，脉息洪大，气血虚极也，治之无功。后内溃，沥尽气血而亡。

【赏析】

此三条医案皆为气虚壅肿证，治亦同为补气血为要。妇人以肝为先天，血为本，以气为用，易郁易虚。病人一，妇人损伤肿大已有 3 个月之久，气血已亏，肌肉失养，症见手臂日细，肌瘦恶寒，食少短气，脉息微弱，皆为形气俱虚也。投以补中益气汤，可补脾益气使气血生化有源，脾胃纳腐、运化功能正常，则血液生化旺盛；加肉桂可鼓舞气血生长，性温可助阳气通血脉，引药入病所；再加贝母、香附，可散结化痰，疏肝行气，以解久病之郁。其间服和血定痛丸以治其标，功专和血定痛，消肿解毒。方中当归、白芍、牛膝、骨碎补和血行血，强壮筋骨，用治瘀血；白及、白蔹、赤小豆、百草霜散结消肿，解毒收敛，用治肿疡；炮川乌、南星温经散寒，燥湿除痰。诸药合用，可使经脉通、痰湿除、疮疡收，肿痛诸症自然而解。与前补中益气汤同治，标本兼顾。再以葱白外用，取其散寒通阳散结之功，照顾畏寒的兼症，又可以通行阳气以助血行。体现了内外兼顾治法，可致肿消二三。二诊：因情志不遂，肝气郁滞，胸膈两胁微痛，前方加木香以疏肝行气，气行则血行；栀子以清热解毒，凉血解毒，以防郁而化热；半夏有降逆、化痰瘀之功；桔梗载药上行，到达患处。三诊：后复因受惊，又见不寐少食盗汗，故耗伤心脾之血。方用归脾汤加五味子、麦冬，以滋补心脾之血，待心血充，脾气足则安，肿消三四，气血渐充，手臂渐肥。四诊：但经水推迟而少，故巩以八珍汤温养血脉，加五味子、麦冬、牡丹皮、远志、香附、贝母、桔梗以气血双补兼宁心安神，诸症悉愈。五诊：后又因怒发热，谵语，经水如涌，此乃肝久郁化火，故用四物汤以补血和血调冲任，再加柴胡一味以疏肝行气，调理而康。

病人二，壮年男子常体盛，伤后易致瘀血内停，正气不虚，常先用攻伐之剂，逐祛瘀血，再拟调补脾胃。但若病人肿痛肉色不变，且久服流气等损伤正气之药，致寒热少食，舌干作渴。薛氏认为“伤损等证，肿不消，色不变”，此属“运气虚而不能愈”，治“当助脾胃、壮气血为主”。可参前条予补中益气、八珍汤等补气血健脾胃治疗，则 2 个月后形气渐充，肿热渐消，半载诸症悉退，体如常。

患儿三，小儿脏腑娇嫩，形气怯弱，虽有闪腿腕壅肿，薛氏认为应效前法，还是以补气血为主，再佐以行散之剂。但病人不信，反以内服流气饮，致疏利太过，又外敷寒凉药，且患儿已寒热体倦，更伤正气，出现恶寒发热、脉息洪大，乃气血虚极也，危矣。后来内溃沥尽气血而亡。

案14 瘀血肿痛

一男子，闪伤右腿，壅肿作痛。余谓：急砭祛滞血，以补元气，庶无后患。不信。乃外敷大黄等药，内服流气饮。后涌出秽脓数碗许，其脓不止。乃复请治，视其腿细而脉大，作渴发热，辞不治，后果殁。

窗友黄汝道，环跳穴处闪伤，瘀血肿痛，发热作渴。遂砭祛瘀血。知其下焦素有虚火，用八珍汤加黄柏、知母、牛膝、骨碎补，四剂顿止；用十全大补汤少加黄柏、知母、麦门、五味，三十余剂而敛。

【赏析】

此二条皆为瘀血肿痛之案。薛氏大胆提出“疮疡一科，用针为贵”的独到见地，认为应及时运用针、砭穿刺之法，以急泄其毒，必要时加以药引，使之引流畅通，务使脓液排尽。否则，“脓已成而不得溃，或得溃而所伤已深矣，卒之夭亡者，十常八九！”毒气无从而解，脓瘀无从而泄，反攻于内，而成难治之证。

病人一，男子闪伤右腿，壅肿作痛，此时还未受克伐之峻药，故治应急砭祛滞血，再内服补元气之药，则庶无后患。反之，若用大黄、流气饮等攻下，则病情危矣。后虽涌出秽脓数碗许，但气血耗竭，见腿细脉大、作渴发热，不治。

病人二，窗友黄汝道，亦为瘀血肿痛，亦遵前法，遂砭祛瘀血，后依据其下焦素有虚火体质，随症治之。用八珍汤补气血，加黄柏、知母泻相火、退骨蒸；牛膝活血化瘀，通经止痛；骨碎补能活血通经，散瘀消肿，疗伤止痛，为伤科要药。4剂顿止。二诊时，续前方加补气温阳之黄芪、肉桂变为十全大补汤，少加黄柏、知母清虚火，加麦冬滋阴以制虚火，五味子敛阴，三十余剂而敛。

案15 肺火衄血

张地官，坠马伤腿，服草乌等药，致衄血咳嗽，臂痛目黄，口渴齿痛，小便短少。此因燥剂伤肺与大肠所致。余用生地、芩、连、黄柏、知母、山栀、山药、甘草，以润肺之燥而生肾水，小便顿长，诸症并止；以山药、五味、麦门、参、芪、芎、归、黄柏、黄芪、知母、炙草，以滋阴血，养元气而疮敛。

【赏析】

张地官坠马伤腿，服草乌等燥剂，伤及肺与大肠津液，症见衄血咳嗽，臂痛目黄，口渴齿痛，小便短少，属燥邪伤肺和大肠化热之证。用生地黄清热凉血入营分，又有益阴生津、金水相生之功效；黄连、黄芩、黄柏，均为苦寒之品，清热之力强；栀子清泻三焦之热，以泄全身的燥邪所化之郁热；山药平补三焦之阴且入肺、肾经，益肺肾之阴，通过肺肾的相互滋养，而祛燥邪，又因肾水生化有源，而推动了肾的蒸腾气化，使小便顿长，郁热从小便而去。由于受伤而导致的疮口日久，正气已经亏虚，而又服食草乌导致津液耗损，正气生化无源，疮口不愈。因此薛氏在进一步祛邪的同时，加以五味子、山药、麦冬、人参、黄芪、炙甘草来滋阴养血，以川芎之行气活血通络之效，使正气渐复，气血运行流通，加速伤口的愈合。

案16　肝火出血

俞进士，折腿，骨已接三月，尚发热，出汗不止，正体医治不应。左关脉洪数。此肝火炽甚，血得热而妄行也。遂投小柴胡汤加山栀、芍药、生地、防风，血止热退；又用八珍、五味、麦门治之，疮口即愈。

田完伯侄，仲秋因怒跌仆，遍身作痛，发热衄血，肝脉洪弦。余曰：久衄脉洪乃肝火盛而制金也。至春则肝木茂盛而自焚，或戕贼脾土，非易治之证。当滋肾水以生肝木，益脾土以生肺金。乃杂用泻肝火等药，殁于仲春之月。

一妇人，因怒仆地，伤而出血，痰盛昏愦，牙关紧闭。余曰：此怒动肝火，气逆怫郁，神明昏冒而卒倒也。两手脉洪大而语无伦次。以小柴胡汤加黄连、山栀、芎、归、橘红、茯苓、姜汁，治之而苏。

【赏析】

此三条皆为肝火出血病案。肝藏血，人静则血归于肝脏，人动则血运于诸经。凡跌仆损伤之证，有恶血败瘀留于体内者，则不分所伤何经，皆以肝为主，此乃“恶血归肝”之理；肝血足，则诸邪易祛、恶血易清。所以薛氏在疗伤清瘀时，往往顾及肝脏，注意补肝养血，一是防其上亢克伐脾土，下犯肺金；二是防止瘀血滞留化为变证。常用小柴胡汤加减治疗。

病人一，俞进士折腿，骨已接3个月，为骨折后期，症见发热，出汗不止，左关脉洪数，此皆为肝火旺盛，热迫血行之征。投以小柴胡汤加栀子、芍药、生地黄、防风，以清肝降火，投此方后，血止热退。又用八珍汤益气补血，加上五味子、麦冬补土生金，滋其化源。诸药合用，使正气得复，瘀去新生，则病乃愈。

病人二，病在秋季，本有肝火旺盛，急躁易怒，而跌仆受损者，症见遍身作痛，发热衄血，肝脉洪弦，为肝火盛而制金也。薛氏应用五行生克制化法，当先滋肾水以生肝木，益脾土以生肺金。若只是杂用泻肝火等药，则病证不易痊愈，易拖之仲春之月。若拖至仲春，则肝木更旺，非易治之证。

病人三，妇人肝火上炎，气逆于上，神明受扰，进而卒然仆地。证属肝火上逆，而症见仆地，伤而出血，痰盛昏愦，牙关紧急，两手脉洪大。方以小柴胡汤为主方，加黄连、栀子、川芎、当归、橘红、茯苓以及姜汁，共达和解少阳、清热化痰、补虚益气之效，治之而苏。

案17　胃火作呕

一膏粱之人，跌腿，青肿作痛，服辛热之药，反发热作喘，患处益痛，口干唇揭。余曰：膏粱之人，内多积热，夏服辛热之剂，益其胃火而使然也。频饮童便，以清胃散加山栀、黄芩，治之顿止；患处以葱熨之，肿即消散。

【赏析】

薛氏认为体质与损伤关系密切，须根据不同体质，差异治疗。《素问·通评虚实论》曰："甘肥贵人则膏粱之疾也。"膏粱之人，指长期食肥甘厚味之物，体内多有湿热。虽有受伤，青肿作痛，也不宜在夏季服用辛热之品，否则，辛热之品助其内热，导致发热作喘、患处益痛、口干唇揭，皆为胃火而使然也。薛氏治疗，先嘱病人频饮童便。因童便味咸性寒，古人谓之"降相火之要药，消瘀血之神品"。既可滋阴降火，又可凉血散瘀，正切中本病病机，可谓之一妙也。其二，薛氏以李杲《脾胃论》中清胃散并加入栀子、黄芩二药。清胃散之君药黄连可清胃泻火，直折胃腑之热；臣之以甘辛微寒之升麻，取其轻清升散透发之功，可宣达郁遏之伏火，达"火郁发之"之意；黄连得升麻，降中愈升，则泻火而无凉遏之弊，升麻得黄连，则散火而无升焰之虞；佐以生地黄清热凉血；牡丹皮可清热凉血，清阴分之伏火兼活血化瘀；当归则可养血活血，消肿止痛。另薛氏为进一步清除胃脘之火，加入了栀子、黄芩二药。栀子可清三焦之热邪，入中焦可清脾胃热，入上焦可清心热，入下焦则可清肝胆、膀胱之热，通利三焦，使热从小便而去，邪有通路，则可不扰人；黄芩性苦寒，具有清热燥湿之效，主清上焦之热邪，泻肺热以平喘；又升麻兼以引经为使。诸药合用，共奏清胃凉血之效，使上炎之火得降，血分之热得除，热毒内彻而解，此可谓之二妙。其三，嘱葱熨之患处，葱性辛热，可活血散瘀以消肿，为外治法，从外熨贴，自不会显著升其内热，内治兼以外治，双管齐下，既可清胃热，又可散瘀肿，此可谓之三妙。

案18　阴虚作喘

举人杜克弘，坠马，服下血药，反做喘，日晡益甚。此血虚所致耳，非瘀血为患。遂以四物加参、芪、五味、麦门治之，其喘顿止；又用补中益气汤加五味、麦门而愈。此证果系瘀血蒸熏于肺而喘，只宜活血行血，亦不可以下。若面黑胸胀，或膈痛作喘，当用人参一两，苏木二两，作一剂水煎急服，缓则不治。产妇多有此疾。

【赏析】

此人坠马后必有血瘀之证，又用下血逐瘀药后，使阴血更虚，症见喘、日晡益甚，为阴血虚而致内热，瘀血蒸熏于肺，肺失宣降所致。薛氏用了四物汤加人参、黄芪、五味子、麦冬治之。四物汤可以活血补血，动静结合，补血而不滞血，行血而不伤血，加入人参、黄芪补气生血，加五味子、麦冬敛肺止喘生津，故其喘顿止。之后用补中益气汤加五味子、麦冬是用甘温除热法来清热。方中重用黄芪补中益气，升阳固表；配伍人参、炙甘草、白术补气健脾；又用当归养血和营、陈皮理气和胃，使诸药补而不滞；还用少量升麻、柴胡升阳举陷。又加五味子、麦冬滋阴润肺、敛肺止咳，故病人热除喘止。若见瘀血而误用了下法，导致面黑胸胀，或膈痛作喘，急用人参一两、苏木二两作一剂水煎急服，人参益气养阴，苏木活血化瘀、消肿止痛，两者合用为人参苏木汤，治坠跌损伤最为适宜，但也要中病即止，勿过量使用重伤脾胃。产妇产后多有营血虚滞，瘀阻心腹痛，阴虚作喘，故也可用此方，但要注意孕妇禁用；血虚无瘀者也不宜用此方。

案19 阴虚发热

杨进士，伤手指，焮痛发热，服寒凉之药，致饮食顿减，患处不溃。余用托里养血之药，食进疮溃。后因劳每日晡发热，此为阴虚而热也。以四物、软柴胡、地骨皮乃退，更用养血气之药而疮敛。

【赏析】

病人焮痛发热，过服寒凉之药，损伤脾胃气血，症见饮食顿减，患处不溃，焮痛发热，皆为阴虚而内热也。薛氏用托里养血药物，使食进疮溃。后因劳伤进一步耗损正气，以致阴液更加亏虚，阴虚阳亢，故而可见日晡发热，此为阴虚内热。方以四物汤，补血和血。方中熟地黄，甘温滋腻，善能滋补营血；当归味辛性温，主入血分，既能补血，又能行血；芍药味酸性寒，养血敛阴，柔肝和营；川芎辛温走窜，擅能活血行气，祛瘀止痛，配于熟地黄、白芍、当归之滋补药中，可使补而不滞。另加软柴胡、地骨皮甘寒，善清虚热，益阴生津。气血足，而疮自敛。

案20 气血虚热

一男子，坠马，腹有瘀血，服药下之，致发热盗汗，自汗，脉浮涩。余以为重剂过伤气血所致，投以十全大补汤益甚，时或谵语。次药力未及而然也，以前药加炮附子五分，服之即睡，觉来顿安，再剂而痊。

【赏析】

薛氏认为杖疮跌仆之证，其气血已损，切不可再用行气下血之药。复损脾胃，则运气愈难达于下而反为败证。若用下血逐瘀之药，使男子气血被伤。发热盗汗、自汗、脉浮涩，均为气血虚热之象。脾胃是人身之根蒂，气血之本源，一旦脾胃亏虚，化源不足，气血亏虚，则诸症蜂起。此时唯大补能救，故用十全大补汤，有补有行，有健脾、活血等功效。

案21　气血俱虚

余北仕时，有留都贯学士子，年十六，患流注已二载，公升北宗伯邀余治。诊其脉洪大而数，脓清作渴，食少盗汗，朝寒暮热。余曰：此气血俱虚也，先以固气血为主。午前以四君、芎、归、炙草，午后以四物、参、芪、麦门、五味，两月诸症遂可一二。有一医，用渗和之药保其必生，治之三月，气血极虚，而形体骨立，复恳治，余被命南下，后果殁。

【赏析】

本案病人症见脓清作渴，食少盗汗，朝寒暮热，且患流注已有二载，是为虚证，病属气血俱虚证，治以先固气血为主。内服药物时间也是一大特色，薛氏根据人体一天内阴阳之气消长进退，以及自然界昼夜晨昏阴阳之气的变化规律，确定病证的病机及治则。不同病证有朝暮阴阳偏虚之异，因而对其治疗，常常采用不同的朝夕用药配合，以图达到朝暮阴阳调和，即《明医杂著·或问东垣丹溪治病之法》云："阳虚者，朝用六君子汤，夕用加减肾气丸；阴虚者，朝用四物汤加参、术，夕用加减肾气丸；真阴虚者，朝用八味地黄丸，夕用补中益气汤"。薛氏认为四君子汤、补中益气汤乃补气升阳之剂，午前乃人身阳气升发之时，对于中气不足、气虚之阳气下陷诸证，午前服用能助人身阳气之升发，起到正向作用。四物汤、六味地黄丸等乃滋阴补血之剂，午后乃人身阴气收敛之时，对于阴血不足诸证，午后服用能助人养血泄火。

案22　阳气脱陷

梁阁老侄，跌伤腿，外敷大黄等药，内服破血之剂，遂致内溃。余针出秽脓三碗许，虚证具备，用大补之剂两月余，少能步履。因劳心，手撒眼闭，汗出如水，或欲用祛风之剂。余曰：此气血尚未充足而然也。急以艾炒热频熨肚脐并气海处，以人参四两、炮附子五钱，煎灌，良久臂少动。又灌一剂，眼开能言，但气不能接续。乃以参、芪、归、术四味共一斤，附子五钱水煎，徐徐服之而疮愈。

【赏析】

本案病人年老体虚，跌损之后，外敷寒凉泻下之药，内服破血逐瘀之剂，虽能下其瘀，但易损阳气，致阳气脱陷，必用大补之剂如参附汤温补回阳。病人劳心之后出现手撒眼闭、汗出如水，此乃气血仍不足、阳气虚馁之脱证。薛氏立即艾炒热频熨肚脐并气海处，温补阳气。气海为先天元气聚会之处，其穴居于人之下焦，所以有调气机、益元气的功能。再用参附汤，回阳固脱。后病证有所缓解，仍有气虚不能接续者，在前方基础上，重用人参，加黄芪、当归、白术共一斤，以补气虚。

案23　胆经血少

一女子，年十七，闪右臂，微肿作痛，寅申时发热。余决其胆经血虚火盛，经水果先期而至。先以四物合小柴胡汤，四剂热退；更以加味四物汤，加香附、地骨皮、山栀各五分，芩、连、炙草各三分，二十余剂其肿亦消；乃去黄连、山栀，又五十余剂，经水调而元气充矣。

【赏析】

该病人闪右臂后微肿作痛，说明有气血瘀滞于此，且病人还伴有寅申时发热，可推断此为胆经血虚经脉失养，瘀血郁而化火。《丹溪心法》说："经水不及期而来者，血热也。"少阳胆经为多气少血之经，又为甲木相火，经脉瘀阻故相火不降，而致血虚发热，故病人经水先期，乃血虚有热所致。先以四物汤合小柴胡汤治之。四物汤补血活血，对应治疗病人血虚。方中当归补血养肝，和血调经为君；熟地黄滋阴补血为臣；白芍养血柔肝为佐；川芎活血行气，畅通气血为使，四味合用，补而不滞，滋而不腻。合用小柴胡汤疏肝胆，泄火热。4剂热退后更以加味四物汤，加香附理气解郁、防补血太过，地骨皮、栀子、黄芩、黄连养阴清热，炙甘草健脾益气。二十余剂后，气行瘀去而肿消。而后去黄连、栀子，因寒凉药物不宜久用，防止伤及阳气，继续调肝胆、补气血，五十余剂后经水调而元气充。薛氏在此强调治疗妇女伤损时，注意调其经水以达到元气充的目的。

案24　肾经虚怯

儒者王清之，跌腰作痛，用定痛等药不愈，气血日衰，面目黧色。余曰：腰为肾之府，虽曰闪伤，实肾经虚弱所致。遂用杜仲、补骨脂、五味、山茱、苁蓉、山药，空心服；又以六君、当归、白术、神曲各二钱，食远服。不月而瘥。

【赏析】

《黄帝内经》曰："腰为肾之府，转摇不能，肾将惫矣。"本病病人跌摔之后腰作痛，伤及肾府，致使肾经虚弱，元气不足，症见气血虚衰，面目黧黑。属肾虚之证，开始只使用定痛的药物而不补其肾虚，治其标而未治其本，故经久不愈。《证治准绳·腰痛》有云："大抵诸腰痛，皆起肾虚，即夹邪气，则须除其邪。如无外邪积滞而自痛，则惟补肾而已。"方用杜仲补肝肾，强筋骨；肉苁蓉补肾阳，益精血；补骨脂温肾助阳，共奏补肾之效。"善补阳者，必于阴中求阳，则阳得阴助而生化无穷"，故在本方中用到了山药、山茱萸、五味子以滋阴益肾，填精补髓，并养肝补脾，亦取"阴中求阳"之意。诸药合用，温肾壮阳，滋补精血，肾虚得补，腰痛自愈。但病久累及脾胃，导致脾气亏虚，脾失健运，饮食不消，不能化生精微，充养形体，则气血不足，故方以神曲消食和胃；六君子汤益气健脾；白术健脾益气，培补后天以资先天；当归补血活血。诸药合用，脾气健运，气血得补，不月病瘥。

案25　气遏肉死

一女，年数岁，严寒上京，两足受冻不仁，用汤泡渍，至春十趾俱烂，牵连未落。余用托里之剂，助其阳气，自溃脱，得保其生。此因寒邪遏绝，运气不至，又加热汤泡渍，故死而不痛也。余尝见人之严寒而出，冻伤其耳目不知痛，若以手触之，其耳即落。当以暖暖处良久，或热手熨之无恙。若以火烘汤泡，其耳即死，至春必溃脱落矣。北方寒气损人若此，可不察之！

【赏析】

本案为女子严寒之日外出，冻伤之后，骤用热泡渍，导致气遏肉死之证。寒邪为阴邪，性收敛凝滞，易损阳气，无法温煦下肢，致其麻木不仁，到春季后，气血日久不能荣养十趾，出现十趾俱烂，牵连未落。薛氏用托里剂，补之托之，助其阳气，使其溃肉自行脱落，以得暂安。故薛氏认为，若冻伤之后，治宜缓缓温之，切不可直接用火烘汤泡之，骤然冷热交替，使血管痉挛，患处肌肉废而不能用。

案 26　凉药遏经

云间曹于容，为室人中风灌药，误咬去指半节，焮痛寒热，外敷大黄等药，内服清热败毒，患处不痛不溃，脓清寒热愈甚。余曰：此因凉药遏绝隧道而然也。遂敷玉龙膏以散寒气，更服六君子汤以壮脾胃。数日后患处微痛，肿处渐消，此阳气运达患处也。果出稠脓，不数日半指溃脱，更服托里药而敛。

上舍王天爵，伤足焮肿，内热作渴，外敷内服皆寒凉败毒，患处益肿而不溃，且恶寒少食，欲作呕吐。余曰：此气血俱虚，又因寒药凝结隧道，损伤胃气，以致前症耳。遂用香砂、六君子、芎、归、炮姜，外症悉退。惟体倦晡热，饮食不甘，以补中益气汤加地骨皮、五味、麦门，治之而愈。

州守王廷用，伤指，即用帛裹之，瘀血内溃，焮肿至手。余谓：宜解患处，以出瘀血，更用推陈致新之剂。不信，乃敷凉药，痛虽少止，次日复作。又敷之，数日后手心背俱溃出瘀秽脓水，尚服败毒之剂，气血益虚，色暗脓清，饮食少思。仍请余治，投以壮脾胃、生气血之剂，由是脓水渐稠而愈。

【赏析】

此三条案例皆为凉药遏经证。病人一，误咬去手指半节，见其焮痛寒热，妄用寒凉败毒之药外敷内服，虽不痛，看似向愈，但脓清寒热愈甚，提示治不得法，因《灵枢·刺节真邪》曰：“有热则化为脓，无热则为肉疽”，若误以为渐愈而效不更方，就会易生变证。幸病家转诊于薛氏，果断改变治疗方案，以温纠寒，用回阳玉龙膏温阳散寒，治疗后患处微痛，肿处渐消，《灵枢·刺节真邪》曰：“热胜其寒，则烂肉腐肌为脓”，有脓则胀痛，脓愈多痛愈剧，脓出则痛除。再用六君子汤，壮其脾胃补气血以收敛疮口而愈。服数日后，阳气运达患处，患处微痛，肿处渐消。稠脓出，半指溃脱，更服托里药而敛。

病人二，本有气血俱虚，伤后妄用寒凉药物，致寒药凝结隧道，损伤胃气，出现患处益肿而不溃，且恶寒少食，欲作呕吐，治用甘温益气、健脾和胃之香砂六君子，加用活血补血之当归、川芎，温阳散寒之炮姜。之后体倦晡热、饮食不甘是阴虚痰湿困脾之证，所以用补中益气汤补气，地骨皮滋阴除潮热，五味子益气，麦冬养胃生精，故益气除痰，养胃健脾，滋补阴气，病人自愈。

病人三，伤后用帛裹之，使气血不畅，瘀血不得外排，致内溃、焮肿至手，此时正确治法，应解其患处之帛裹，使气血运行正常，再配合益气活血之药，以祛瘀生新。但病人不从，外敷寒凉之药，凝结隧道，痛虽少止，次日复发。后仍敷之，数日后手心背俱溃出瘀秽脓水，且更服败毒之剂，更伤气血，色暗脓清，饮食少思。幸及时醒悟，转诊于薛氏，治以壮脾胃、生气血之剂，如十全大补汤等，外溃脓水而愈。

三、汤火所伤治验

案1　火毒刑肺金

一男子，孟冬火伤臂作痛，喘嗽发热。此火毒刑肺金之证。用人参平肺散治之，喘嗽乃止。因劳又恶寒发热，此气血虚也，以八珍汤加桔梗、白芷，治之而退；再加薄桂三分以助药热，温气血，坏肉溃之而愈。若初起焮赤作痛，用神效当归膏敷之，轻者自愈，重者自腐，生肌神效；或用侧柏叶末，蜡油调敷亦效。若发热作渴，小便赤色，其脉洪数而实者，用四物、茯苓、木通、生甘草、炒黄连；脉虽洪数而虚者，用八珍。若患处不溃而色暗者，四君、芎、归、黄芪之类。若肉死已溃而不生肌者，用四君、黄芪、当归、炮姜。若预后而恶寒，阳气未复也，急用十全大补。切不可用寒凉，反伤脾胃。

【赏析】

病人冬季烫伤手臂，后出现喘嗽发热，此乃火毒刑肺金之证。当用人参平肺散清肺化痰。又因过劳后，气血亏虚，营卫不和，用八珍汤补养气血，更加桔梗、白芷引诸药入肺经，加肉桂少许以温补气血。初伤臂时，病位局限，未流传脏腑，仅伤处红肿作痛，用生肌止痛、补血续筋之当归膏或侧柏叶制膏外敷即效，轻者自愈，重者自腐。若瘀血内结郁久化热化火，致发热、作渴、小便赤色、脉洪数而实，用四物汤滋阴血，加茯苓、木通、生甘草、炒黄连等药清热利尿；若脉洪数而虚者，因热盛耗伤气血，用八珍汤补气血之亏损；患处不溃而色暗，为气虚血瘀，用四君子汤、川芎、当归、黄芪之类补气活血之品；肉死已溃而不生肌，用四君子汤、黄芪、当归、炮姜补气活血温经之品；愈后恶寒，为阳气未复，用十全大补汤助阳气回复。

薛氏临床“以调补为守备之完策，以解利为攻击之权宜”，由此可知，解利祛邪只是薛氏治病的权宜之计，调补养正才是基本大法，温补又为其所长，即使是养阴之法，亦以温化为要，强调阳旺而阴生之理，这对明代以后诸家治疗虚损之证多用温补的方法有一定的影响。

案2　火毒焮作

一男子，因醉被汤伤腿，溃烂发热，作渴饮水，脉洪数而有力。此火毒为患。用生地、当归、芩、连、木通、葛根、甘草，十余剂诸症渐退；却用参、芪、白术、芎、归、炙甘草、芍药、白芷、木瓜，新肉将完。因劳忽寒热，此气血虚而然也，仍用参、芪之药加五味子、酸枣仁而安，又月余而疮痊。

【赏析】

该男子被火伤腿，以致外疡火毒内逼，郁热不透，因而会有溃烂发热、伤口难闭的症状；另外火毒内逼造成津液亏耗，故而出现作渴饮水、脉洪而有力。薛氏虽以善于温补而著称，但并不一概放弃寒凉攻伐药物。如其在《外科枢要·论疮疡去腐肉》中所言："余尝治脉证虚弱者，用托里之药，则气血壮而肉不死。脉证实热者，用清热之剂，则毒气退而肉自生。"薛氏治疗身体壮实而疮疡初起者，大多也用寒凉解毒药以消之。故此属火毒焮作之实证，治宜清热为主。用生地黄、当归、黄芩、黄连、木通、葛根、甘草，以滋阴养血，清热泻火。虽诸症渐退，但仍有火毒未透尽，故薛氏又用人参、黄芪、白术、川芎、当归、炙甘草、芍药、白芷，托毒生肌促进疮口愈合，并加了一味木瓜祛湿舒筋，也有利于疮口的愈合。后因劳倦后感寒热，此时薛氏又用人参、黄芪、五味子、酸枣仁来固护元气，敛阴生津，使阴阳气血平复而安，如此月余而疮痊。

案3　火毒行于下焦

一男子，火伤两臂痛，大小便不利。此火毒传于下焦。用生地黄、当归、芍药、黄连、木通、山栀、赤茯苓、甘草，一剂二便清利，其痛亦止。乃以四物、参、芪、白芷、甘草，而坏肉去，又数剂而新肉生。

【赏析】

该男子因感受火毒，传于下焦，导致肠道泌别失职，故大小便不利。治疗应因势利导，通利二便，导热下行。故以导赤散，清心利水养阴。方中生地黄，凉血滋阴以制心火；木通苦寒，上清心经之火；生甘草清热解毒，并能调和诸药，且防木通、生地黄之寒凉伤胃，共收清热利水养阴之效。同时配伍补血养血的当归、芍药；健脾和胃的茯苓，以资气血生化之源；清心除烦、淡渗利水的黄连、栀子使病人火毒得去，二便通利。待病人痛止，二便清利，应针对病人的血败肉腐，气血不足病情，使用具有补血和血之功的四物汤，配伍生肌止痛的白芷，益气和血、托疮生肌的黄芪、人参、甘草，全方补益元气以达坏肉去、新肉生之效，数剂即愈。

口齿类要

一、茧　唇

案1　肾虚内热

州守刘克新，患茧唇，时行血水，内热口干，吐痰体瘦，肾虚之证悉具，用济阴地黄丸，年许而愈。

【赏析】

茧唇是以唇肿起白皮，皱裂如蚕茧为临床表现的疾病，即西医学中发于唇部的恶性肿瘤。《外科证治全书》载："唇上起白皮小疱，渐肿渐大如蚕茧，或唇下肿如黑枣，燥裂痒痛"，详细描述了茧唇的临床表现。究其病因病机，《疡科心得集》曰："或因思虑暴急，心火焦炽，传授脾经；或因醇酒浓味，积热伤脾，而肾水枯竭。"概而言之，病因为饮食不节、过食煎炒醇酒厚味，以及思虑暴急等七情内伤，而致脾胃积火，痰随火行，积聚而成，甚者致肾水枯竭，总以热甚阴伤血燥为基本病理状态。本案病人虽新患茧唇，但时流血水，是为病情已发展到肿瘤晚期；内热口干、吐痰体瘦为兼症，此乃阴虚之象；阴虚火旺，煎熬津液而为痰，故有吐痰之症。薛氏审察本症兼症后，诊断此为肾（阴）虚之证悉具，故治以滋水养阴为主，投济阴地黄丸，治阴虚火燥，唇裂如茧。方中熟地黄、山茱萸、山药三味以滋肾阴；麦冬、五味子，增加养阴生津之功；枸杞子、菊花，加强养阴平肝之力；又加当归补血，肉苁蓉、巴戟天温补肾阳。以此方滋化源，年许而愈。

案2　劳役感暑

一儒者，因劳役感暑，唇生疮，或用四物加黄柏、知母之类而愈。后复作，彼仍用前药益盛，腹中阴冷，余用补中益气汤加茯苓、半夏治之而愈。

【赏析】

该儒者首先有劳役过度，后又感受暑邪，久劳伤阴，阴虚火旺加之感受暑邪，使虚火更旺，虚火上炎，见于口唇生疮。先用四物汤加黄柏、知母即滋阴降火之法，以治血虚发热之唇疮。后复发，用前药益甚，是因病情已有不同，盖腹中阴冷，为中气伤损，脾胃生寒，故薛氏用补中益气汤为主治，加茯苓、半夏者，是仿二陈汤之意，恐脾虚不运，使水湿停留，凝聚为痰也。药证相符，故治之而愈。

薛氏强调脾窍在口，其荣在唇，“若脾胃充实，营气健旺，经隧流而邪自无所客，脾胃一虚，则诸症蜂起”。故治疗上，薛氏主张“大要审本症察兼症，补脾气，生脾血，则燥自润，火自除，风自息，肿自消”。治宜调补脾气为主，最为常用的即补中益气汤，以甘温益气升阳、健脾益气。

案3　怒火生风

儒者杨国华，因怒，唇口两耳肿痛，寒热。余谓怒生热，热生风，用柴胡山栀散，数剂而愈。

【赏析】

病人因怒而动火伤血，血热互结，正邪相争，故寒热；且肝火传及脾经，热极生风，肝风内动，即薛氏所说“怒生热，热生风”。薛氏在引言中指出“各经传遍所致，当分别而治之”。他认为，患病部位与五脏六腑和所属经络有重要的联系。如口舌病者，多为手少阴心经、足厥阴肝经所属；唇病者，多为足太阴脾经所属。邪气可通过经络由外传里，内攻脏腑，内在脏腑病变亦可通过经络由里出来，外达唇口，故用清肝泻火的柴胡山栀散治之。方有柴胡、升麻疏肝；黄芩清肺，善涤胸中之热；栀子清肝，能降曲屈之火；当归、川芎调营气以降血热；生地黄、牡丹皮凉血滋阴。此调血清火之剂，可治肝经怒火，风热传脾，唇肿裂，或患茧唇。并在其方后说“若脾胃弱，去芩、连，加白术、茯苓”，体现了薛氏重视脾胃的思想。

案4　七情火动血伤误治

一男子，素善怒，唇肿胀，服清胃等药，时出血水，形体骨立。余用补中益气加半夏、茯苓、桔梗，月余唇肿渐消，元气渐复；又以四物加柴胡、炒栀、牡丹皮、升麻、甘草数剂，乃去栀，加参、术而痊。

【赏析】

薛氏十分重视七情致病，他指出“思虑过度……为脾经血伤火动；恚怒过度……为肝经血伤火动”等，茧唇的病因“或因七情动火伤血，或因心火传授脾经，或因厚味积热伤脾”，故热盛阴伤血燥为基本病机，但治疗时不可妄用清热解毒药，而应补脾气，生脾血，以达到燥自润、火自除、风自息、肿自消的目的，即薛氏所言：“大要审本症察兼症，补脾气，生脾血，则燥自润，火自除，风自息，肿自消。若患者忽略，治者不察，妄用清热消毒之药，或用药线结去，反为翻花败证矣。”此案病人时出血水为茧唇之主症，另有形体骨立之兼症，是病人平素肝火旺盛，脾气暴躁，而妄服苦寒清胃之品，致寒凉败胃，气血亏虚所致，故治仍以补气健脾为主，恢复气血。用补中益气汤加半夏、茯苓、桔梗，补气健脾，月余唇肿渐消，元气渐复。本案因怒而发，然病久兼有阴血损伤，故后又以四物汤加柴胡、炒栀子、牡丹皮、升麻、甘草，滋阴泄火。数剂之后即去栀子防寒凉太过，而加人参、白术，有培补正气之意。

案5　久郁经少

一妇人，怀抱久郁，或时胃口嗜辣，胸膈不利，月水不调而衰少，日晡发热，食少体倦，唇肿年余矣。余用归脾汤加姜汁炒黄连、山栀，少佐吴茱萸，嗜辣顿去，饮食少进；乃去黄连，加贝母、远志，胸膈通利，饮食如常；又用加味逍遥散、归脾汤，间服百余剂，月水调而唇方愈。

【赏析】

茧唇的病因“或因七情动火伤血，或因心火传授脾经，或因厚味积热伤脾”。病人本有情志郁滞，或平素嗜辣，积热伤脾，阴虚发热，加之月水不调而衰少，食少体倦，胸膈不利，此为血虚气郁之象。用归脾汤加姜汁炒黄连、栀子、吴茱萸以健脾益气，清热，疏肝下气。脾气健运则饮食改善，嗜辣即去，则去黄连，防伤脾胃，而后加贝母以散心胸郁结。之后以加味逍遥散与归脾汤交替服用，养血健脾，疏肝清热使月水调畅，脾气健运，脾血生，燥自润，火自除，肿自消，百余剂后，月水调而唇方愈。

案6　气血虚有热

一妇人，怀抱久郁，患茧唇，杂用消食降火，虚证悉具，盗汗如雨，此气血虚而有热也。用当归六黄汤，内黄芩、连、柏俱炒黑，二剂而盗汗顿止；乃用归脾汤、八珍散服，元气渐复；更以逍遥散、归脾汤，间服百余剂而唇亦瘥。

【赏析】

妇人久郁，心思太过，忧虑过度，移热于脾，郁结于唇而患茧唇。妄用消食降火之药，损伤正气，而致虚证悉具，出现盗汗如雨，证属气血虚而有热。故薛氏先用当归六黄汤，以滋阴泻火、固表止汗治盗汗；其中黄芩、黄连、黄柏俱炒黑者，既可增其收敛之功，又可减其寒凉之性。盗汗顿止后，阴液虽未继续耗损，但妇人忧虑过度亦伤脾；加之脾为后天之本，水谷精微化生之源，气血的生成有赖于水谷精微的化生，所以补脾有益于气血化生。以归脾汤、八珍汤补益心脾气血，元气渐复；更以逍遥散、归脾汤间服，缓缓收功。整个治疗过程就其症状急缓而治，妇人盗汗如雨为急，所以先治盗汗，待其元气恢复之后，再治茧唇。

案7　肝经内热，勿专用寒凉

一妇人，唇裂内热，二年矣。每作服寒凉之剂，时出血水，益增他症，余用加味清胃散而愈。后因怒，唇口肿胀，寒热而呕，用小柴胡，加山栀、茯苓、桔梗，诸症顿愈。复用加味逍遥而康。

【赏析】

茧唇的内治法可以“清”“润”二字概括，但“清”亦不能太过。《外科证治全书》提出“如日久失治，误服清火之药，多致翻花不治”，提示我们虽然该病以积热伤阴为特征，但清火寒凉太过也可影响预后。

病人本有唇裂内热之症，若一味单纯予寒凉之剂，伤及气血，反增他症。薛氏用加味清胃散，治脾胃肝胆经热。清胃散之君药黄连可清胃泻火，直折胃腑之热；臣以甘辛微寒之升麻，取其轻清升散透发之功，可宣达郁遏之伏火，达“火郁发之”之意；黄连得升麻，降中愈升，则泻火而无凉遏之弊，升麻得黄连，则散火而无升焰之虞；佐以生地黄清热凉血；牡丹皮可清热凉血，清阴分之伏火兼活血化瘀；当归则可养血活血，消肿止痛。后又因发怒而导致肝气横逆，克其脾土，致唇口肿胀、寒热而呕，此皆为肝胆经热侮脾土故也。薛氏治以小柴胡汤，加栀子、茯苓、桔梗，其中人参、茯苓、甘草即是补益脾胃要药。最后再复用加味逍遥丸疏肝清热、健脾养血而康。

案8　怒伤肝脾，误行克伐

一妇人，善怒，下唇微肿，内热体倦。用化痰药，食少作呕，大便不实，唇出血水；用理气消导，胸膈痞满，头目不清，唇肿经闭；用清胃行血，肢体愈倦，发热烦躁，涎水涌出。余曰：此七情损伤肝脾，误行克伐所致。遂用济生归脾汤，食进便实；用加味逍遥散，肿消热退；用补中益气汤，脾健涎止。后因怒，寒热耳痛，胸膈胀闷，唇肿甚。此怒动肝火，而伤阴血，用四物合小柴胡加山栀顿愈。又因怒，胁乳作胀，肚腹作痛，呕吐酸涎，饮食不入，小水不利。此怒动肝木而克脾土，用补中益气加川芎、芍药而愈。又劳役怒气，饮食失节，发热喘渴，体倦不食，下血如崩，唇肿炽甚。此肝经有火，不能藏血，脾经气虚，不能摄血，用补中益气加炒黑山栀、芍药、丹皮而愈。

【赏析】

七情皆可致病，《外科证治全书》谓“皆七情火动伤血”。本案妇人善怒，导致热盛阴伤血燥，出现下唇微肿、内热体倦。此时若妄用克伐之品，必更损其肝脾。若用化痰药后，损伤脾胃，见食少作呕、大便不实；若用理气消导药后，气机升降失常，见胸膈痞满、头目不清、唇肿经闭；若用清胃行血药后，气血损耗，见肢体愈倦、发热烦躁、涎水涌出。薛氏总结此皆为七情损伤肝脾，误行攻伐所致。若误用化痰药后，以济生归脾汤健脾益胃、宁心安神救治，使食进便实；若误用理气消导药后，以加味逍遥散疏肝健脾、养血调经救治，使肿消热退；若误用清胃行血药后，以补中益气汤健脾益气、固摄痰涎，使脾健涎止。

后因怒火复发，是“怒动肝火，而伤阴血”，治以补血清火为主，用四物汤合小柴胡汤加栀子而顿愈。后又再发怒火，致胁乳作胀、肚腹作痛、呕吐酸涎、饮食不入、小水不利，此为怒动肝木而克脾土，治以健脾益气疏肝为主，用补中益气汤加川芎、芍药而愈。后又劳役怒气，饮食失节，出现发热喘渴、体倦不食、下血如崩、唇肿炽甚，为肝经有火，不能藏血，脾经气虚，不能摄血所致，方用补中益气汤加炒黑栀子、芍药、牡丹皮以健脾清肝而愈。薛氏重视情志为患，善于理气养血、调补脾胃为先。

案9　脾肾阴亏阳旺，当壮水之主

一男子，内热作渴，咳唾痰涎，大便干涩，自喜壮实，问治于余。余曰：此脾肾阴亏阳旺之证，当壮水之主。不信，自服二陈、芩、连之类。次年下唇渐肿，小便赤涩，执守前药，唇出血水，大便黑块，小便淋沥，请余往治。余曰：大便结黑，小便淋沥，肝肾败也；唇口肿白，脾气败也。辞不赴，竟殁。

【赏析】

薛氏提出若病人脾肾阴亏阳旺，出现内热作渴、咳唾痰涎、大便干涩，治疗当滋肾阴，“壮水之主”。薛氏在注释六味丸的功用时说：“此壮水之剂。夫人之生，以肾为主，凡病皆由肾虚而致。此方乃天一生水之剂，无有不可用者，世所罕知。”故可用六味地黄丸等类似药以“壮水之主”。否则，“妄用清热消毒之药……反为翻花败证矣”，故病人自服二陈汤、黄芩、黄连之类清热化痰药，更伤脾肾，次年下唇渐肿、小便赤涩，再固守前药，必致肝脾肾败，病危矣。

案10　肝脾血虚内热

一妇人，月经不调，两足发热，年余后而身亦热，劳则足腿酸疼。又年余，唇肿裂痛。又半年，唇裂出血，形体疲倦，饮食无味，月水不通，唇下肿如黑枣。余曰：此肝脾血虚火证。彼不信，用通经等药而死。

【赏析】

肝性喜条达，恶抑郁，为藏血之脏，体阴而用阳。若情志不畅，肝木不能条达，则肝体失于柔和，以致肝郁血虚，郁而化火，故两足发热、唇肿裂出血；肝木为病，易传于脾，脾其华在唇，在窍为口，脾失健运则致饮食无味；肝藏血，主疏泄，肝郁血虚脾弱，则见月经不调；久而不治，其病程愈重，则月水不通。该妇人的热证则是由于血虚气弱，阴不维阳，阳气浮越于外而发热。对血虚发热之证，温补阳气，调治肝脾，是薛氏治疗特点。但该妇人仅以月水不通为主症，盲目使用活血化瘀之通经药，其体本血虚，又用如此峻猛逐瘀之剂，更加耗血伤正，因此不治而死。可见在用药时要辨证论治，方可药到病除，切不可犯“虚虚实实”之戒。

案11　肝旺日久，治以养脾胃滋化源

一妇人，善怒，唇肿，或用消毒之药，唇胀出血，年余矣。余曰：须养脾胃滋化源，方可愈。彼执用前药，状如翻花瘤而死。

【赏析】

妇人素有肝火炽盛，急躁易怒者，出现唇肿、唇胀出血，病程日久，不可妄用苦寒消毒之药，如《外科证治全书》提出“如日久失治，误服清火之药，多致翻花不治”，提示我们虽然该病以积热伤阴为特征，但清火太过也可影响预后。薛氏认为：“人以脾胃为本，纳五谷，化精液，其清者入营，浊者入卫，阴阳得此，是谓之橐龠。故阳则发于四肢，阴则行于五脏，人得土以养百骸，身失土以枯四肢。”脾窍在口，其荣在唇。“若脾胃充实，营气健旺，经隧流而邪自无所客，脾胃一虚，则诸症蜂起。”故薛氏多从脾胃论治，养脾胃滋化源，方可愈。

二、口 疮

案1 内伤气血

秋官赵君言，口舌生疮，劳则体倦，发热恶寒。此内伤气血之证。用补中益气汤加五味、麦门而愈。

【赏析】

中医学对口疮的认识较早，在《素问·气厥论》中就有记载："膀胱移热小肠，膈肠不便，上为口糜。"《素问·气交变大论》云："岁金不及，炎火乃行，生气乃用……民病口疮。"《素问·五常政大论》云："少阳司天，火气下临，肺气上从，白起金用……鼻窒口疡。"《素问·至真要大论》云："少阳之夏，大热将至……火气内发，上为口糜，呕逆。"口疮与口糜均为口腔黏膜病变。薛氏描述其症状"口唇生疮，口无皮状，口舌糜烂，唇舌生疮，口臭牙龈赤烂，口苦而辣，口苦胁胀，每怒口苦发热，每怒则口苦兼辣，头痛，胁胀，乳内刺痛"。目前临床上对口疮的辨证，主要为虚实二种，实证为心脾积热，虚证为阴虚火旺。《外科正宗》曰："虚火者，色淡而白斑细点，甚者陷露龟纹，脉虚不满；实火者，色红而满口烂斑，甚者腮舌俱肿，脉实口干。"对口疮的虚实表现有较明确的描述，但无论用清热泻火法治疗实证，还是用滋阴降火法治疗虚证，均多从"火"着手。而观薛氏医案，却多选用温补法治疗。

病人口舌生疮，发热恶寒似为实证，但劳则体倦，实为虚证之象，故薛氏认为此乃气血亏虚所致，切勿用寒凉治之。方用补中益气汤，益气补血，治中气伤损，唇口生疮，或齿牙作痛，恶寒发热，肢体倦怠，食少自汗，或头痛身热，烦躁作渴，气喘脉大而虚，或微细软弱。另加五味子、麦冬生津养阴，以滋化源。

案2 初期上焦实火，后期阴虚内热

进士刘华甫，口舌生疮，午前热盛，脉数而有力，用清心莲子饮稍愈，更以四物二连汤全愈。后因劳役，日晡发热，脉数而无力，用四物加参、术、柴胡少瘥；但体倦口干，再用补中益气汤而愈。

【赏析】

薛氏曾云："口疮上焦实热，中焦虚寒，下焦阴火，各经传变所致，当分别而治之。"他在治疗上虽以温补著称，但始终离不开辨证施治的基本原则。

病人初期口舌生疮，午前热盛，脉数而有力，为心火旺盛所致，为实证，故治以清心莲子饮，清血分之热。方中石莲子清心火养脾阴又秘精微，黄芪、人参补气升阳，地骨皮、麦冬滋阴，黄芩清上焦心肺之热，车前子、茯苓淡渗利湿，柴胡以疏散肝胆之郁热。前方服之病情稍愈，再换以四物二连汤，是四物汤为基础加黄连、胡黄连，较之前方，治疗以养血为主兼以清热，防止阴血耗伤。后因劳役，日晡发热，脉数而无力，为气虚血亏之象，用四物汤加人参、白术、柴胡，以益气补血清热，症状缓解；后仍有体倦口干者，为气虚不能化生津液，用补中益气汤而愈。此为急则治其标，缓则治其本之法。

案3 中气真寒而外虚热

廷评曲汝为，口内如无皮状，或咽喉作痛，喜热饮食。此中气真寒，而外虚热也。用加减八味丸而愈。

【赏析】

口疮的病变部位虽在口腔，但人体诸经皆会于口，口为脾窍，舌为心苗，肾脉连咽系于舌本，肝脉下颊环唇连舌本，等等，因此脏腑功能失调，或感受火热之邪，饮食偏嗜，或劳倦过度均可发口疮。口疮之为病，可由心脾积热，上炎口腔而发；或虚炎偏旺，上炎口舌而发；或脾肾阳虚，寒湿困于口腔，黏膜溃疡成疮。该病人中焦脾胃虚寒，故喜热饮食；虚火上炎，故口内如无皮状，或咽喉作痛。此为"中气真寒，外虚热"之上热下寒证，内服加减八味丸以温补肾阳、引火下行而愈。

案4　脾胃复伤虚寒

儒者费怀德，发热，口舌状如无皮，用寒凉降火药，面赤发热，作呕食少，痰涎自出。此脾胃复伤虚寒而作也。用附子理中汤以温补脾胃，用八味丸补命门火，乃愈。

【赏析】

薛氏指出口疮的病因病机为“上焦实热，中焦虚寒，下焦阴火所致”。其辨证分为实热、中气虚、中气虚寒、血虚、肾水亏、火衰土虚、阴虚、无根之火八种，分别有对应的方剂，即“如发热作渴饮冷，实热也，轻则用补中益气汤，重则用六君子汤。饮食少思，大便不实，中气虚也，用人参理中汤。手足逆冷，肚腹作痛，中气虚寒也，用附子理中汤。晡热内热，不时而热，血虚也，用八物加丹皮、五味、麦门。发热作渴，唾痰，小便频数，肾水亏也，用加减八味丸。食少便滑，面黄肢冷，火衰土虚也，用八味丸。日晡发热，或从腹起，阴虚也，用四物、参、术、五味、麦门；不应，用加减八味丸。若热来复去，昼见夜伏，夜见昼伏，不时而动，或无定处，或从脚起，乃无根之火也，亦用前丸及十全大补加麦门、五味，更以附子末，唾津调搽涌泉穴”。并且，薛氏还强调切不可“概用寒凉，损伤生气，为害匪轻”。

本案为脾胃虚寒，误用寒凉药，出现面赤发热、作呕食少、痰延自出。脾胃阳气亏损，故食少；胃气上逆，故作呕；脾胃阳气不足以输布体内津液，故痰涎自出；虚阳外浮，故面赤发热。薛氏先以附子理中汤温补脾胃，温养阳气，针对中气虚寒，令胃气得和。其中，附子、干姜温里散寒、止呕；人参、白术、炙甘草补脾益气和胃，恢复脾胃正常功能。再以八味丸温补肝肾，补命门之火。薛氏极为重视肾中水火及肾与脾的关系。在用甘温之剂调补脾气的基础上，兼顾滋阴生津，补火生土，强调命门之火对脾土的温煦作用。其善后治疗多用滋肾之地黄丸加减，以滋化源。

案5　肝肺有火

一妇人，每怒则口苦兼辣，头疼胁胀，乳内刺疼。此肝肺之火。用小柴胡加山栀、青皮、芎、归、桑皮而安。后劳兼怒，口复苦，经水顿至，用四物汤加炒芩、炒栀、炒胆草一两，更以加味逍遥散而康。

【赏析】

薛氏提出“上焦实热，中焦虚寒，下焦阴火，各经传变所致，当分别治之”。本案症见“每怒则口苦兼辣，头痛胁胀，乳内刺痛”。因为乳胁为肝经之道路，又行经肺野，故辨证为“肝肺之火”，治以清肝泻肺，用小柴胡汤加栀子、青皮、川芎、当归、桑白皮治愈而安。上文薛氏也有类似医案，如“口苦而辣，此肺肝火证。……若口苦胁胀，小便淋沥，此肝经之病，用六味丸，以滋化源”，再如“口臭、牙眼赤烂，腿膝痿软……时或口咸，此肾经虚热，余用六味丸悉痊”。薛氏注重口齿病经络辨证，由此可见一斑。后因劳累又见怒，用四物汤可补血和血，炒黄芩、炒栀子可清热的同时不过于苦寒，且可达止血之功。因经水顿至，月经不调，表现为肝郁血虚证，用加味逍遥散可达养血健脾、疏肝清热的功效，故病人得以痊愈。

案6　怒而发热

一妇人，每怒口苦，发热晡甚，以小柴胡合四物二剂。更以四物加柴胡、白术、茯苓、丹皮而愈。

【赏析】

病人易怒伤肝，肝火气盛，肝气郁滞，胆汁泛溢，而口苦；怒动肝火，而伤阴血，阴虚则日晡发热。此病为怒动肝火，而伤阴血，虚火内扰。治宜清火疏肝，补血和血。用小柴胡汤疏肝清热，方中柴胡苦平，入肝、胆经，透解邪热，疏达经气；黄芩清泄邪热；法半夏和胃降逆；人参、炙甘草扶助正气；生姜、大枣和胃气。配合四物汤，其中熟地黄滋肾补血，当归补血养肝，白芍养血和营，川芎活血行气，畅通气血，使补而不滞，可使气血调和，少阳得和，上焦得通，以此清火生血。服两剂后，热邪得解。气血仍虚，又用四物汤补血和血，加柴胡解表散热，疏肝解郁；加白术、茯苓健脾益气，利湿；加牡丹皮清热凉血。以此方生血健脾，使病人得以痊愈。

三、齿 痛

案1 胃经虚热

宗伯毛三江，胃经虚热，齿牙作痛，用补中益气汤加熟地、丹皮、茯苓、芍药寻愈。

【赏析】

脾胃为后天之本，气血生化之源，土能长养万物，牙齿从牙床长出，犹如土长养万物。如《疡医大全》所载："齿虽属肾，而生于牙床上下，乃属阳明大肠与胃，犹木生于土也。"胃为阳腑，性喜润恶燥，以降为顺。足阳明胃经入上齿，《景岳全书》云："上牙所属，足阳明也，止而不动"，且牙齿"与胃相通"（《重楼玉钥·卷上·附走马牙疳证》）。倘若胃阴不足，胃火炽盛，胃失和降而循经上炎口齿，则可见切牙及牙龈出血、红肿热痛之牙宣、胃火牙痛等病状。因此，牙齿能够反映出胃阴虚、胃火的程度。后世温病医家非常重视验齿察龈，叶氏认为"齿为肾之余，龈为胃之络。热邪不燥胃津，必耗肾液"（《叶天士医学全书·温热论》），通过查看牙龈的濡润情况来评估胃阴的虚耗程度。《叶天士医学全书·温热论》云："齿若光燥如石者，胃热甚也。……但咬牙者，胃热气走其络也。"《望诊遵经·卷下·牙齿望法条目》亦云："杂病切牙者，胃实也。"可见通过观察牙齿能够体现出胃火炽盛的程度。本案为胃经虚热，胃火循经上炎，症见齿牙作痛，薛氏用补中益气汤平补中焦之气；又齿痛其标在肾，下焦虚火上炎，故配以熟地黄滋补肾阴，牡丹皮入肾经清血分之热，芍药酸甘养阴凉血，茯苓利湿健脾。由此可知，如薛氏所言"齿者肾之标，口者脾之窍"，齿痛多从脾肾论治。

案2　脾肾亏损

廷尉张中梁，齿动，或用清胃散，肢体倦怠，饮食少思，牙齿作痛。余曰：此脾肾亏损。用安肾丸、补中益气汤兼服，外用羌活散而愈。或牙根溃烂，如喜寒恶热者，乃胃血伤也，用清胃散。若恶寒喜热者，胃气伤也，用补中益气汤。

【赏析】

肾为先天之本，内藏精气，在体合骨，齿为骨之余。《仁斋直指方》载："齿者，骨之所终，髓之所养，肾实主之。经云：肾衰则齿豁，精固则齿坚。"徐用诚亦云"其动摇脱落，本足少阴经"。所以，肾精足则牙齿坚固，肾精衰则牙齿松豁。且脾胃强盛，则土德敦厚，固济有力，有利于牙齿保持坚固而不松脱。反之，脾胃虚弱，则牙齿易松动。本案病人肾虚不足，出现齿动；肢体倦怠，饮食少思，则为脾虚不运所致。故薛氏治此案需要脾肾同治。内用安肾丸配补中益气丸，脾肾同补；外用羌活散健脾祛风除湿，数剂而愈。薛氏提出病证多端，临证须审证求本。牙根溃烂，若见"喜寒恶热者"，此为"胃血伤"，治以清胃散养血清热；若见"恶寒喜热者"，此为"胃气伤"，治以补中益气汤，甘温益气。因此遣方用药，无不桴鼓相应。

案3　胃经风热

党吏郡，齿根肿痛，焮连腮颊，此胃经风热，用犀角升麻汤即愈。

【赏析】

"经脉所过，主治所及"，古人善于根据经脉循行路线来判定病证发生的原因。又徐用诚云："齿恶寒热等症，本手足阳明经。"《灵枢·经脉》记载："大肠手阳明之脉……其支者从缺盆上颈贯颊，入下齿中……是动，则病齿痛颈肿。胃足阳明之脉……下循鼻外，入上齿中。"故阳明经风热，出现齿根肿痛、焮连腮颊，治疗用犀角升麻汤，疏风清热，凉血解毒；犀角、升麻清热凉血解毒，防风、羌活、白附子及白芷祛风除痛，川芎活血通络止痛；加以黄芩，在诸引经药作用下入于头面清热，更可防祛风药之温性，同时黄芩可防升散太过；甘草调和诸药。辛、苦、咸合用，俾热清火平，血静则风定，是其配伍特点。

案4　大肠积热

表兄颜佥宪，牙痛，右寸半指脉洪有力。余曰：此大肠积热，当用寒凉之剂。自泥年高，服补阴之药，呻吟彻夜。余同舟赴京，煎凉膈散加荆、防、石膏，与服一钟即愈。

【赏析】

食物首先经过牙齿的咀嚼，然后再进入胃肠。大肠经入下齿，下齿动而咀嚼，《景岳全书》载："下牙所属，手阳明也，嚼物则动而不休。"食物经过研磨更容易消化吸收。肺与大肠相表里，肺气肃降助大肠传导糟粕，肺与大肠相辅相成，降气泄浊，使牙齿保持清洁，减少牙齿疾患的发生。大肠腑气不通，肺气肃降不利，均可引起火邪上炎牙齿作痛。薛氏虽以善于温补而著称，但也并不是完全弃用寒凉攻伐药，如其所说："余尝治脉证虚弱者，用托里之药，则气血壮而肉不死。脉证实热者，用清热之剂，则毒气退而肉自生"。本案病人诊其脉右寸半指脉洪有力，为实热证脉象，故此乃大肠积热所致，且通过病机推测，还有大便不利等下热之象。邪气实热者，则寒凉解利，薛氏采用清泻之法。此时，但清上则燥结不得去，独泻下则上焦邪热不得解，唯清泻兼施，方能切中病情，故选用凉膈散。特点是以泻代清，清上与泻下并行，泻下以清泻胸膈郁热。正如《古方选注》所言"本方咸寒荡热于中，苦寒泻热于上。服之可使中上二焦之邪热迅速消解，胸膈得以清凉，从而诸症可解"。上焦火热炽盛，故重用连翘；佐以薄荷，轻清透散，清热解毒，透散上焦之热；热聚胸膈，故以黄芩清解郁热；栀子通泻三焦，引火下行；大黄、芒硝泻火通便，荡涤中焦燥热内结；甘草既能缓和大黄、芒硝峻泻之力，又能生津润燥，调和诸药。而薛氏在原方中新加荆芥、防风、石膏。荆芥、防风辛而微温，解表散邪，能开皮毛而协君药透散热邪，并防诸药寒凉太过；石膏既能清泻火热，也可以滋阴润燥，以助消除胸膈燥热。诸药配伍，共奏泻火通便、清上泻下之功，故服一钟即愈。

案5　三阴虚火，阳明湿热

一男子，晡热内热，牙痛龈溃，常取小虫。此足三阴虚火，足阳明经湿热。先用桃仁承气汤二剂，又用六味地黄丸而愈。

【赏析】

薛氏所言足三阴虚是概括了肝脾肾三阴之虚，究其病因，他在《内科摘要·饮食劳倦亏损元气等症》指出："大凡足三阴虚，多因饮食劳逸，以致胃不能生肝，肝不能生火，而害脾土不能滋化，但补胃土，则金旺水生，木得平而自相生矣。"本案足三阴虚损，还兼足阳明经湿热，推测病人还兼有大便秘结之症，故先用桃仁承气汤，以泻下逐瘀。桃仁、赤芍清热凉血消瘀；大黄、芒硝泄热软坚，攻逐瘀结；甘草调和诸药。薛氏在滋补脾益元气时推崇用钱乙的地黄丸，认为"凡属肝肾诸虚不足之证，宜用此滋化源"，故再用六味地黄丸补肾滋阴。如此补益扶正，邪去热退，以收全效。

案6　脾肾不足

一男子，患齿痛，饮食难化，大便不实，此脾肾不足，用还少丹而愈。

【赏析】

肾在体合骨，有"齿为骨之余"之说，且"夫齿者肾之标，口者脾之窍，诸经多有会于口者"，故薛氏多从脾肾两脏治疗。本案症见齿痛、饮食难化、大便不实，皆为肾经亏虚，脾阳不足之象，用还少丹以温肾补脾。薛氏认为"肾经虚热而痛者，还少丹补之"，常用其治疗"脾肾虚弱，齿牙作痛，或不坚固。又补虚损，生肌体，进饮食之圣药"。此乃八味丸之变方，其中熟地黄、山茱萸、山药、茯苓为八味丸组成，补肾健脾，变肉桂、附子之刚燥，而为巴戟天、肉苁蓉、枸杞子之温润；加石菖蒲、远志，宁心益智，交通心肾；牛膝、杜仲补益肝肾，壮筋健骨；五味子敛少阴耗散之元精，茴香补命门而暖丹田，楮实子助阳补虚。

四、舌　症

案　上下实热

工部徐斋检，口舌生疮，喜冷饮食，或咽喉作痛，大便秘结，此实热也，用清凉饮治之而愈。

【赏析】

薛氏认为口齿疾病，虽病在口齿，亦应从整体出发进行论治。“以部分言之，五脏皆有所属；以症言之，五脏皆有所主。”薛氏提出舌症的十种证型：中气虚热、阴血虚热、肾经虚火、命门火衰、肠胃实火、脾经虚热、脾经湿热、上焦有热、脾经血伤火动、肝经血伤火动，故“病因多端，当临时制宜”。

此案口舌生疮，咽喉不利，为脾经血伤火动；喜冷饮食，大便秘结，为肠胃实火。由症可见，上下焦皆为实火，且热入血分，五脏六腑皆受其累。治当以寒凉之品，投以清凉饮。此方有凉膈散之义，栀子清上焦之热，黄柏清下焦之热，黄芩清血中之热，滑石清六腑之热，木通引诸热下行从小便出；熟地黄为君药，重用可滋阴养血，与黄芩配伍既能祛血热亦不至伤阴血；陈皮、茯苓、甘草能升清降浊，通达胃气，兼有扶正之功。至此一身之热尽除，郁热可散，二便调。胃气通达防饮冷损伤脾胃，内外和而饮食进，其病自愈。

痨瘵机要

一、本症治验

案1　肝胆亏虚兼正气不足

一男子，冬间口苦耳鸣，阴囊湿痒，来春面发紫块，微肿麻木，至冬遍身色紫，不知痛痒，至春紫处俱大，至夏渐溃，又至春眉落指溃。此患在肝胆二经。令刺手指缝并臂腕出黑血，先与再造散二服，下毒秽；更以小柴胡合四物汤加白芷、防风、天麻、皂角刺，渐愈，又与换肌散。但遍体微赤，此血虚有火，因家贫未得调理，秋间发热，至春面仍发块，用前散并养血药，喜所少谨疾，得愈。

【赏析】

口苦、来春面发紫块，为少阳胆经受邪且正气不足；微肿麻木，至冬遍身色紫，不知痛痒，至春紫处俱大，为肝血瘀滞，肝气郁结；瘀滞更重则出血色黑。故方用再造散，以黄芪、人参、附子三药为君，补元气，助阳气，既能助药势以鼓邪外出，又可防止阳随汗脱；桂枝、细辛辛温通阳，助阳散寒以解表邪，为臣药；羌活、川芎、防风辛温发散，助臣药祛邪。诸药配伍，扶正不留邪，共奏助阳益气之功。更以小柴胡汤和解少阳，四物汤养血调血，加用白芷、防风、天麻等祛风药，以治疗阴囊各处湿痒。血为气之母，气为血之帅，气血虚衰故遍体微赤，这是血虚有火，用前药并养血药得以补血，遂得以痊愈。

案2　阴虚火旺，热盛津亏

一男子，赤痛热渴，脓水淋漓，心烦掌热，目昧语涩，怔忡不宁。此心经受症也。用安神丸兼八珍汤，少加木通、炒黑黄连、远志，元气渐复；却行砭刺，外邪渐退，但便燥作渴，用柴胡饮并八珍汤而愈，再用换肌散而瘥。

【赏析】

赤痛热渴乃热盛伤津；脓水淋漓乃火热疮痈溃矣；阴虚火旺症见心烦掌热；少阴经气循行不利，心火旺故见目昧语涩、怔忡不宁。此乃心火亢盛，灼伤阴血所致。故用安神丸以重镇安神，清心除烦；合八珍汤以气血双补；加用木通利尿通淋、以助清心除烦，炒黄连长于燥湿清热，远志可安神益智、解郁。待元气渐复，行砭刺之法，虽外邪退却，然因热盛津亏，燥实内阻故见便燥作渴。故继用柴胡饮合八珍汤，以清热疏肝，化痰散结。

案3　脾虚失荣，气血两亏

一男子，肚见青筋，面起紫疱，发热作渴，寅卯时甚，脉弦数，腿转筋，小便涩，此肝经火证。先用柴胡饮，热退便利；却用小柴胡合四物汤加龙胆草、炒山栀三十余剂，及八珍汤加柴胡、山栀，养其气血；乃用换肌散，去其内毒而安。年余因劳役饮食失宜，寒热头痛，遍身赤疹，自用醉仙散而殁。

【赏析】

肝经火旺，横犯脾土，以方测证推知，该患素体脾虚，气虚不足，因脾主肌肉，且发热作渴，寅卯时甚，而此时为肺经和大肠经旺之时，本金克木，由于肝经火热之邪太过顽固，反侮肺金，故可见肚现青筋，面起紫疱，脉弦数，腿转筋，小便涩，皆是一派肝经热象，乃损伤津液，筋脉失于濡养所致。少阳病证，邪不在表，也不在里，汗、吐、下三法均不适宜，惟有采用和解之法，治以和解少阳为主。方用柴胡饮以及小柴胡汤，方中柴胡苦平，入肝、胆经，透解邪热，疏达经气；黄芩清泄邪热；法半夏和胃降逆；人参、炙甘草扶助正气，抵抗病邪；生姜、大枣和胃，生津。使用以上方剂后，可使邪气得解，少阳得和，上焦得通，津液得下，胃气得和，有汗出热解之功效。由于热甚伤津，且肝木乘脾使后天气血生化乏源，以八珍汤为主方配伍栀子、龙胆草健脾益气、补血活血来加强机体的修复。再因病人劳役饮食所伤，正气亏虚加重，此时应以扶正为主，祛邪为辅，而醉仙散主要用于大风疾、遍身瘾疹、瘙痒麻木等病证，祛风药物过于猛烈，虽能祛邪，但显然做法太过，只顾标，不识本。

案4　肝经火郁之脓疥

一男子，面发紫疙瘩，脓水淋漓，睡中搐搦，遍身麻木，渐发赤块，劳则麻怒则痒，肝脉洪大。砭刺臂腕各出血，用清胃汤加大黄、皂角刺四剂，煎下泻青丸，麻木少退；以升麻汤数剂，下前丸，诸症少愈；却用宝鉴换肌散斤许，又用小柴胡合四物汤加参、术、天麻、角刺百余剂，及六味地黄丸，半载而愈。后因劳遍身麻痒，脉微而迟，此气血俱虚，不能荣于腠理，用十全大补汤加五味、麦门，调理年余而安。

【赏析】

立斋曰：大抵此证，多由劳伤气血，腠理不密，或醉后房劳沐浴，或登山涉水，外邪所乘，卫气相搏，湿热相火，血随火化而致。又因“热盛则肉腐，肉腐则为脓”，症见面发紫疙瘩、脓水淋漓、渐发赤块。若妄投燥热之剂，脓水淋漓则肝血愈燥，肾水愈枯，相火愈旺，反成败证矣。肝经火郁，肝失条达，气机不畅，四肢失养，症见睡中搐搦、遍身麻木。薛氏认为：若上体多，宜用醉仙散，取其内蓄恶血从齿缝中出，乃刺手指缝并臂腕，以祛肌表毒血。用清胃汤加大黄、皂角刺清肝泻火，拔毒排脓，去腐生新。泻青丸载于《小儿药证直诀》，为钱乙所制，原治小儿惊风“肝热搐搦，脉洪实”，后世医家不断扩大本方的应用范围，亦用于肝经火郁证。升麻汤升阳举陷之力可助排毒之功；外敷换肌散以去腐生肌；用小柴胡汤合四物汤加人参、白术、天麻、皂角刺疏肝理气，益气养血。同时以六味地黄丸兼顾肝肾之阴。十全大补汤即八珍加黄芪、肉桂而成，为气血双补之剂，再加五味子、麦冬养阴生津。

案5　阴虚火旺之疠风起疙瘩兼见于下体

一男子，面赤发紫疱，下体痒痛，午后发热，大便燥黑，此火盛而血虚也。用再造散及四物汤加防己、胆草，及刺腿指缝出毒血而便和；仍以前药加白术、白芷、茯苓、羌活、独活而便黄；仍以四物去胆草、防己，少用独活，加玄参、萆薢，五十余剂而疮退；却用补中益气汤加天麻、麦门而气血渐充；时仲秋霾雨，遍身酸痛，用清燥汤而安；随用换肌散、胡麻散、八珍汤，兼服而愈。

【赏析】

薛氏认为：风之入人也，气受之则上身多；血受之则下体多；气血俱受，上下俱多。阴虚不能敛阳，故午后发热；面赤、便黑为火盛伤阴，伤及脉络，血溢脉外所致；湿为阴邪，易伤阳气，重浊趋下，症见下体痒痛。故以再造散助阳益气解表为主。《太平惠民和剂局方》之四物汤具有补血调血之功效，另加龙胆草、防己清热解毒。《灵枢·四时气》云："疠风者，素刺其肿上，已刺，以锐针针其处，按出其恶气，肿尽乃止，常食方食，无食他食。"而疠疡砭刺之法，张子和谓：一汗抵千针。盖以砭血不如发汗之周遍也。然发汗即出血，出血即发汗，两者一律。薛氏以为，若恶毒蕴结于脏腑，非荡涤其内则不能痊；若毒在外者，非砭刺遍身患处及两臂腿腕、两手足指缝各出血，其毒必不能散。又以白术、白芷等药解表祛湿，便色由黑转黄，症情减轻。独活走窜之性强，少用以顾护正气，易成玄参、萆薢滋阴利湿，力度较缓。时值天阴雨，身酸痛，湿邪为患，湿盛则投以燥剂。继而，以多方调补气血，气血和则愈。

案6　脾肺受症兼风热疡毒

一上舍，面发肿，肌如癣，后变疙瘩，色紫，搔之出水，此脾肺之证也。先用清胃汤，以清胃热解表毒；又用四物汤加山栀、黄芩、柴胡、皂角刺、甘草节，以养阴血祛风热，及砭臂腿腕手足指缝并患处，以祛毒血，疏通隧道；乃与八珍汤加白芷、皂角刺、五加皮、全蝎及二圣散，兼服月余，以养阴血治疮毒；又与补气泻荣汤，少愈；再与换肌散而痊愈。后因劳倦遂发赤晕，日晡尤甚，以四物汤加丹皮、柴胡、山栀，并用补中益气汤年余，虽劳而不发。

【赏析】

感受热邪，热盛伤阴，阴虚火旺，邪毒聚集肌表，薛氏认为：若眉毛先落者毒在肺，面发紫疱者毒在肝，脚底先痛或穿者毒在肾，遍身如癣者毒在脾，目先损者毒在心，此五脏受症之重也。本患症见面发肿，肌如癣，后变疙瘩，色紫，搔之出水，可辨为肺脾受症，属风热疡毒，用清胃汤及四物汤加减治热毒在表，以此发散，养阴血祛风热。《素问·风论》云："风气与太阳俱入，行诸脉俞，散于分肉之间，与卫气相干，其道不利，故使肌肉膹䐜而有疡。”《灵枢》中以锐针刺肿上出恶血，薛氏治疠疡常用砭刺之法。若热毒只在表，只需砭刺遍身患处，及两臂腿腕两手足指缝各出血，毒必能散。因表里俱受热毒，非外砭内泄其毒，不能退矣，故用砭刺患处祛毒血，内服八珍汤与二圣散加减月余以补气养血、清疠疮。后服补气泻荣汤，治余留经络的疠风，再与换肌散清表之余毒便见愈。后因劳累而头晕，日晡尤甚，谓之劳则伤气，气伤则血耗；阴血不足不能濡养头部见头晕，午后热邪侵袭头面，正气本虚，故头晕更甚。以四物汤加牡丹皮、柴胡、栀子以清热养血，并用补中益气汤固本培元，至后虽劳而不发。

案7　脾胃受症兼气虚外感

一男子，遍身如癣，搔痒成疮，色紫麻木，掐之则痛，小便数而少，此脾胃受症，邪多在表。用清胃散，更砭刺患处，并臂腕，出黑血，神思渐爽；但恶寒体倦口干，此邪气去而真气虚也，以大剂参、芪、芎、归、蒺藜、桔梗数剂，元气顿复。却用八珍汤加黄芪、白芷、蒺藜、天麻、软柴胡及二圣散治之，其疮渐愈。后用换肌散、八珍汤等药，调理半载而痊。后症仍发，误用克伐攻毒，患两感伤寒而死。

【赏析】

薛氏论五脏受症“遍身如癣者毒在脾”，可辨其为脾胃受症，症见遍身如癣，搔痒成疮，色紫麻木，掐之则痛，小便数而少。此为脾气虚弱，无法散布津液于全身，使全身水饮停滞，久蕴化热为疮；也因胃火炽盛，灼伤阴液所致，热趋于下则见小便频数而短。用清胃散治热毒在表，发散热邪；更用砭刺之法，砭刺两臂腕，毒血出则表毒散。血出后恶寒体倦口干，此邪气去而真气虚，热邪伤津，津血同源，血为气之母，血伤气耗，故用大剂人参、黄芪、川芎、当归、蒺藜、桔梗数剂大补元气，后用八珍汤加二圣散加减以养阴血祛余毒，气血双补兼清热解毒，故见其疮渐愈。后薛氏用换肌散及八珍汤等补气血祛余毒，防正虚邪恋，迫邪外出。然因外感或正气不足仍再次发病，复发后误用克伐攻毒，继伤正气，正气本虚，此则正气衰竭，无法抵御外邪侵袭，故病人感伤寒而死。

案8　风邪郁热兼里实证

一男子，遍身疙瘩，搔则痒，掐则痛，便秘作渴，此邪在内也。治以再造散二服，微下三次。用桃仁承气汤加当归四剂，及砭出黑血，渐知痛痒；但形体倦怠，用培养之剂复其元气，又用二圣散，其疮顿愈；更用大补，年余而康。后患痰涎壅盛，舌强语塞，用二陈、苍术、知母、泽泻四剂而愈；再用补中益气汤调理而安。

【赏析】

由于风邪郁热皮肤，居久不散而成斯疾。症见皮肤疙瘩遍身、瘙痒、便秘、口渴等症。用再造散以治大风恶疾疠疡，其方特点《医钞类编》云：郁金散肝郁，下气破血，下虫毒；皂刺出风毒于荣血中；大黄利出瘀恶；牵牛利大小便，且苦寒皆能杀虫。3剂微下即止。再予桃仁承气汤加当归4剂，破血下瘀，活血养血，此方用桂枝温通血脉，当归活血养血，炙甘草益气和中、缓解诸药峻烈之性。砭血色黑，渐知痛痒，中病而止，以防过用伤正，后又出现形体倦怠，此乃后天失调和疾病耗损致虚，故重纠后天失调。李东垣言："血不自生，须得生阳气之药，血自旺矣。"故用补中益气汤，以治中气不足。或因克伐，见四肢倦怠、口干发热、饮食无味等症，再用二圣散疏泄血中风热并加以补性之品，以助疮口愈合。后患痰涎壅盛，此乃脾失健运，湿无以化，湿聚成痰，用二陈汤加减燥湿化痰，理气和中；再以补中益气汤调理，升阳固表，终痊愈而安。

案9　亡阳证

一男子，患疠风，用药汤熏洗，汗出不止，喘嗽不食，腹鸣足冷，肢体抽搐。余谓此因热伤元气，腠理不密，汗出亡阳耳。是日果卒。

【赏析】

疠疡为形体素虚，风热毒邪侵袭肌表，滞着肌肤所致。热伤元气，日久则气血阴阳亏虚，腠理不密，然误用汗法，犯"虚其虚"之禁，导致气随津脱，阴液不足，进而损阳更甚。《景岳全书·汗证》中说："阳气内虚则寒生于中而阴中无阳，阴中无阳则无所主而汗随气泄。”由于阳气极度衰微而欲脱散，失却温煦、固摄、推动之能，故见以四肢厥冷、面色苍白、冷汗淋漓、肢体抽搐、气息微弱、脉微欲绝等垂危症状为主的亡阳证。其中汗出不止是因腠理不密，卫气不能固卫肌表；喘嗽责其肺气亏虚，气失所主，肺失清肃；四肢厥冷是因阳虚致使阳气不能外达四肢；肢体抽搐与《伤寒论》中“疮家，虽身疼痛，不可发汗，汗出则痉”类似。亡阳证属于人体阳气亡失之危重证候，故病人当天即卒。但论治疗，则应以回阳救逆为原则，可用独参汤、参附汤等益气回阳固脱。

二、类症治验

案1　肾脏风证兼肾阴亏虚

钦天薛天契，年逾六旬，两臁脓水淋漓，发热吐痰，数年不愈，属肾脏风证，用四生散而瘥。余年复作，延及遍体，日晡益甚，痰渴盗汗，唇舌生疮，两目皆赤，此肾经虚火，用加减八味丸，诸症悉愈。三年后小便淋沥，茎道涩痛，此阴已痿，思色而精内败也，用前丸及补中益气汤加麦门、五味而愈。

【赏析】

症见两臁脓水淋漓，发热咳痰，迁延不愈，久为虚证。实属风毒侵犯肾脏，肾阴不足，风湿痹阻，气血虚衰，筋脉失养。方用四生散补气收敛，祛风除湿。《太平惠民和剂局方》曰："治男子、妇人肝肾风毒，上攻，眼赤痒痛，不时羞明多泪；下注，脚膝生疮，及遍身风癣，服药不验；居常多觉两耳中痒，正宜服此，无不取效。"方中白附子，色白味辛，入肺，以治风疾；甘而温，入脾，以治皮肤；主治血痹，风疮疥癣，行药势。独活祛风湿，止痛；主治风寒湿邪痹着于肌肉关节者，无问新旧，均可应用。黄芪补气升阳，益气固表，托毒生肌，利水消肿。佐以白蒺藜平肝疏肝，祛风明目。四药合用，诸症皆去。

后症见遍体脓水淋漓，消渴盗汗，口舌生疮，双目赤红，为肾阴不足，虚火内生。方用加减八味丸益肾固精，滋阴助阳。方中用芡实、熟地黄、山药、巴戟天、山茱萸以补肾滋阴助阳；用茯苓、泽泻、茵陈利水渗湿泄热；用牡丹皮以消肿除痈；用附子、肉桂以补火助阳，散寒止痛，诸症悉愈。

三年后，症见小便淋沥，尿道涩痛，此为肾阴虚衰，肾精亏损，膀胱气化失司所致。方用加减八味丸与补中益气汤加麦冬、五味子。加减八味丸功效同上，用补中益气汤以补中益气，升阳举陷，治中气不足、四肢倦怠、口干发热、饮食无味、气喘身热等症。《内经》有云："劳者温之，损者温之。惟以温药以补元气而泻火邪。盖温能除大热耳。故东垣立补中益气汤加减以治之。”加麦冬以益胃生津，五味子以敛肺滋肾、涩精止泻。诸药合用而愈。

案 2　肾经虚火之臁疮

翟鸿胪两臁生疮，渐至遍身，各大寸许，肿而色暗，时出血水，吐痰咽干，盗汗心烦，溺赤足热，日晡益甚，形体消瘦，左尺脉洪数无力。余以为肾经虚火，用六味丸，不月诸症悉退，三月元气顿复。

【赏析】

王肯堂在《证治准绳·疡医》中言：“臁疮生于两臁，初起赤肿，久而腐溃，或浸淫瘙痒，破而脓水淋漓。盖因饮食起居，亏损肝肾，或因阴火下流，外邪相搏而致。”病人肾阴亏虚，相火亢盛；阴液不足，阴不制阳，症见吐痰咽干，盗汗心烦，溺赤足热，日晡益甚，形体消瘦，属阴虚火旺之证。五脏皆有阴阳，而肾之阴阳，又名元阴元阳，其与他脏不同者，肾之元阴，乃一身阴液之源。肾阴不足，阴虚阴液不足则生内热，日晡益甚为肝肾阴虚内热之象。此人咽干、溺赤，为肝火上炎，耗损阴液之象；心烦为肝火上扰之征；盗汗为肝肾阴虚内热之象；吐痰为脾虚不能运化水湿之象。薛氏谓：阴虚乃足三阴虚也。足三阴者，足太阴脾、足少阴肾、足厥阴肝也。而脾属土，尤为至阴而生血，故阴虚者脾虚也。薛氏认为“无火者当用八味丸，益火之源，以消阴翳。无水者用六味丸，壮水之主，以制阳光”，故用六味丸滋阴养肾以调其本，肝肾脾三阴同补，培补精气，协调阴阳，顾护脾胃，以弥补元气，只有脾肾功能旺盛，精髓足以强中，水谷充以御外，各脏腑功能强健，精气血津液充足，则形神俱荣，五脏得安。不到 1 个月诸症悉退，3 个月元气顿复。

案 3　肝火湿毒之脓疮

翟立之素善饮，遍身疙瘩，搔起白屑，上体为甚，面目浮肿，成疮结痂，承浆溃脓，眼赤出泪，左关脉洪数有力。或作疠风治之，脓溃淋漓。此肝火湿毒，以四物汤加干姜、连翘、山栀、柴胡，一剂诸症悉退，四剂全退。两睛各显青白翳一片，亦属肝火，再剂翳去，乃用六味丸而愈。

【赏析】

风邪侵犯血脉，入里化热，气凝血热。素有脾虚，运化失职，水湿停留，溢于肌表，湿与热结，故在体表可见遍身疙瘩，搔起白屑，面目浮肿成疮。肝开窍于目，眼赤出泪，左关脉洪数有力，皆为肝火湿毒之象。用四物汤养血活血，加干姜以温化水湿，连翘清热解毒，栀子泄火凉血，柴胡和解表里，诸药合用，共奏清热祛湿排毒之效。服药后，诸症悉退，惟两睛各显青白翳一片，亦属肝火，再剂翳去。

薛氏在补脾肾益元气之时，脾肾并重，两者并调，推崇用钱乙的六味丸，认为“凡属肝肾诸虚不足之证，宜用此滋化源”。滋化源的目的是通过补脾土以补四脏，重在实脾胃，但具体治疗方法并不局限于脾胃，根据肾、命门与脾的关系，在治脾胃之时，还当求之于肾命，肾藏精，乃人体真阴真阳之所在。脾化生精微以滋养肾中精气，肾阳温煦脾土以助运化，故用六味丸则愈。

案4　血燥生风兼阴虚发热

一儒者，身发疙瘩，时起赤晕，憎寒发热，服疠风之药，眉落筋挛，后疙瘩渐溃，日晡热甚，肝脉弦洪，余脉数而无力。此肝经血虚风热也。先以小柴胡合四物汤，加牡丹皮、酒炒黑黄柏、知母，肝脉渐和，晡热渐退；又用八珍汤，加山栀，寒热顿去；再与加味逍遥散，加参、术、钩藤钩、木贼，服两月疮悉愈而眉渐生。后因怒复作，用小柴胡汤加芎、归、钩藤钩、木贼而愈。后劳役发热，误用寒剂，不时身痒，日晡亦晕，早与补中益气汤加五味、麦门、山药，午后与加减八味丸寻愈。后食炙煿等物，痰盛作渴，仍发疙瘩，小便白浊，右关脉滑大有力，用补中益气汤，加山栀，诸症悉退。

【赏析】

本案病人眉落筋挛，后日晡热甚，肝脉弦洪，此证属肝经风热，血燥阴虚。先用小柴胡合四物汤，加牡丹皮、酒炒黑黄柏、知母，清肝火，补肝血兼滋阴清热，使肝脉渐和，晡热渐退。余脉数而无力，此气血两虚，且有前起憎寒发热，用八珍汤加栀子补脾气生阴血。后用加味逍遥散加人参、白术、钩藤钩、木贼清热平息肝风，疏散风热兼疗血虚。后因怒发作，致肝风内动，肝热血虚，治用小柴胡汤加川芎、当归、钩藤钩、木贼清热平息肝风，疏散风热。后因劳累发热误用寒剂致身痒，日晡亦晕，此为内伤气血，早服补中益气汤加五味子、麦冬、山药，午后用加减八味丸滋补肝肾之阴以扶正，数剂寻愈。薛氏言："凡证属肝经血燥生风，但宜滋肾水生肝血，则火自息，风自定，痒自止。"后食炙煿之物即病复发，炙煿之物，蕴而生热，积于心脾，郁久化火，故遍身疙瘩。此风热伤血，方用补中益气汤补脾益气，升阳固表，兼用栀子清利湿热，走气分而泻火。由此，诸症悉退。

案5　中气亏虚兼血虚生风

一男子愈后，肌肤作痒，口干饮汤，此中气虚不能化生津液，荣养肌肤。午前服七味白术散、补中益气汤，午后服参、芪、芎、归、五味、麦门，少愈；又用十全大补汤加五味、麦门痊愈。

【赏析】

此证病人口干饮汤为胃气虚不能化生津液；肌肤作痒为津亏血虚，又脾主肌肉，所以脾虚不能荣养肌肤。李东垣在《脾胃论·脾胃虚实传变论》中言："元气之充足，皆由脾胃之气无所伤，而后能滋养元气。若胃气之本弱，饮食自倍，则脾胃之气既伤，而元气亦不能充，而诸病之所由生也。"临床上诊治疾病，亦十分重视胃气，常把"保胃气"作为重要的治疗原则。在《景岳全书·杂证谟·脾胃》中亦提到："凡欲察病者，必须先察胃气；凡欲治病者，必须常顾胃气。胃气无损，诸可无虑。"本案中薛氏用七味白术散与补中益气汤补益脾气，午后继服人参、黄芪、川芎、当归、五味子、麦冬，补脾益气兼滋阴生津。后用十全大补汤加五味子、麦冬补益气血、滋阴生津痊愈。

案6　脾胃气虚兼痰饮内停

一男子愈后，每早吐痰碗许，形体倦怠。此中气虚而不能克化饮食。以参、芪、白术、陈皮、半夏曲为丸，临卧服，早间服补中益气汤，不月而愈。盖胃为水谷之海，脾为消化之器，若脾气健旺，运行不息，痰自无矣。

【赏析】

脾胃为水谷之海，气血化生之源，后天之本。李用粹在《证治汇补·痰证》中云：“脾为生痰之源，肺为贮痰之器”，脾失健运，聚湿成痰，湿痰犯肺，肺失宣降，则见咳嗽咳痰；每吐碗许，是谓痰饮内停之重；湿性黏滞，痰湿困脾，运化失司，见形体倦怠。薛氏以人参、黄芪、白术、陈皮、半夏曲为丸，其中人参、黄芪、白术健脾燥湿，陈皮、半夏以燥湿化痰、理气行滞。临卧服以消顽痰，早间再服补中益气汤。吴崑在《医方考》中以天人相应的观点阐述脾胃气机升降在人体中的重要性及方中各味药物的配伍内涵，认为补中益气汤主治脾胃损伤之疾病，同时指出：“五味入口，甘先入脾。是方也，参、芪、归、术、甘草，皆甘物也，故可以入脾而补中气。人生以天地相似，天地之气一升，则万物皆生，天地之气一降，则万物皆死。故用升麻、柴胡为佐，以升清阳之气。所以法象乎天地之气也。用陈皮者，一能疏通脾胃，一能行甘温之滞也。”此处，薛氏也指出脾胃的重要性，其为水谷之海，气血化生之源，只有脾胃健旺，运行不息，才可祛已生之痰，杜生痰之源，痰自无矣。

案7　中气虚弱

一男子愈后，恶寒头晕，食少体倦。属中气虚弱。用补中益气汤加蔓荆子，并十全大补汤加五味子，血气充而愈。

【赏析】

本证为病人病后，损伤脾胃，中气虚弱，升降失司，清阳下陷，阴火上乘土位，泛溢肌肤，故而发热；阳气无以温煦肌表故恶寒；头晕乃清阳下陷、髓海不充所致。《灵枢·经脉》提出胃痛的病名及伴随的症状：“脾足太阴之脉……是动则病舌本强，食则呕，胃脘痛，腹胀善噫，得后与气则快然如衰。”即胃为水谷之海，主受纳、腐熟水谷，主通降，以降为顺。若胃失通降，不仅可以影响食欲，而且可因食物在胃肠的停滞，发生口臭、脘腹胀满甚则疼痛，以及大便秘结等症状。故脾胃损伤则食少体倦，用补中益气汤以补中益气，升阳举陷；加用蔓荆子以疏散风热，清利头目；加十全大补汤补气补血；加五味子以生津敛汗。

案8　元气虚兼肾阴精不足

一男子，面起赤晕，时或发肿，擘手亦然，搔起白屑。服疠风药，内热体倦，脉大而虚，此因元气虚而阴血复伤。用六味地黄丸、补中益气汤而寻愈。

【赏析】

男子面起赤晕，可见其阴血不足；阴不敛阳，阳气外浮，精血无法充养肌肤，白屑横起；而疠风药燥性猛烈，只会使阴精亏损更加严重，封藏不固，加之阴不制阳，相火妄动，虚火上炎故见内热体倦，脉虽大但虚。故本证需要清补同用，在泄虚火同时还要补益阴精、元气，故用六味地黄丸加补中益气汤，既能填精滋阴补肾，又能补气补血，攻补兼施。凡肾阴虚者，常用地黄丸方。如《四库全书目录提要》在论及地黄丸立方时说："本后汉张机《金匮要略》所载崔氏八味丸，（钱）乙以为小儿纯阳，无须益火，除去肉桂、附子二味，以为幼科补剂。明薛己承用其方，遂为直补真阴之圣药。"随之，薛氏在所著的《正体类要》中，将地黄丸的名字前冠以"六味"，于是"六味地黄丸"之名流传于世。

案9　肝肺阴虚转血瘀生痈

一男子，两目俱赤，遍身痒痛，搔起白皮，此肝肺阴虚。误服祛风燥剂，鼻赤面紫，身发疙瘩，搔出血水。用升麻汤下泻青丸数服，又用加味逍遥散数剂，身鼻渐白，疙瘩渐消；又用四物汤加参、芪、柴胡、山栀，并换肌散，各百余服，喜其年少谨疾，痊愈。

【赏析】

男子两目俱赤，遍身痒痛，搔起白皮，是肝肺阴虚之状。肝开窍于目，肝阴不足，络脉失养，阴不制阳故虚火上炎，两目俱赤；肺合皮毛，阴虚不能润泽肌肤，故身痒痛，起白皮；又误服祛风燥剂，使阴血耗伤更甚，阴虚易气滞，气滞则血不行，鼻赤面紫，身发疙瘩，搔出血水。用升麻汤清热行瘀，又以加味逍遥散养血和营，血行通畅，身鼻转白，疙瘩渐消。瘀化血虚，又以四物汤加人参、黄芪、柴胡、栀子补血活血，补而不滞，行而不伤；加以换肌散透热除疹。数药合用，病乃愈。

案10　肺火炽盛兼胃阴亏虚

一男子，遍身瘙痒，后成疮出水，洒淅恶寒，皮肤皱起，眉毛渐落，大便秘结，小便赤少。此属肺火为患，用补气泄荣汤四剂，诸症减退。但倦怠恶寒，小便清少，此邪气去而真气虚也，用补中益气汤兼换肌散，半载乃元气复而诸症退。时仲秋忽大便不实，小便频数，体倦食少，洒淅体重。此湿邪乘虚而作，用东垣益胃汤，二剂顿安，乃用前药调理，三月余痊愈。

【赏析】

丹波元简在《素问识》中曾提到："风寒客于脉而不去，名曰疠风；疠者，有荣卫热胕，其气不清，故使其鼻柱坏而色败，皮肤疡溃。肌腠受邪而热力化热见遍身瘙痒；后成疮出水，洒淅恶寒，眉毛渐落，乃肺火炽盛为患。"盖肺主宣发肃降，邪热内盛于肺，肺失清肃而表现肺经热实的的证候，故见大便秘结、小便短赤等。用补气泄荣汤滋阴清毒，扶正祛邪，搜风通经，诸症减退，但仍然恶寒倦怠、小便清长，可见虽邪气去，但攻邪易伤正，遂薛氏用补中益气汤兼换肌散，乃补内伤脾胃之虚，使元气复则病自愈。

在《素问·阴阳应象大论》中有"秋伤于湿"，认为秋季湿邪容易乘人体虚而致病，因为湿性重浊黏滞，故致病出现大便不实、小便频数、体倦少食、洒淅体重等症状。此处湿邪致病乃因正虚，故当实脾胃使正盛而邪灭。方用益胃汤其意在胃阴得复，脾肺得益于胃阴得于正常运行，最后用前方继续补益脾胃先天之本，则病渐愈。

案11　脾虚湿盛兼气血亏虚

一儒者，遍身作痒，搔破脓水淋漓，眉毛脱落，如疠风证，久服祛风等药，致元气亏损，余用补中益气汤加茯苓而愈。后失调理，日晡热甚，用八珍汤加五味、麦门，五十余剂而愈。

【赏析】

疠疡当知有变有类之不同，而治法有汗有下，有砭刺攻补之不一。盖兼症当审轻重，变症当察先后，类症当详真伪，而汗下砭刺攻补之法，又当量其人之虚实，究其病之源委而施治之。本证为类疠风证，辨证之后应以扶正祛邪为主，因久服祛风药，使元气受损正气削弱不能胜邪。故用补中益气汤补中益气，加茯苓健脾燥湿，助补脾胃之气弱，脾胃气盛，则邪不可生，病情才有可愈的转机。薛氏认为："肢体伤损于外，则气血伤于内，营卫有所不贯，脏腑由之不和。"即外伤疾病虽损伤于外，而实则影响于内。人以脏腑气血为本，故薛氏十分重视补气养血活血法的应用。补气之药更是常用，薛氏认为外伤之病，正气易虚，故补气，调补脾胃是其常用之法。而后失于调理导致气血亏虚且见日晡发热，乃气血虚弱，卫外之阳气失固，营卫不和。故用八珍汤补益气血，加五味子、麦冬养阴生津。又有阳虚易补，阴液难调，脾胃宜慢补不宜峻攻，此处为微微生长脾胃之气，故服五十余剂后方才痊愈。

案12　脾郁血虚化火

一儒者，怀抱久郁，先四肢如疠，恪祛风消毒，气血愈虚，延及遍身，寒热作渴，肢体倦怠，脉洪大而虚。谓余：何也？余曰：始因脾郁血虚，阴火妄动；后因腰伤脾胃，元气下陷。遂用补中益气汤，培补脾胃，升举元气；用归脾汤解散郁火，生发脾血；更以六味丸益肾肝精血，引虚火归元，不两月诸病悉愈。

【赏析】

儒者心情不舒日久，思则伤脾，致使脾胃运化失常，气血津液生化乏源，脾主四肢，故可见四肢如疠；而久郁易化火，灼伤津液，然恪守祛风消毒药使得阴血耗伤渐重，终致阴阳失调，寒热作渴，肢体倦怠，脉大而虚。后因腰伤，腰为肾之外府，损伤先天之本，使得元气下陷，故用补中益气汤补益中气，升阳举陷。又因久郁化火伤心脾之阴血，故加用归脾汤补益心脾之血。因于虚阳外浮，再用六味地黄丸引火归元，方可病愈。

案13　风热血虚兼肾阴亏耗

一男子，秋间发疙瘩，两月余渐高有赤晕，月余出黑血。此风热血虚所致。先用九味羌活汤，风热将愈，再用补中益气汤而愈。后不慎房欲复作，盗汗晡热，口干吐痰，体倦懒言，用补中益气汤，加减八味丸顿愈。

【赏析】

一男子秋间发疙瘩，此元气虚而外邪所侵也。2 个月余渐高有赤晕，再月余出黑血，为风热血虚所致。先用九味羌活汤发汗祛湿，兼清里热，先治风热，风热将愈，再用补中益气汤补中益气，培补后天之本。后不慎房欲复作，盗汗晡热，口干吐痰，体倦懒言，乃疾病未愈而行房事导致肾阴、肾气不足，虚火内扰而致。故先用补中益气汤巩固治疗，再用八味丸加减滋肾阴、温肾阳、去虚火则病愈。

案14　肝脾血虚燥热兼肾精亏虚

一男子，两掌每至秋皮厚皱裂起白屑，内热体倦。此肝脾血燥，故秋金用事之时而作。用加味逍遥散加川芎、熟地，三十余剂而愈。再用六味丸加五味、麦门，服之半载后，手足指缝臂腿腕皮厚色白，搔之则木，久服前药方愈。

【赏析】

风寒或风热之邪侵袭体表，客于皮肤，营卫失和，气血不畅，直至深秋燥金用事，岁金太过，皮肤燥痒，两掌每至秋皮厚皱裂起白屑，起如痧疥而色白。肝郁血虚日久，生热化火，逍遥散不足以平火热；加牡丹皮以清血中之伏火；加炒栀子清肝热，并导热下行；加川芎行气开郁，活血止痛；加熟地黄补血滋润，益精填髓，服用三十余剂症状缓解。后用六味地黄丸加五味子、麦冬，填精滋阴，宁心养阴，补肾生津。服用半年后，手足指缝臂腿腕白屑加厚，搔之不痛不痒，久服前药则愈。

案15　肝肾阴血亏虚，火热内炽

一男子，遍身瘙痒，服祛风辛燥之剂，眉发脱落，此前药复伤肝肾，精血虚而火内炽所致。朝用八珍汤加麦冬、五味，夕用六味丸加当归、黄芪治之，风热退而眉发生矣。

【赏析】

六淫，风寒暑湿燥火也，六者之中，风淫为首，故经曰：风者百病之长也，至其变化，乃为他病，无常方，然致自风气也。病人服用祛风辛燥之剂后，眉发脱落。凡辛温燥烈之品都容易耗伤津液，而津血同源，源于饮食水谷，并能相互资生，相互作用。津液耗损常使气血不足，反之亦然。而发属肾，眉属肝，此乃祛风辛燥之剂复伤肝肾，精血虚而致虚火内炽所致。所以早晨用八珍汤加五味子、麦冬，达到益气补血滋阴之功，使肝肾得补；傍晚用六味丸加当归、黄芪，达到滋阴补血之效，令精血旺，阳气得以依托，风热退而眉发生。

案16　肾经阴虚阳亢生疮

一男子，染时疮，服换肌散之类，眉毛顿脱，遍身作痒，或时赤晕，乃燥药损其阴血，阳气偏旺而然耳。朝用四物汤倍熟地，加茯苓、白术、牡丹皮、山栀、生甘草；夕用六味丸加当归、黄芪治之，疮症既愈，眉毫亦生。

【赏析】

燥为秋季主气。秋气收敛，其气清肃，气候干燥，失于水分滋润。燥热之药，易耗伤阴血，继而导致阳气旺盛无所依托。时疮，杨梅疮之一种，为脾胃积热上攻于唇而发的口流黄水，或痒或痛。治宜清解脾胃积热。朝用四物汤可达补血之功，熟地黄有补血滋阴之功，茯苓、白术可化湿，牡丹皮加栀子可清热，生甘草可滋阴、缓和药性；夕用六味丸加当归、黄芪可滋阴补血益气。诸药同用，可达滋养阴血之功，阴血旺则阳气得以依托，疮症得愈，眉毛复生。

案17　肾精亏耗，阴阳俱虚，阴火内炽

一男子，素不慎房劳，其发忽落，或发热恶寒，或吐痰头晕，或口干作渴，或小便如淋，两足发热，或冷至胫。属足三阴而阴火内炽。朝用十全大补汤，夕用六味丸料加炒黑黄柏、枸杞子治之，诸症悉退，而发渐生。

【赏析】

素有房劳，其人肾精亏耗严重，肾主骨，其华在发，肾精久耗故不能荣发，致男子落发。肾属水，肝属木，肾为肝之母脏，母脏受损严重日久必然累及子脏。肾阴精耗损日久，不能上荣于头面可见头晕、口干作渴；肾主前后二阴，阴血不足，虚热熏灼，则见小便如淋；脾主四肢，肾精不足累及脾土，可出现两足发热；阴损及阳，或冷至胫。此为虚劳病中的气血阴阳俱不足，故朝用十全大补汤温补气血，健脾益气；夕用六味丸加黄柏、枸杞子滋阴补肾兼清虚火，引火归元。

案18　脾胃气虚兼肝气郁滞

一妇人，脓水淋漓，发热作渴，体倦恶寒，经水不调，久而不愈。此为肝脾亏损而虚热也。先用补中益气汤加川芎、炒山栀子，元气渐复，更以逍遥散而疮渐愈。

【赏析】

病人因脾胃气虚而见发热作渴，此处应渴喜温饮；气虚少气则体倦；肝气郁滞，推动、固摄失职则见妇人经水不调。用补中益气汤来补中益气治疗其因脾胃气虚而发热、体倦等症状。加上川芎行气开郁，活血止痛；炒栀子收敛凉血解毒，入肝、胃经以除其疮疡肿毒，两药配合补中益气汤散中有收，补中可行。

肝虚则血病，易影响妇女经水，故元气渐复后更以逍遥散疏肝解郁，健脾和营。方中当归、芍药养血而敛阴；木盛则土衰，用甘草、白术和中补脾土；柴胡升阳散热，合芍药以平肝；茯苓清热利湿以排脓。

案19　肝郁脾虚

一妇人，性急善怒，月经不调，内热口苦，患时疮，服败毒之药，脓水淋漓，服之渐愈。因大怒，月经如潮，眼赤出泪，用四物汤加山栀、柴胡、连、芩，数剂而愈。年余手足臂腕起白点渐大，搔起白屑，内热盗汗，月经两月余一至，每怒或恶寒头痛，或不食作呕，或胸乳作胀，或腹内作痛，或小便见血，或小水不利，或白带下注。此皆肝木制伏脾土，元气虚而变证也。用补中益气汤加炒黑山栀及加味归脾汤，间服半年愈。

【赏析】

脾胃为气血生化之源，脾胃气虚，纳运乏力，则出现不食作呕；脾主升清，中气下陷则出现或小便不利或白带下注；小便见血也是有热的表现；胸乳作胀、腹内作痛则是因为肝郁气滞，气机不畅；清阳陷于下焦，郁遏不达则发热；气虚腠理不固，阴液外泄则内热盗汗。方用补中益气汤加减，其中黄芪味甘微温，入脾、肺经，补中益气，升阳固表为君药；配伍人参、炙甘草、白术，补气健脾为臣药；当归养血和营，协人参、黄芪补气养血；陈皮理气和胃，使诸药补而不滞，共为佐药；少量升麻、柴胡升阳举陷，协助君药以升提下陷之中气，共为佐使；炙甘草调和诸药为使药。加炒黑栀子，清热而止血之用。后续用加味归脾汤，健脾养心，益气补血，兼清肝热。

案20　郁火伤脾，肝郁血虚脾弱

一妇人久郁，患在四肢，腿腕尤甚，误用败毒寒凉之剂……晡热内热，自汗盗汗，月经不行，口干咽燥。此郁火伤脾也。用归脾汤数剂，后兼服逍遥散，五十余剂而愈。

【赏析】

误用寒凉之剂，苦寒之性伤及脾阳，脾主运化，脾虚失运，出现自汗，而苦寒之剂易伤阴液，邪热内陷扰脾，则出现晡热内热、盗汗、口干咽燥等一派阴虚内热之象。月经不畅，一方面因为气机不畅，脾弱而肝木乘脾；另一方面因为血虚而不能濡养胞宫，充盈血脉，则月经不行。方用归脾汤，益气补血，健脾养心，本方是在严氏《济生方》归脾汤的基础上加当归、远志而成，主治心脾气血两虚之证。方中以人参、黄芪、白术、甘草温补气健脾；当归、龙眼肉补血养心；酸枣仁、茯苓、远志宁心安神；更以木香理气醒脾，以防补益气血药碍胃。

案21　脾气虚弱兼阴血不足

一妇人，两腿腕紫黯寸许，搔破出水，或用祛风砭血，年余渐胤如掌许。乃服草乌等药，遍身瘙痒，时出血水，内热体倦，饮食无味，月经三月一至，脉洪而数，按之则涩。此燥剂愈伤脾血也。先以补中益气汤加芍药、川芎、五味十余剂；乃与加味逍遥散加熟地、钩藤钩二十余剂；再用归脾汤加川芎、熟地，治之而不发。

【赏析】

肾水亏虚，内风妄动则两腿腕紫暗、搔破出水，用祛风破血之法反伤阴血，故病情加重。又服草乌等燥热之品使肝血愈燥，风热愈炽，肾水愈伤，相火愈旺，因而遍身瘙痒、时出血水。血为气之母，血伤气亦虚，故出现内热体倦、饮食无味等脾气虚弱之症；脉洪而数，乃气虚内热所致；按之则涩，为阴血被伤不能濡养脉道。故先用补中益气汤加芍药、川芎、五味子，以补脾益气，气旺则血自生；再与加味逍遥散加熟地黄、钩藤钩以养血补肝；再用归脾汤加味益气补血，以奏全功，使之不发。

案22　脾气虚弱

一妇人，日晡身痒，内外用追毒祛风之剂，脓水淋漓，午前畏寒，午后发热，殊类疠风。用补中益气汤加山栀、钩藤钩，又加味逍遥散加川芎而愈。

【赏析】

薛氏认为日晡身痒是风热相搏所致，反用追毒祛风之剂，脓水淋漓则肝血愈燥；午前畏寒、午后发热乃气虚生内热。所以薛氏先用补中益气汤加栀子、钩藤钩补中益气；又用加味逍遥散加川芎以养阴血。薛氏常用加味逍遥散治肝脾血虚、身发赤痕或瘙痒盗汗、心烦体痛，或头目昏垂、怔忡颊赤，或口燥咽干、食少嗜卧，或妇女月经不调、恶寒发热等症。治风先治血，血行风自灭，阴血得充，内风自灭，因此身痒则愈。

案23　肝脾不和，肝郁血虚，化火生热

一妇人，手心色赤瘙痒，发热头晕，作渴晡甚，服祛风清热之药，肤见赤痕，月经过期。用加味逍遥散倍熟地，热止痒退；更以四物汤加柴胡、人参、黄芪、炙甘草、茯苓，头清渴止；再服四物汤加人参、白术、茯苓、山栀，赤晕

亦消。

【赏析】

该病人手心色赤，色赤主热；瘙痒可为肝郁化火生热，化风生燥，亦可为营血亏虚，肌肤失于濡养。联系其他证候，发热可有两个原因，或为血虚发热，或为气郁发热。用加味逍遥散倍熟地黄，加味逍遥散养血和营，清肝健脾；熟地黄养血滋阴，补精益髓，肝郁得疏，血虚得补，故热止痒退。此处头晕可因肝郁化火，阳亢火生，上扰清窍；亦可因营血不足，不能上荣，窍络失养所致。作渴晡甚为肝郁化火生热，热灼津伤或血虚失濡所致。用四物汤加柴胡、人参、黄芪、炙甘草、茯苓，此为八珍汤去白术加上柴胡、黄芪。八珍汤补气益血；柴胡疏肝解郁，解上方之后的余热；黄芪补气升阳，补益脾气，助营血化生，故头清渴止。再服四物汤加人参、白术、茯苓、栀子，该方益气养血，清热泻火，故赤晕除。

案24　郁怒伤肝，肝失条达，横乘脾土，营血亏虚

一妇人，素清苦，四肢似癣疥，作痒出水，怒起赤晕，服祛风败毒等剂，赤晕成疮，脓水淋漓，晡热内热，自汗盗汗，月经不行，口干舌燥。此郁伤脾血也。用归脾汤、逍遥散，两月而痊。

【赏析】

该病人本四肢似癣疥，因怒而起赤晕，推之该病诱因为情志不遂。又误服祛风败毒等苦寒之剂，病情反倒恶化。晡热内热，此因情志不遂，郁怒伤肝，肝郁化火所致；肝郁化火，肝失条达，横乘脾土，脾的运化功能受限，故而无力化生血液，日久可致脾血亏虚。营血亏虚，冲任不充，血海不能满溢，故月经不行；脾血亏虚日久致机体阴阳失调，出现自汗盗汗；久之可致机体阴液不足，遂口干咽燥。故用归脾汤补益气血，健脾养心；用逍遥散疏肝解郁，健脾养血。两方合用既能疏肝以泻肝火，又能加强健脾养血的作用。

案25　肝热血燥生风

一妇人，遍身疙瘩瘙痒，敷追毒之药，成疮出水，寒热胁痛，小便不利，月

经不调；服祛风之剂，形体消瘦，饮食少思。此肝火血躁生风，前药易伤脾血。先用归脾汤二十余剂，又用加味逍遥散二十余剂，诸症渐愈。后用六味丸调理而瘥，此等证候，服风药而死者多矣。

【赏析】

妇人遍身疙瘩瘙痒，风热之毒搏于肌肤，浸淫血脉，内不得疏泄，外不得透达，郁于肌肤腠理之间，故见皮肤瘙痒，抓破后出清水。病人有寒热胁痛、小便不利、月经不调之症，两胁属肝经，可见此乃脏腑功能失调所致的风病。服祛风之剂后形体消瘦、饮食少思，乃脾胃不和，血虚之象。“治风先治血，血行风自灭”，病人肝火旺盛，血虚生风。归脾丸的功用益气补血，健脾养心。脾旺则气血生化有权，以补气为主，气血双补，气旺则易于生血。病人肝郁血虚以致月经不调，方用加味逍遥散养血健脾，疏肝清热。相火妄动，用六味丸滋补肾之阴精，兼以清降虚火，王冰之谓“壮水之主，以制阳光”也。

案26　脾虚血热

一妇人，愈后唇肿皲裂，食少肌瘦，晡热益甚，月水过期，半年渐闭，时发渴躁。专于通经降火，发渴愈甚，唇胀出血，此脾经虚热而血愈耗也。治宜四物汤，加参、苓、芪、术、升麻、丹皮、柴胡、山栀，外症渐愈。又用八珍汤，加丹皮、柴胡，五十余剂。月水调而诸症痊愈。

【赏析】

妇人疾病后期，余邪深伏阴分，阳气入阴助长邪热，故晡热益甚；邪热深伏阴津耗伤故唇肿破裂；脾虚失健运，故食欲差；真阴亏损，不能充养肌肤，故形体消瘦；长期邪热熏灼，耗伤血分，血虚则经水不能以时至；通经降火之药多苦寒，苦寒之药入血分，易化燥伤阴，加重气血津液的耗伤，故渴越甚。治宜补血和血，清热益气生津。方用四物汤补血调血，合用丹栀逍遥丸。人参、茯苓、白术健脾益气，柴胡、升麻等药清热透热、疏肝调经，肝脾同治。因久病，必有气血亏耗，遂用八珍汤气血双补之剂，脾助生化，气旺血行，经水定时而至。

案27　风热壅盛，表里俱实

一小儿，面部浮肿，遍身如癣，半年后变疙瘩，色紫作痒。敷巴豆等药，皮破出水，痛痒寒热，大便坚硬。脾肺脉洪数而实。先用防风通圣散，以解表里，便利调和；又用四物汤加荆、防、黄芩、柴胡、皂角刺、甘草节，以凉血祛毒，诸症渐退；更以八珍汤加白术、荆、防、角刺、五加皮而愈。后但劳则上体发赤晕，日晡益甚。此属气血虚而有火。用四物汤加丹皮、参、术、柴胡，治之稍退；又用补中益气汤加酒炒黑黄柏、知母，月余痊愈。

【赏析】

《圣济总录》论曰："小儿体有风热，脾肺不利，或湿邪搏于皮肤，壅滞血气，皮肤顽厚，则变诸癣。或斜或圆，渐渐长大，得寒则稍减，暖则痒闷，搔之即黄汁出，又或在面上，皮如甲错干燥，谓之奶癣。"患儿外感风寒，内有郁热，脾肺不利，以致风热郁结，症见面部浮肿，遍身如癣，久之变疙瘩，色紫作痒；敷巴豆等药，皮破出水，痛痒寒热，大便坚硬，脾肺脉洪数而实。属风热壅盛，表里俱实证。奶癣之风热盛者，治则宜清热祛风，又因其表里俱实，治以防风通圣散解表攻里，发汗达表，疏风退热，便利调和。因防风通圣散汗、下之力峻猛，表里稍解，改用四物汤加荆芥、防风、黄芩、柴胡、皂角刺、甘草节以凉血祛毒，其力稍缓，小儿尚可接受。又用八珍汤加白术、荆芥、防风、皂角刺、五加皮，更补益气血，扶正祛邪。后又因劳则上体发赤晕，日晡益甚。《银海精微》有言："乌轮赤晕，刺痛浮肿，此肝热也。"为前病耗伤气血，虚而未得补益完备，又肝热有火。用四物汤加牡丹皮、人参、白术、柴胡，以补气益血，疏肝降火。治之可得稍退，遂加重补益降火之剂。又病程日久，损伤脾胃，脾胃虚则补益难，以补中益气汤补中益气、升阳举陷，加黄柏、知母以清热泻火。

案28　小儿疳证兼郁热外蒸

一小儿，遍身患疥如疠，或痒或痛，肢体消瘦，日夜发热，口干作渴，大便不实年余矣。此肝脾食积郁火。用芦荟丸，不月而愈。

【赏析】

患儿肝脾食积郁火，积滞日久，脾胃纳运失职发为疳证，症见肢体消瘦，日夜发热，口干作渴，大便不实。治以健脾益气，以补法为多。但患儿又遍身患疥，或痒或痛，可知其因郁热外蒸肌肤而致疥，郁热不除，则疥不可除，故不可一味补益。《证治准绳·幼科》曰："大抵疳之受病，皆虚使然。热者虚中之热，冷者虚中之冷，治热不可妄表过凉，治冷不可峻温骤补。……取积之法，又当权衡积者疳之母，由积而虚极谓之疳，诸有积者无不肚热脚冷，须酌量虚实而取之。若积而虚甚，则先与扶胃，胃气内充，然后为之微利；若积胜乎虚，则先与利导，才得一泄，急以和胃之剂为之扶虚。"故而需先清热化湿，以泄郁热，又因小儿体弱，故用芦荟丸。其为治疳之方，且多有清热化湿之药，清热之力较肥儿丸、消疳理脾汤、八珍汤等治疳之方更胜。可知其辨证施治得当，遂不月而愈。

案29　肝脾失调

一女子十三岁，善怒，遍身作痒出水，用柴胡、川芎、山栀、芍药以清肝火，用生地、当归、黄芩以清肝血，用白术、茯苓、甘草以健脾胃而愈。半载后遍身起赤痕，或时眩晕寒热。余曰：此亦肝火炽甚，血得热而妄行。其夜果经至。

【赏析】

肝脾失调，气血郁滞，肝火旺盛，血热妄行，症见遍身作痒出水，薛氏用当归芍药散加减医之。肝藏血，主疏泄，脾主运化，为气血生化之源，《医宗金鉴·删补名医方论》曾云："肝为木气，全赖土以滋培。"肝主怒，怒伤肝，伤肝及脾，肝藏之血有赖脾之化生，肝血充足则气血运行调场。薛氏之法实则体现了七情与脏腑之间的关系。当归补血养血，川芎行血中之滞，芍药助当归补养肝血，三样共以调肝，栀子泻火除烦，合用柴胡、黄芩疏肝泄火，生地清热凉血，再合白术、茯苓、甘草以健脾胃、助运化、滋化源。

三、续治诸症

案1 肾水不足，虚火上炎

一男子，遍身患小疮，或时作痒，口干作渴。服消风散，起赤痒益甚。服遇仙丹，脓水淋漓，饮食无度，肌肉消瘦。迟脉洪数，左尺尤盛。余谓肾水不足，虚火上炎为患。先用加减八味丸，其渴渐止；用补中益气汤加五味子，肌肉渐生；佐以八珍汤加牡丹皮、麦门冬，百余剂而痊。两年后，不节房劳，其疮复作，惑于人言，又服消风散之类，其疮复患。余仍用前药，调治而愈。

【赏析】

肾水不足，虚火上炎可以有腰膝酸软、耳鸣眩晕、五心烦热、骨蒸发热、口渴欲饮等症状。该男子遍身患小疮，或时作痒，口干作渴，可知有风热存在。故用消风散疏风祛湿、清热养血，遇仙丹则可消气、消食、消胀。服后，病情反重，因其损伤脾胃。其尺脉洪数，左尺尤盛，“肾与命门，居两尺部”，左尺主肾，可知肾火旺盛，导致肾水不足，虚火上炎。因而先用八味丸加减，补肝肾，生津润燥；又用补中益气汤补中益气，加五味子收敛固涩。佐以八珍汤益气补血，加牡丹皮入肝、肾，清热凉血，消痈毒；麦冬入胃，益胃生津。薛氏认为病人属于元气亏虚，并重视调理后天脾胃，进而滋补肺肾。但是该病忌讳房劳，男子两年后没有重视，故复发，最后还是薛氏的方，调治而愈。

案2 肝经血虚火旺

一男子，善怒面青，腿内臁患癣类，色赤作痒。或为砭刺出血，发热疼肿作痛。服消风散益甚，服遇仙丹愈发热作渴，仍服之，脓水淋漓。其脉洪数，左关为盛。余谓肝经血虚，火内动复其血而疮可甚。先用柴胡疏肝散数剂，又用四物汤、山栀子治之，诸症渐愈。用八珍地黄丸，两月余而痊。

【赏析】

男子善怒面青，可见其肝火太旺，肝失疏泄，情志不畅。体内火气壅盛，火气大则迫血妄行，则腿内臁患癣类，色赤作痒，或为砭刺出血，发热疼肿作痛。针砭之法宜用于低温潮湿环境下的痈疡，本案不宜，故不能缓解反而加重。消风散具有疏风祛湿、清热养血的作用，而本证为肝经血虚，故未果。“心肝居左”，其脉洪数，左关尤盛；左关主候肝，肝经血虚，火热上扰。病位在肝，故先用柴胡疏肝散疏肝解郁，行气止痛；又用四物散调血和血，治疗肝经血虚；再加栀子护肝，清肝火。最后用八珍汤治疗虚损劳热，并补肾填精，扶正气，抵外邪。

案3　肝经血虚风热

一男子，面赤作渴，而常患小疮作痒。服祛风药，遍身发赤；服花蛇酒，更发赤晕；遍行砭刺，又服消风散，发热口渴，饮水不止。余谓肝经血虚而风热也。用栀子清肝散及地黄丸料煎服，热渴渐止，疮渐结靥；又用八珍汤、地黄丸，疮靥渐脱；又服月余，疮渐愈。

【赏析】

面赤作渴，常患小疮作痒说明病人阴虚内热；祛风药燥性猛烈，花蛇酒虽活血通络，然祛风之力亦甚，故使肝血阴虚更甚，肝火上炎头目，燥热之邪走窜全身，又服消风散耗伤气血，阴气更损，致使发热口渴。此属于肝经气血虚弱，阴虚燥热之证。用栀子清肝散清泄肝火，祛疮解痒；再加地黄丸滋阴补血，肝肾同补，清热凉血。最后服八珍汤，后期调补，使气血恢复，故而痊愈。

案4　肾脏风

一男子，患肾脏风，饮烧酒，发赤晕，砭出血，敷追毒之药，成疮出水，日晡益甚，类大麻风。服遇仙丹，眉毛折落，大便下血，虚羸内热，饮食甚少，势诚可畏。先用圣济犀角地黄汤，其血渐止；又用五味异功散加当归、升麻，饮食渐进；用四物、参、术、牡丹，内热渐减；用易老祛风丸，脓水渐少；又八珍、牡丹之类，月余疮渐结靥。因思虑，发热盗汗，疮复作痒，兼起赤晕，用加味归脾汤数剂，汗热渐止；用加味逍遥散、六味地黄丸而痊。

【赏析】

男子长期饮烧酒，湿热内生，上犯头目，则发赤晕。追毒之药，皆是及其损伤正气之药，加之已有湿热内蕴，终致脾失健运，气血生化乏源；继服遇仙丹，此乃祛风之药，以致病情加重，眉毛折落，大便下血以及虚羸内热。故用犀角地黄汤清热养阴血，再用五味异功散加当归、升麻以恢复后天生化之源，饮食渐进；以四物汤加人参、白术、牡丹皮清内热；用祛风丹宣通郁滞，调顺三焦，祛风消脓；再用八珍汤加牡丹皮补益气血，扶正敛疮；以加味归脾汤益气健脾；最后用加味逍遥丸和六味地黄丸滋阴补肾，得以痊愈。

案5　脾经积热伤血

一男子，嗜膏粱炙爆、醇酒辛辣之物，遍身生瘖蕴，甚为作痒。服消风散之类，更起赤晕；又砭出血，其痒益甚；敷败毒之剂，遂各成疮，脓水津淫，眉毛渐脱，赤痒益甚。此脾经积热伤血所致。余先用犀角地黄汤，诸症稍退；乃用济生犀角地黄汤加黄连治之，脓水渐止；乃以八珍汤加山栀、牡丹皮，眉毛渐生；因饮食失宜，胸腹作胀，饮食少思，或大便下血，用五味异功散加升麻，饮食渐进；又用补中益气汤而血止，仍用异功散加当归、牡丹皮而痊。

【赏析】

病人因过食辛辣、肥甘厚腻之品，以致湿热内生，又风邪侵袭肌表而作痒、起红晕，故以消风散疏风除湿，清热养血；砭出血后其痒益甚；敷败毒之剂而成疮溃脓，眉毛渐脱，此乃脾经积热耗伤气血所致，施用犀角地黄汤；脓去而气阴两伤，以八珍汤加栀子、牡丹皮治之；饮食失宜致胸腹作胀，饮食少思乃脾胃气虚不摄，用五味异功散加升麻健脾益气；大便下血乃中气下陷，气不摄血，以补中益气汤健脾益气摄血；最后再以异功散加当归、牡丹皮健脾益气补血。

案6　肾阴虚证

一男子，内臁作痒，色暗，搔起白皮。各砭刺出血，其痒益甚，更起赤晕，延及外，浸淫不已。服祛风之药，肢体亦然，作渴引饮，左尺脉洪大而数无力。谓此肾经虚火，复伤其血，火益甚而患耳。先以八珍汤加五味子、丹皮，三十余剂，诸症渐退。乃佐以加减八味丸料，又百余剂而痊。

【赏析】

病人内臁作痒，色暗，系体内气血亏虚且运行不畅，瘀血内停，加上虚热内扰所致。砭刺出血，其痒愈甚赤晕，更加印证血虚生风之理。虚热熏灼局部肌肤，则浸淫不已；服祛风药后，口渴引饮，阴虚更甚；左尺脉洪大而数无力，说明内有虚热。此为肾阴虚内热伤及气血，气血两虚。治风先治血，血行风自灭。故用八珍汤，其四君补气、四物补血；加牡丹皮清热凉血，活血化瘀，达到活血不妄行，凉血不留瘀的功效；加五味子收敛固涩，益气生津，补肾宁心。后以加减八味丸滋阴补肾而痊。

案7　肝脾肾不足兼紫癜风

一男子，素不慎房劳，其发渐落，或发热恶寒，或吐痰头晕，或口干作渴，或小便如淋，两足发热，或冷至胫，属足三阴亏损而阴火内炽。朝用十全大补汤，夕用加减八味丸，诸症退而发渐生。后两腿腕患紫癜风，延于两股作痒，各砭出血，痒处日甚；服消风等药，患处微肿，延及上体，两眼昏涩。余谓肾脏风。先用四生散四服，后用易老祛风丸月余，用地黄丸两月余而痊。后饮食起居失宜，肢体色赤，服用两丸随愈。

【赏析】

房事不节，耗伤气血，致肝脾肾亏损，阴火内炽，症见落发，发热恶寒，吐痰头晕，口干作渴，小便如淋，或两足发热，或冷至胫。发为血之余，脱发多属血虚，肝肾不足所致；而发热恶寒，吐痰头晕，口干作渴，属内伤气血；小便如淋，两足发热，或冷至胫，属阴火内炽。故以十全大补汤气血双补。此方药性温而不热，养气育神，醒脾止渴，顺正辟邪，温脾暖肾。再以加减八味丸滋阴降火，诸症退而发渐生。后两腿腕患紫癜风，延于两股，瘙痒日甚，服消风等药耗伤阴血，故患处微肿，两眼昏涩。此乃肝肾风毒上攻，以四生散、易老祛风丸祛风，地黄丸补肾水即愈。

案8　肝郁血虚血瘀兼外感风湿

一男子，患白癜风，过饮或劳役，患处色赤作痒。服消风散之类，顿起赤晕，遍身皆痒；砭出血，服祛风药，患处出血；恪服遇仙丹，患处愈焮，元气日虚。先用九味芦荟丸、九味羌活汤，诸症顿愈。用加味逍遥散、加味四物汤乃痊。

【赏析】

白癜风，为风邪搏于皮肤，肺气受损不能宣发，肺经气血运行不畅，致使气血瘀滞，经络受损，皮肤不得滋养以致出现色素脱失，多咎于气血失和、气血瘀滞、气血两亏、风湿、肝肾不足、脾胃不足等。本案病人过劳易耗伤气血，加之服药不当，令肝郁血虚血瘀不能濡养肌肤，毛窍闭塞相合而成。紫因血滞，白因气滞。初服消风散、遇仙丹，仅祛其风，未祛其湿，且祛风药燥性猛烈使得气血更伤，患处愈焮，未见好转。后服九味芦荟丸清肝经瘀热，滋养肝阴，九味羌活汤外散风湿；再以加味逍遥散，疗肝郁脾虚血弱；最后以加味四物汤调和气血，活血祛风乃愈。

案9　脾胃虚弱，阴液耗伤

一男子，不时患疙瘩，瘙痒成疮，脓水淋漓，恶寒发热。先用羌活当归散而痒止，又用易老祛风丸而不发。后饮烧酒起赤晕，二便不通，口舌生疮，热渴不安。用防风通圣散，二便便利，但口干体倦，饮食不入；用七味白术散去木香，四剂而安。

【赏析】

男子患疙瘩，疙瘩常为气血瘀滞凝结而成；瘀而化热，灼伤周围的皮肤，故瘙痒成疮，脓水淋漓；此处皮肤长期如此，则新肉难生，气血不和则恶寒发热，甚者进一步耗伤人体气血。羌活当归散养血活血，清热祛风除湿则痒可止；再用易老祛风丸祛邪外出，防止邪气侵袭。后因饮烧酒，致使脾胃湿热内生，脾胃运化失职以致肌肤失养，使湿热邪毒内陷。内外合邪，邪热上冲则赤晕；邪热内炽则气化不利，小便不通；热灼津亏，则大便干燥。故用防风通圣散以疏风解表，泻热通便。然虽二便通利，热象可除，但脾胃运化功能仍未恢复，湿热仍在，故用七味白术散去木香，健脾燥湿以恢复脾胃运化功能，身方可安。

案10　热毒壅盛生疮兼耗伤气血

一男子，患疙瘩瘙痒，破而成疮，如大麻风。服遇仙丹，发热作渴，大便秘结，脉沉实，右关为甚，此热蓄于内也。先用黄连内疏汤而大便通利，又用防风通圣散去硝、黄而热渴止，却用八珍汤而疮愈。

【赏析】

热邪郁于体内灼伤气血，症见发热作渴且大便秘结；热邪至盛，遏入经络，乃生疮痈；病人生疮，发热，其脉沉实，示病源在内；脏腑秘结，急当疏利。故而先行黄连内疏汤清热解毒，消肿散结通便。薛氏尤重视脾胃，认为：《内经》千言万语，旨在说明人有胃气则生，以及四时皆以胃气为本。后用防风通圣散旨在散除脾胃等脏腑邪热，方中防风、荆芥、薄荷、麻黄解表散寒，使风热从汗出而散之于上；栀子、滑石降火利水；黄芩清中上之火；连翘散结；桔梗、石膏清肺泻胃；白术健脾而燥温；去大黄、芒硝是因硝、黄性苦，不宜用于渴症病人。全方如《医方考》言："所以各道分消其势也"。因热久易耗伤气血津液，故用八珍汤，人参与熟地黄相配为君药，益气补血生津，治病求本。全程重在抓住主要病因，兼顾其发展变化。

案11　热入血分兼肾阴亏损

一儒者，素食膏粱，发热作渴饮冷，患疮，如大麻风，大便出黑血，服清热祛风等寒药益甚。余谓血分有热火也，故寒之不寒。用四物二连汤以清热凉血，用六味丸以补肾生水而热退，又用柴胡栀子散调理而愈。

【赏析】

病人素食膏粱，外症为发热作渴饮冷，可辨有热火邪，然用清热祛风等寒药后效果甚微且大便出黑血，是以热入血分不在其表所致。以四物二连汤中当归补血活血、芍药养血敛阴、生地黄清热生津滋阴、川芎活血行气、黄连清热泻火解毒用以治疮，全方功在养血清里热，以疗其主症。薛氏认为“两尺各有阴阳，水火互相生化，当于二脏中分各阴阳虚实，求其属而平之。若左尺脉虚弱而细数者，是左肾之真阴不足也，用六味丸。右尺脉迟或沉细而数欲绝者，是命门之相火不足也，用八味丸”。故用六味丸以五行学滋补肾水来退热。后用柴胡栀子散清肝胆郁热，清疮散结以退余邪。

案12　脾肺气虚兼肾水亏虚

一男子，常咳嗽，腿患白癜风，皮肤搔起白屑。服消风散之类，痒益甚起赤晕，各砭出血，赤，此脾肺二经虚热之证。先用五味异功散治之，虚热稍退；又用地黄清肺饮，肺气渐清；又用八珍汤、六味丸而寻愈。后又咳嗽痰喘，患处作痒，用参苏饮二剂，散其风邪；又用五味异功散加桔梗，补其肺气而痊。二年后咳嗽作渴饮水，脉洪大左尺为甚，用加减八味丸，补肾水而痊。

【赏析】

病人时常咳嗽，脾肺气虚，又“五脏六腑皆能令肺咳”，此外，本患还与肾失摄纳有密切关系。腿患白癜风，血虚无法荣养肌肤则搔起白屑，后又用消风散治之，由于消风散燥性强烈，使血虚更甚，血虚易虚阳外浮，则痒易甚，泛赤晕，此脾肺气虚则热。故用五味异功散健脾肺之气，则热自除；再用地黄清肺饮清利肺气，以八珍汤、六味丸补益气血。后因感受风邪而咳嗽，故以参苏饮益气解表，理气化痰，再以五味异功散加桔梗补其肺气。两年后咳嗽、脉洪大左尺为甚，说明素体肾水亏虚，故以加减八味丸滋肾水以补生气之根。

案13　元气素虚致脾气下陷

一男子，患前症，多在臀脚，劳役则痒益甚，小便色黄。服败毒散、芩、连之剂，患处痒痛，夜不得寐。余谓脾气下陷，用补中益气汤，加五味、麦门，少用炒黑黄柏，治之而痊。凡病日间如故，日晡倦怠，或劳愈加，晨起如故，皆元气虚也，宜用前药补而治之。

【赏析】

病人脾气素虚，饮食劳倦，或久痢久泻损伤中气，导致脾气不足，则清气不升，反下陷为患，形成脾气下陷证。脾气下陷，升举无力，气失固摄；脾气不足，运化失健，气血生化无源，则机体失养；劳役则痒益甚，病日间如故，日晡倦怠，或劳愈加，晨起如故，都是元气素虚所致。脾气下陷治宜以健脾益气，升阳举陷为法，选用补中益气汤等方剂。补中益气汤功用补中益气，升阳举陷，加五味子敛肺滋肾，生津敛汗；麦冬养阴润肺，益胃生津；少用炒黑黄柏泻火解毒。

案14　肾阴亏损兼疥疮

余甥凌云汉，年十六，庚子夏作渴发热，吐痰唇燥，遍身如疥，两腿尤多，色暗作痒，日晡愈炽。仲冬腿患疥，尺脉洪数。余曰：疥，肾疳也。疮，骨疽也。皆肾经虚证。针之脓出，其气氤氲。余谓火旺之际，必变瘵证。用六味地黄丸、十全大补，二旬诸症愈而瘵证具，仍用前药而愈。抵冬毕姻，至春其症复作，仍服地黄丸数斤，煎药三百余剂而愈。

【赏析】

病人夏作渴发热，吐痰唇燥，遍身如疥，两腿尤多，色暗作痒，日晡愈炽，说明脾胃湿热内炽。由于脾主四肢，则两腿尤多；日晡尤甚也说明脾胃经热甚，且正值夏季，气候湿润，内外合邪则疥疮严重；仲冬或外感风寒，或夏季湿热之邪气迁延至冬季，瘀而化热，或素体本肾阴虚，过服温热之品，耗伤津液故腿患疮；肾阴虚火旺，故尺脉洪数。此皆肾经虚证，针刺而脓出，其气氤氲。火旺之际，必变瘵证，故须既病防变，用六味地黄丸滋阴补肾，十全大补丸温补气血，诸症愈。抵冬毕姻，房劳耗伤肾阴气血，至春复发，仍服地黄丸而愈。

案15　脾肾虚损兼疥疮

稽勋季龙冈，遍身患此，腿足为甚，日晡益焮，口干作渴，小便频数。此肾经虚热。用补中益气汤、六味地黄丸而愈。

【赏析】

脾肾虚损，阴虚内热，致遍身患疥疮，腿足为甚；日晡益焮提示脾胃气血阴阳俱不足；口干作渴，为阴虚火旺，津液耗伤所致；小便频数更是肾摄纳失司，气化失职所致。因此用补中益气汤甘温益气，平补阴阳，则口渴可除；而六味地黄丸滋阴补肾，亦有甘温除热之意，先天后天同时兼顾，其症而愈。

案16　肺气虚弱，邪毒侵袭致疡

一儒者，善嚏患疥，余以为腠理不密，外邪所搏，用补中益气汤加白芷、川芎治之。不从。自服荆防败毒散，盗汗发热，作渴焮痛，脓水淋漓，仍用前汤倍加参、芪、五味而痊。

【赏析】

素体气虚，肺失和降，症见善嚏；气虚卫不固外，腠理不密，外邪侵犯，邪郁肌肤致疮。薛氏欲用补中益气汤实腠理，病人不从而误用荆防败毒散发其汗，因其发散力量太强烈，而病人素体气虚，发散风邪太过，阴液耗伤更加严重，故症见盗汗发热、口渴的阴虚之象，且热更盛而肿疮焮痛，脓水淋漓。治之用补中益气汤倍加人参、黄芪，益气补虚，生肌溃疮；五味子敛肺止汗，防正气进一步耗伤。用后元气大增，腠理致密，疮毒消散自愈。

案17　皮肤风邪热结疠疡

一儒者，遍身发，误服攻毒之剂，元气虚而不能愈。余用补中益气汤加茯苓治之，其疮顿愈。又因调理失宜，日晡益甚，用八珍汤加五味子、麦门冬，五十余剂而愈。

【赏析】

儒者疠疡发遍全身，是由于病人本身正气亏虚，外界风热毒邪侵袭，邪热灼血，气血凝滞所致。然误服攻毒之剂导致元气更虚以致病情加重。薛氏用补中益气汤健脾益气，固护正气，驱邪外出；又因“血不利则为水”，故加茯苓淡渗利湿，防止疾病传变。后因调理失宜，损伤脾胃功能，故用八珍汤加五味子、麦冬同调气血，收敛正气，滋补阴液，故病可愈。

案18　劳伤元气，阴火内炽

一儒者，应试后，遍身瘙痒，遂成疙瘩。此劳伤元气，阴火内炽，秋寒收敛，腠理郁热内作。用补中益气汤加茯苓、川芎、白芷而愈。后复劳仍做，惑于人言，服祛风败毒药，如大风之状。又发热作渴，倦怠懒食。余用补中益气汤，倍加参、芪、归、术、半夏、茯苓、五味子、麦门冬而愈。

【赏析】

儒者由于应试，身体的气血耗伤较重，阴虚则热，或肝郁化火，火灼津伤所致。由于气血壅滞于腠理，运行不通，故成疙瘩；秋冬季节寒性收敛，加之郁而化热则内作于皮肤，瘙痒难止。此乃劳伤元气，阴火内炽。故薛氏用补中益气汤益气通经，又加茯苓燥湿、川芎养血活血、白芷疏风解表。实为治本之妙方。后遇劳复发，又用祛风败毒攻伐之品，使正气更虚，故在补中益气汤之上，更加人参、黄芪、当归、白术以益气补血健脾，半夏、茯苓燥湿利水，五味子、麦冬防止温燥太过，又兼有清虚热、生阴津之功。

案19　经水期肝脾失调

一妇人，经水先期，劳役或气恼则寒热瘙痒。服祛风降火等药，不劳怒而自痒发热，更加痰喘气促；服化痰清气之药，形气倦怠，食少胸痞，身发疮疹；服消毒之类，脓水淋漓；服大麻风药，口干作渴，欲而不敢饮，经水又过期，眉间若动；又服月余，眉毛脱落，经水淋漓。余谓心肝二经风热相搏，制金不能平木，木克脾土而不能统血，肝火旺而不能藏血也。眉间属甲木而主风，风动血燥而眉毛脱落又若动也。经云：水生木。遂朝用地黄丸以滋肾水生肝血，夕用加味逍遥散以清肝火生肝血，月余诸症渐愈。又佐以四君、芎、归、牡丹皮，月余经水旬日而止。又两月余，经水五十余日而至，乃夕用五味异功散加当归服两月，经水四十余日而至。因怒恼寒热，经水如崩，眉棱觉动，脉洪数弦，肝脾二经为甚，用柴胡栀子散二剂以平肝火，用五味异功散二剂以补脾气，发热顿退，经水顿止。更以八珍汤倍加参、术及地黄丸，两月余经水如期，眉毛渐生。因饮食停滞，腹胀作痛，另服逐瘀之剂，泄泻不止，小腹重坠，饮食甚少。余先用六君子汤送四神丸，数剂泻渐止饮食稍进；又用补中益气汤倍用升麻数剂，重坠渐愈。后因劳心发热，饮食难化，呕吐涎水，其热自脐上起，觉饥热频作，乃用六君子汤加炮姜治之，热时饮稠米汤稍安；两月余又常服加味归脾、补中益气二汤而痊。

【赏析】

该患经水先期，每遇过劳、过怒则引发寒热瘙痒。前期治疗或祛风降火，或化痰清气，或攻毒治法，不效反重。薛氏认为是心经和肝经风热相搏，失去制衡，功能失职所致。肝属木，肾属水，滋水可以涵木，故用地黄丸滋肾以生肝血，同时黄昏后兼以加味逍遥散清肝火以防止肝木太过。此时病人久病气虚，脾胃为后天之本，故佐以四君子汤补益脾胃之气，脾胃行而经水止。

在调节经水方面，薛氏以五味异功散加当归活血调经，症状改善，其间病人因情志寒热外邪内伤而崩漏，诊以肝经脾经失和，用柴胡栀子散平肝，五味异功散补脾，两者共用治标。后八珍汤倍人参、白术合地黄丸，补脾益肾；六君子汤合四神丸止泻，缓急止痛；补中益气汤倍升麻止重坠。

后期调节补虚，常服加味归脾汤合补中益气汤而痊愈。整个治疗过程，薛氏均先治标后治本，朝补晚收，随症而治，循序渐进，同时重正气，病遂愈。

案20 肝脾血虚

一妇人，秋间肢体作痒，时发寒热，日晡热甚，口苦喜酸，月水先期，面色常青，热甚则赤。恪服清热凉血，后发疙瘩，赤痒益甚。乃清热败毒，破而脓水淋漓。余谓肝脾血燥虚热。不信，仍治疮毒，其疮益甚，形气倦怠，饮食减少。余先用补中益气汤，间佐以六君、当归，元气稍复；乃以八珍汤倍用参、术，少用川芎、芍药炒黑，间佐以补中益气汤，诸症渐愈；又以四君子汤为主，佐以加味逍遥散，两月余脓水渐少；又服月余，疮渐结靥。因恼怒寒热，腹胀，饮食少思，患处复甚，用六君子汤加山栀、柴胡，乃用四君子汤为主，而疮渐愈。又因怒，月经甚多，发热作渴，疮痛出血，用柴胡清肝散，热退痛止。仍用四君子汤而结靥，又用八珍、山栀、牡丹皮而痊愈。

【赏析】

仲景有云："病者一身尽疼，发热，日晡所剧者，名风湿。"夏秋多湿，风为百邪之长，风湿在表，湿郁化热，湿热邪毒壅聚皮腠，故妇人秋间肢体作痒。肝失疏泄郁而化火，灼伤阴血，横逆侮脾，木旺乘土，脾虚生内湿，如薛氏所言："肝脾血燥虚热"。当扶正化生气血，若仍治疮毒，为治标不治本，徒伤正气耳，致使形气倦怠、饮食减少。故先用补中益气汤。六君子汤、八珍汤、四君子汤、补中益气汤皆纯补气血以扶正，意在培土生木。后多次因恼怒导致肝郁失于疏泄，气郁不行血而生瘀，故加用柴胡、栀子、牡丹皮重在疏肝逐瘀。

案21 脾胃虚弱，津亏内热

一妇人，遍身疙瘩，发热作痒，内服败毒祛风，外搽攻毒追蚀，各溃成疮，脓水浸淫，形气消瘦，饮食日减，恶寒发热，作渴饮冷，脉浮数，按之则涩，此元气复伤也。先用七味白术散数剂，其渴渐止，饮食稍加；乃用八珍汤加柴胡、牡丹皮，脓水渐止；又用六君、芎、归、丹皮、山栀，疮渐收敛；仍用八珍、牡丹皮而愈。

【赏析】

本案病人由于素体脾胃虚弱加之外感风热时邪致遍身疙瘩。气血生化乏源，津亏内热，熏灼肌肤，发为脓疮，且兼有形气消瘦、饮食日减、恶寒发热、作渴饮冷、脉浮数、按之则涩等一系列脾胃虚弱症状。而病人以为全身的瘙痒为湿热虫毒所致，故内服败毒祛风、外搽攻毒追蚀，使得本身气虚进一步加重。故薛氏用七味白术散调理脾胃，以化生气血，待饮食有一定恢复，进一步益气补血，用八珍汤加柴胡、牡丹皮调血活血兼以退热。后以健脾补气交替，用六君子汤加味以收疮。最后用八珍汤气血双补，终痊愈。

案22　肝阴虚血燥生风

一妇人，每秋间两手心作痒，搔起白皮，因劳役怒恼则发寒热，遍身作痒起疙瘩。或以为风证，内服花蛇等药，外敷硫黄之类，患处溃；又服遇仙丹，热渴益甚，月水不通。余谓脾肝二经血燥生风，先用加味逍遥散，热渴渐减；又用八珍、柴胡、山栀，患处少可。后因怒气，发热胁痛，患处焮痛，用加味逍遥散四剂而安；又用四君、芎、归、山栀、牡丹皮，半载而痊。

【赏析】

秋季燥邪当令，外燥之邪袭表，再有劳役怒恼，肝气郁而化热，热耗肝阴，血燥生风，肝风动则手心燥痒起皮。《柳选回家医案》云："寒热无期，中脘少腹剧痛，此肝脏之郁也，郁极则发为寒热，头不痛，非外感也，以加味逍遥散主之。"故发寒热为肝郁之象。然却用治风药，致气血两虚而患处溃；又服遇仙丹之苦寒行气之品，伤阴耗气，故热渴益甚。肝郁波及脾土，以致脾胃虚弱，故以八珍汤健脾益气养血；柴胡疏肝解郁，栀子入营分，引上焦心肺之热下行；合于加味逍遥散中，自能解郁散火，火退则诸病皆愈。最后用四君子汤、川芎、当归、栀子、牡丹皮等健脾活血，滋阴养血凉血，以祛余邪，养正气，半年后痊愈。

案23　肝阴血虚兼脾气虚弱

一妇人因怒，寒热发赤晕，服祛风之药发疙瘩，或砭出血，患处焮痛，发热头痛。内服外敷，俱系风药，脓水淋漓；服花蛇酒之类，前症益甚，更加肺热烦渴不寐，脉洪大，按之如无。余谓血脱烦躁，先用补血当归汤稍缓；用四君、当归数剂得睡，但倦怠头晕少食，用补中益气汤加蔓荆子稍可；又用八珍汤，少用芎、芍，倍用参、术，三十余剂而能步履，又服月余而痊。

【赏析】

妇人因情志不遂，怒伤肝气，肝气郁结而寒热发赤晕；血虚不荣，则头痛发热。风药味轻薄，升散宣泄，善入肝经以助肝胆之用，具开发郁结、宣畅气机之功，今服药后发疙瘩，或砭出血，痈疽溃而伤气血，变为气血两虚。《杂病源流犀烛·虚损痨瘵源流》云：“有血虚热，必兼燥渴，睡卧不安。”妇人素体血虚，易生热化燥，加服温燥之花蛇酒，燥热更随气机流窜皮毛，热扰心神，伤津耗气，以致烦渴不寐；脉洪大，按之如无，此阴虚发热也。因血虚为本，故医者先予以滋阴养血之补血当归汤，血脉得养后用四君子汤益气；因头晕倦怠少食为肝郁克脾，脾气虚弱不能运化以上滋腻之品，故以补中益气汤加蔓荆子补中益气，升阳举陷，清利头目。后以八珍汤倍用人参、白术益气补血，川芎、白芍活血柔肝，渐愈。

案24　气血两虚生风

一妇人，患白癜风，误以为大麻风，服蛇酒等药，患处焮肿，经水两三月一行。余曰：此肝血伤而内风也，误用风药必筋脉拘急。不信，仍作风治，果身起白屑，四肢拳挛，始信余言。先用八珍汤四剂，又用四君子汤二剂，月余；乃以四君子汤，又用八珍汤二剂，又月余，诸症渐退，元气渐复；又以四君子汤为主，以逍遥散为佐，将两月疮靥脱，又月余而愈。

【赏析】

“白癜”之名首出于《诸病源候论》，即“白癜者，面及颈项身体皮肉色变白，与肉色不同，亦不痒痛，谓之白癜，此亦风邪搏于皮肤，血气不和所生也”。其病机为风湿搏于肌肤，气血失和，血不荣肤，营血不足。该妇人白癜风缘起于风邪搏于皮肤，血气不和，营血不足，血不荣肤，血虚生风所致，由于其症状与麻风白斑相似，故易混淆而导致误治，正如案中所言“服蛇酒等药”。蛇酒之品乃辛温燥烈之物，更易酿生湿热，劫伤人体阴血，同时也不利于祛风，以致湿热互结，导致患处血热肉腐，皮肤掀肿；火热之邪影响肝经疏泄，经水二三个月未行。

薛氏认为“肝血亏虚，血虚则伤内风”，此时不宜妄用风药等辛温之品，若用则使阴血更加亏虚。而病人仍作风治，果不其然，出现身体起白屑、四肢痉挛之状。因此当务之急乃补益气血，养血活血，故先服八珍汤 4 剂来补益气血，用四君子汤调理月余，待元气渐复，再用四君子汤来益气固表。妇人先前经水二三个月一行，恐肝郁脾虚，故用逍遥散来达到疏肝郁、补脾血之功。肝郁得解则疏泄如常，筋脉不拘，脾运得健，则后天气血生化有源，皮肤得养，正所谓“血行风自灭”，故白癜风诸症可除，病人得愈。

案 25　肝郁血虚脾弱

一妇人，性急善怒，月经不调，内热口苦，患疙瘩作痒，服败毒之药，脓水淋漓，热渴头晕，连、芩数剂而愈。年余左足臂腕起白点渐大，搔起白屑，内热盗汗，月经两月余一至，每怒或恶寒头痛，或不食作呕，或胸乳作胀，或腹内作痛，或小便见血，或小水不利，或白带下注。此皆肝木制伏脾土，元气虚而变证也。用补中益气汤加炒黑山栀及加味归脾汤，间服半年而愈。后每怒恼患赤晕，或以风疾治之，发疙瘩；又服遇仙丹，赤肿作痒出脓水；外敷追蚀之药，寒热作渴；又服胡麻、草乌之药，遍身瘙痒，眉毛脱落，脓水淋漓，咳嗽发热，月经两月一行。余用四君、当归、牡丹皮，月余热渴稍止，饮食稍进。又服月余，咳嗽稍可，却用八珍汤加牡丹皮二十余剂，患处渐干，经水如期。后因伤食，作泻不食，用六君子汤，饮食渐进。又因怒发热作渴，患处作痛，经行不止，用加味逍遥散渐可，仍用四君子汤而痊愈。

【赏析】

肝主疏泄，女子以肝血为用，逢生气懊恼导致肝失疏泄，影响经水流行；肝气郁滞化热熏蒸胆腑，因此出现内热口苦、患疙瘩发痒等症状。服用散寒祛风之败毒散，然并非对证，如薛氏所言“易导致脓水淋漓，肝血愈燥，风热愈炽，易伤阴液”，故虽症暂缓，但因病人之前已有阴伤的病史，潜伏于内，日久即发，所以年余，出现臂腕白屑，阴虚内热盗汗，月经后期。每到发怒则情志不畅，肝气郁滞加重，疏泄失常，阴血亏虚，阴阳不相协调，致肝阳易亢，上犯清窍而头痛；横逆犯胃则呕；胸乳腹为肝经运行之处，经气郁滞则作胀作痛；肝失疏泄，水道通调失常则白带、小便异常。

薛氏认为，肝木过亢而制服脾土，脾作为后天气血生化之源，脾气虚则出现种种变证。因此用补中益气汤，明代医家张景岳评价“补中益气汤，允为李东垣独得之心法”。薛氏用此方以甘温之剂，补其中，升其阳，加用炒黑栀子一则可去其苦寒之性，二则可以用其治疗“小便下血，头痛”等症。而加味归脾汤可以补益心脾，一可缓解妇人心烦易怒，二可“内消乳岩，主妇人乳岩初起”(《医部全录》)，薛氏此举体现了“治未病”的思想。

后易由于恼怒而复发，却以风论治，内服遇仙丹而外敷之药多为温燥之药，导致阴虚风动，眉间属甲木而主风，风动血燥而眉毛脱落又若动也。故用四君子汤佐以当归、牡丹皮，气血双生，补而不滞。后用六君子汤益气健脾和胃，来恢复病人的脾胃功能。

最终病人再次因怒而复发，薛氏基于前期经验，用疏肝健脾之加味逍遥散以清肝火生肝血，月余诸症渐愈。

案 26　肝郁血燥脾弱

一妇人，性沉静，怀抱不乐，月经过期，遍身作痒。服祛风清火之剂，搔破成疮，出水不止，其痒益甚。或用消风散之类，眉棱跳动，眉毛折落。又服遇仙散，患处俱溃，咳嗽发热，饮食日少，月经先期。作肝脾郁怒而血燥，前药复伤而益甚。先用四君子、芎、归、山栀、丹皮，饮食渐进，服月余而嗽止。又以加味逍遥散加钩藤，二十余剂而眉不动。乃去钩藤，倍加参、术、当归，月余疮结餍。又以八珍汤加山栀、丹皮而痊。

【赏析】

妇人性情沉静，怀抱不乐，久致肝失疏泄，气郁化火，耗伤阴血，故见月经愆期；月经过后阴血更亏，肤失荣养，故遍身瘙痒；而后服祛风清火之剂，使得阴虚愈加严重，以致“搔破成疮，出水不止，眉棱跳动，眉毛折落。患处俱溃，咳嗽发热，饮食日少”。薛氏认为，此乃肝脾郁怒而血燥，宜用四君子汤益气健脾，加味逍遥散养血和营、清肝健脾，加钩藤以清肝息风。后用八珍汤益气补血，加栀子、牡丹皮清热凉血，以至痊愈。

案27　肝旺脾虚兼疮疡

一妇人，日晡身痒，月余口干，又月余成疮。服祛风治疮之剂，脓水淋漓，午前畏寒，午后发热，殊类风证。余谓此肝火伤脾，外邪所搏。先用补中益气汤加山栀、钩藤，又用加味逍遥散兼八珍散而痊。

【赏析】

肝火旺盛，火热生内风，故日晡身痒；热伤津液，故口干；火热内郁，加感受外邪，故生疮。服祛风治疮之剂，风透肌表，则脓水淋漓；然虽祛风但未除热，治标不治本，肝火仍旺，故午前畏寒、午后发热。用补中益气汤以补脾胃，使其不被肝火所伤，加栀子凉血解毒，治疗热毒疮疡，钩藤平肝息风。后用逍遥丸加牡丹皮、栀子以疗肝脾血虚、阴虚发热等症；兼用八珍散则能补益气血，以补气为主，所谓“气为血之帅”，气旺血生，去腐生新。

案28　肝脾血虚火旺之肝风内动

一妇人性躁，患作痒，脓水津淫，寒热口苦，胁痛耳鸣，腹胀溺涩。乃肝脾血虚火旺证，用六君、柴胡、山栀、龙胆数剂，以逍遥散兼服渐愈；又与六味逍遥散七十余剂，诸症悉退。

【赏析】

方论吴谦有云：“胁痛口苦，耳聋耳肿，乃胆经之病也。筋痿阴湿，热痒阴肿，白浊溲血，乃肝经之为病也。”故可从肝胆从治。妇人性躁作痒，为血虚火旺，肝火上炎之象，且脾为气血生化之源，故用六君子汤益气健脾，燥湿化痰；寒热口苦、胁痛耳鸣则是肝体失养，胆火内扰，循经上炎所致，故以柴胡剂和解少阳，清泻胆火；脓水津淫，为湿热下注之象，故以龙胆泻肝汤泄肝胆实火；腹胀、小便溺涩则是血虚火旺、肝气郁滞而致，故用栀子清热泻火。本病责之肝脾不和，故再用六味逍遥散调和肝脾。

案29　阳明血证

一妇人，患瘾证痛痒，大便秘，脉沉实，以四物汤加芩、连、大黄、槐花治之而便利。用四物二连汤而疮愈。

【赏析】

病人由于热郁阳明，迫营血发于肌肤而引发瘾证。血热太甚，病人自感痛痒。根据脉象沉实、大便秘可判断本病为里实证，热郁阳明，耗伤津液。方用四物汤加黄芩、黄连、大黄三味峻下热结，以通大便；又借用槐花养血清热之功，祛邪热与养阴血并存。后用四物二连汤治之，此乃四物汤基础上加黄连和胡黄连，补血配活血，动静相伍，补调结合，补而不滞，行而不伤，遂后疮愈。

案30　肝郁血虚

一妇人，身如丹毒，搔破淋漓，热渴头眩，日晡益甚，用逍遥散加炒山栀、陈皮而愈，又用八珍、柴胡、山栀、丹皮而愈。

【赏析】

肝为藏血之脏，性喜条达而主疏泄。病人因肝郁血虚日久，则生热化火，侵及肌肤，因“火势”较重，瘙痒难耐，搔破淋漓；肝郁血虚，虚而化火，虚火内扰，伤及津液，热承于上，则见口渴；虚火扰及头目，则见头眩。方用丹栀逍遥散养血健脾，疏肝清热。炒栀子善清肝火，并导热下行；牡丹皮清血中之伏火；薄荷少许，疏散郁遏之气，透达肝经郁热；加陈皮以助行气之功。诸药合用，使肝郁得疏，血虚得养，气血兼顾，故病愈。

案31 肝火内动生风

一妇人，患前症，误用大麻风药，破而出水，烦渴头晕，诚类风证。六脉洪数，心肝脾为甚。余曰：风自火出，此因怒动肝火，血燥而生风耳，非真风证也。与逍遥散、六味丸以清肝火，滋脾血，生肾水而愈。

【赏析】

妇人感受疮疡之邪，误用风证治法误治，实为肝火炽盛，循经上扰头目，清窍失养则头晕；肝火灼伤津液，津液亏损则烦渴不解；六脉洪数，心肝脾为甚，亦是肝热壅盛之象。肝木克脾土，肝火炽盛，导致脾的统血功能下降，血虚不运，血燥而生风。肝为藏血之脏，性喜条达而主疏泄，体阴用阳。若七情郁结，肝失条达，或阴血暗耗，或生化之源不足，肝体失养，皆可使肝气横逆，胁痛、寒热、头痛、目眩等症随之而起。此时疏肝解郁是当务之急，而养血柔肝，亦是不可偏废之法。故采用逍遥散以疏肝解郁，健脾养血；水生木，故用滋水涵木法，配合六味地黄丸滋阴补肾，清泄肝火，则风证自愈。

案32 肝经郁火兼湿热血虚津伤

一妇人，身如丹毒，后发疙瘩，搔破脓水淋漓，热渴头晕，日晡益甚。余用清肝养血之剂。不信，乃服大麻风药，臂痛筋挛；又服化痰顺气之剂，四肢痿弱。又一妇患前症，数用风药煎汤泡洗，以致腹胀，并殁。

【赏析】

《诸病源候论·丹毒病诸候》云："丹者，人身忽然焮赤，如丹涂之状，故谓之丹。或发于手足，或发腹上，如手掌大，皆风热恶毒所为。重者，亦有疽之类，不急治，则痛不可堪，久乃坏烂。"

本案由于素体血分有热，外受火毒，热毒蕴结，郁阻肌肤，热毒与湿邪相搏于肌肉腠理，致气血经络瘀滞为患。丹毒急性发作，且病位在身，为肝经郁火，热邪上扰，故出现热渴、日晡益甚；肝经湿热化火，酿腐成脓，故出现后发疙瘩、破之脓水淋漓。体内气血瘀滞，瘀血不去，新血不生。治宜清肝养血。不信，仍用大麻风药，此为祛风理湿之剂，妇人本已热证极盛，阴津损伤，再用祛风之剂则津液损伤更甚，筋脉失养，以致痹痛筋挛。热邪伤血，内热致虚，再用顺痰理气之剂，以致气机无法正常升降，即热伤血，气不行，故四肢痿弱。又一妇人患前症，数用风药汤，其药性升浮，有升散之力，过用复伤阴血，遂津液亏损致死。

案33　月经先期兼肝火血燥

一女子，月经先期，或经行上身先发赤晕，微肿作痒，若遇气恼，赤痒益甚，服祛风之药，患处更肿，砭出紫血甚多，其痒愈作。余谓肝火血燥，风药复伤血而为患也。先用加味逍遥散清肝火益肝血，赤痒少止；用地黄丸滋肾水生肝火，各五十余帖而痊。后因恼怒，经水不止，发热作渴，患处赤痒，先用加味小柴胡汤二剂，诸症顿止；又用加味逍遥散而安。

【赏析】

肝郁血热，木火妄动，下扰血海，迫血下行以致月经先期；肝火血燥，皮肤失去滋养，故出现微肿作痒。《银海精微》有云："乌轮赤晕，刺痛浮肿，此肝热也。"所以本案"先发赤晕"，提示病机在于肝热；遇气恼，赤痒益甚，此为郁怒伤肝，肝火益盛所致。先服祛风之药，然仅祛风复伤血，血行不畅，瘀滞于内，导致患处更肿，砭出紫血甚多，其痒愈作。本案为肝火血燥，风药复伤血而为患，故先用加味逍遥散养血疏肝清热，使赤痒少止；因水生木、肝肾同源，补肾精可滋肝血，故又用地黄丸滋肾水生肝火，后痊。

后因恼怒伤肝，引动肝火，热入血室以致经水不止、发热作渴、赤痒等症，先用加味小柴胡汤，和解少阳，养血清热，扶正逐邪，诸症顿止；又用加味逍遥散，养血疏肝清热而安。

案34　肝火生风，气血失调，虚火内生

一女子，二十多岁，月经先期而或过期，或有怒身发赤晕，或患疙瘩，六七日方退。服祛风药，赤晕不退，瘙痒作渴。执为风证，恪服前药，搔破成疮，脓

水津淫。余曰：此肝火生风，再服是药，必致筋挛。不悟，后两手果挛，始信。先用地黄丸、四物汤，月余热渴顿减；乃佐以加味逍遥散，由月余患处脓少；又用四君、山栀、牡丹皮二十余剂，指能伸屈。因怒发热，经水不止，睡中筋脉抽动不安，以加味逍遥散加钩藤钩、牡丹皮而疮结靥，乃去钩藤钩，调理元气复而疮靥脱。

【赏析】

《诸病源候论·卷三十一》有云："疠疡者，有颈边、胸前、腋下，自然斑剥，点相连，色微白而圆，亦有乌色者，亦无痛痒，谓之疠疡风。"多因风邪搏于皮肤，气血不和所生，故用祛风药治疗。然赤晕不退、瘙痒作渴，薛氏认为此乃肝火生风，脏腑阴阳气血失调，虚风内生。若仍用祛风药，血少津亏，经脉失于荣养可致痉挛。宜用地黄丸滋肾阴补肝血，四物汤补血活血；热减，又以加味逍遥散疏肝清热、解郁和营，佐以益气健脾、清热凉血之四君子汤、栀子、牡丹皮。后又因怒发热，乃情志内伤、肝肾不足；阴虚血热、气虚不能摄血而致经水不止；血少津亏、经脉失养而致筋脉抽动不安。用加味逍遥散佐以清热平肝、息风止痉之钩藤，以及清热凉血化瘀、退虚热之牡丹皮。疮结靥后乃去钩藤，重在调理元气，元气复而疮靥脱。

案35 肝肾不足，久病血虚之瘾疹

一女子，常患瘾疹作痒，因怒发热，变为疙瘩，臂肿痒甚，余用栀子清肝散治之而愈。后又怒，患痕起赤晕、游走不定，自砭出紫血，甚痒彻骨，其热如炙，如大麻风，欲用风药，余绐之曰：然。乃以当归补血汤四剂，其热悉止；又用圣愈汤、加味逍遥散而愈。

【赏析】

禀赋不足，风热之邪客于肌表而常患瘾疹。因情志内伤，冲任不调，肝肾不足，而致风邪搏结于肌肤而发病，症见发热、剧痒。《医宗金鉴·外科心法要诀》云："此证俗名鬼饭疙瘩，由汗出受风，或露卧乘凉，风邪多中表虚之人。"因此用栀子清肝散疏风清热。后又因发怒起病，血虚日久则肌肤失养，化燥生风，风气搏于肌肤，故风团、瘙痒反复迁延，症见风团游走不定、自砭出紫血、痒甚；津血同源，血虚津亏，虚火内生，肝失柔养更易致怒。用当归补血汤补气生血，热退。后仍从血虚、肝肾立法，用补气补血摄血之圣愈汤、疏肝清热之加味逍遥散以治之。

案36　少阳肝胆中风有热，热入营血

一女子，赤晕如霞，作痒发热，用小柴胡汤加生地、连翘、丹皮而愈。后时常发热，遍身如虫行，因恼怒起赤晕作痒，用柴胡清肝散，热痒顿止；用加味逍遥散，热痒全止；但见风起赤晕，或发瘾疹，或患疮毒，用胡麻散随愈。

【赏析】

女子赤晕如霞，发热作痒乃为少阳经脉有风热之邪，用小柴胡汤治之，清少阳风热之邪，其中生地黄清热凉血、养阴生津，连翘清热解毒、疏散风热，牡丹皮清热凉血；生地黄入血，连翘和牡丹皮善清营血之热，合用则解少阳肝胆风热之邪，清营凉血。后时常发热乃为少阳肝胆余热未尽；遍身如虫行为热在营血，透散不出，随经脉全身攒动；因烦恼起赤晕作痒乃为肝火气盛，助少阳肝胆热邪发作，灼伤营血，营血之热甚。用主治肝火伤营的柴胡清肝散合疏肝清热、健脾养血之加味逍遥散，令少阳肝胆之热得清，营血之热得解，则热痒全止。

风起赤晕，或发瘾疹，或发疮毒，为营血风热之邪未清尽，所以发为风热瘾疹、疮毒，胡麻散主治风热瘾疹，皮肤作痒，用之则营血风热之邪肃清，遂病愈。

案37　脾病及肝兼积滞

一小儿，遍身生疮似疥，或痒或痛，脓水淋漓，眉毛脱落，大便酸臭，小便澄白。余谓肝脾之证，先用大芦荟丸，后用四味肥儿丸，诸症渐愈。又佐以五味异功散而痊。

【赏析】

小儿遍身生疮似疥，或痒或痛，脓水淋漓，为肝风内动，热极生疮；眉毛脱落，大便酸臭，小便澄白为脾虚积滞。以大芦荟丸治疳杀虫，和胃止泻。脾为后

天之本，气血生化之源，肝藏血，发为血之余，用四味肥儿丸，既可以补肝脾之虚，不仅治眉毛脱落，还能治积滞。诸症渐愈，后用五味异功散益气健脾，行气化滞，最终痊愈。

案38　肝胆风热兼食积

一小儿，遍身生疮，小便不调，颈间结核，两目连札。服祛风之剂，眉毛脱落。余谓肝经风热之证，先用大芦荟丸，后用四味肥儿丸，渐愈。后因饮食停滞发热，其疮复发，用大芜荑汤、四味肥儿丸而愈。后每停食，遍身发赤作痒，服四味肥儿丸即愈。

【赏析】

肝胆风热，虚火上炎，导致火毒内生，症见遍身生疮、两目连札；颈间结核，或外感痨虫，或内因正气亏虚，气血不足，阴液亏损所致；小便不调，乃肝胆风热，耗伤津液所致；气血不足，筋脉皮肤失养，导致眉毛脱落。先用大芦荟丸，清热治疳。脾胃为后天之本，气血生化之源，故用四味肥儿丸，既可以补脾胃之虚，还能治疳止泻。后饮食停滞，郁而化热，火毒内生，发为疮疡，用大芜荑汤，“滋营润燥，除寒热，致津液”。

案39　肺肾阴亏兼食积

一小儿，遍身患疮，似疥作痒，肌体消瘦，发热龈烂，口渴饮水，大便不实。此肝肾之证也。先用地黄丸治之，又用大芜荑汤而愈。后因饮食所伤，其疮复燃，先用四味肥儿丸，后用大芜荑汤而愈。

【赏析】

肺肾阴亏，虚火上炎，加之饮食不节，内伤脾胃，导致火毒内生，遍身生疮，发热龈烂；肌体消瘦，口渴饮水，乃脏腑伏热，津液耗伤，日久肾阴枯涸；大便不实，为脾肾阳虚命门火不足，水湿不能蒸发，沉积胃肠。肾阴为一身阴液之根本，先用地黄丸滋肾补脾，再用大芜荑汤滋阴润燥，除寒热，致津液，消除胃肠水湿，补充脾肾津液。后因饮食不节，饮食停滞郁而化热，先用四味肥儿丸健脾消积，再用大芜荑汤滋阴润燥，泻热生津。

案40　肝火亢盛致生疮作痒

一女子，十二岁，善怒，遍身作痒出水。用柴胡、川芎、山栀、芍药，以清肝火；用生地、当归、黄芩，以凉肝血；用白术、茯苓、甘草，以健脾胃而愈。半载之后，遍身起赤痕，或时眩晕寒热。余曰：此亦肝火炽盛，血得热而妄行。其夜果经至。后因肝经血燥生疮，发热作痒，搔破出水，眉毛脱落。用大芦荟丸、四物二连汤而热退，用五味异功散、四味肥儿丸而疮愈。

【赏析】

此女子善怒，即素有肝火亢盛，肝属木，肝亢则木强，木强则乘脾土，脾失健运，肝失疏泄，则水液不行，聚而成疾，作痒出水。仲景有言："见肝之病，知肝传脾，当先实脾"，此女合用。故清肝火，疏肝气，兼以健脾和胃，助肝行疏泄之职，得治此证。半载后之赤痕，乃是肝火亢盛，迫血妄行，行于皮下；而后热盛损耗阴液，血不得润，燥而生疮；肝火灼上，致眉无所依，脱落而下。用四物二连汤以养血清热，用大芦荟丸以养阴生津，热燥故退。后用五味异功散、四味肥儿丸健脾益胃，疗疮散邪，复其疮疡。

案41　小儿血热生疮便血

一小儿，遍身生疮，大便下血，发热作渴，腹大青筋，眉毛渐落。余用大芦荟丸、五味异功散，其疮渐愈；佐以补中益气汤，热渴渐止；又用异功散为主，佐以补中益气汤，加吴茱萸所制黄连治之，血止疮愈。

【赏析】

此子遍身生疮，发热作渴，眉毛渐落，乃是火热炽盛，伤阴耗液；腹大青筋，大便下血，乃是火热炽盛，迫血妄行，血脉喷张。大芦荟丸、五味异功散同用，既清火热，又疗疮疡，外散其邪。火热伤其津血，以补中益气汤养阴生津，健其正气，退其火热。最后用异功散合补中益气汤收敛尾邪，并吴茱萸所制黄连，清热而不伤正。终血止疮愈。

案42　肝经风热疮疡

一女子，性急多怒，月经先期，患瘔瘤，色赤作痒，搔破脓水不止。服祛风药，其疮益甚；服花蛇酒，四肢瘾疢，眉毛折脱。余先用柴胡清肝散加钩藤钩数剂，又用加味逍遥散钩藤钩，诸症渐愈；又用易老祛风丸而愈。

【赏析】

肝主情志，性急多怒易损伤肝气，平素月经先期，患瘔瘤，色赤作痒，搔破脓水不止，服祛风药，其疮益甚，此为肝郁而化热；后症见四肢瘾疢、眉毛折脱，此乃肝火伤营，血失所养。薛氏用柴胡清肝散加钩藤钩调血清火，方中栀子清肝，黄芩清肺，当归、白芍调营气以降血，人参、甘草扶元气以缓肝，生地黄凉血以止疮证，钩藤钩清泄肝经之热；后用加味逍遥散疏肝解郁，其症渐消。后用易老祛风丸，黄芪、枳壳、甘草、防风行气补气，地骨皮、枸杞子、地黄滋阴凉血，以防机体祛风清热后元气阴液亏虚，体现其重视调补后天之本的原则，数剂即愈。

案43　肝经风热，脾经血虚之疮疡

一女子，素有肝火，因怒颈项结核，寒热晡热，遍身起赤晕作痒。服祛风之药，搔破出水，唇目搐动。余以为脾经血虚内热，用栀子清肝散加钩藤钩，搐热顿减；又用当归川芎散，而诸症渐愈；乃用加味逍遥散而痊。

【赏析】

肝火上炎，易伤津液耗气，故颈项结核，寒热晡热，遍身起赤晕作痒。后服祛风之药，搔破出水，唇目搐动。脾为气血生化之源，肝主筋，筋失脾血所养，则唇目搐动。用栀子清肝散加钩藤钩能调血清火，其中栀子清肝，黄芩清肺，当归、白芍调营气以降血，人参、甘草扶元气以缓肝，生地黄凉血以止疮证，钩藤钩清泄肝经之热；后用当归川芎散，其中当归养血补血以养气，川芎辛温行散，上达巅顶下达血海，为血中气药；用加味逍遥散疏肝解郁，健脾养血。诸方联用，攻补兼施，而后数剂即愈。

保婴撮要·卷一

案　脉法之脾胃气虚，痰阻食积

一小儿，未及周岁，气短喘急，乳食少进，时或吐乳，视其形如去蛇。乃脾伤而食积，先用六君子加山楂、枳实，渐愈。后乳食复伤，吐泻作渴，先与胃苓膏，继与白术散而愈。

【赏析】

小儿脾常不足，中虚失运，故少食；饮食不化，阻于中焦，胃气不降则上逆，故吐乳；土不生金，肺虚则宣降失常，症见气短喘急；“形如去蛇”为脾虚食积所致。本案证属脾胃气虚，痰阻食积，治以益气健脾，行气消积之法，用六君子汤加山楂、枳实。方中半夏辛、温，燥湿化痰，降逆止咳、止呕；陈皮辛、苦、性温，燥湿运脾，理气和中，芳香醒脾；枳实破气消积，化痰消痞；山楂为消食之要药，兼能健脾行气；人参补中益气；白术健脾燥湿；茯苓淡渗利湿，健脾助运；炙甘草补益脾气，调和诸药。药后脾虚得补，气机得通，湿食得去，故病愈。然患儿素体脾虚，若饮食不当，很容易导致复发。乳食不节，停滞中焦，脾不升清则泄泻，胃不降浊则呕吐，吐利耗伤气阴，因而口渴。此时可先用胃苓膏，再用白术汤，健脾燥湿，行气利水。胃苓膏，即五苓散合平胃散，方中以茯苓甘淡健脾利水为君，即《伤寒明理论》所言“苓，令也……通行津液，克伐肾邪，专为号令者”；猪苓渗湿利水，白术益气健脾、燥湿利水，共为臣药；成无己云：“泄饮导溺。必以咸为助。故以泽泻为使。”桂枝辛、甘、温，其用有三：一者，甘温助脾运；二者，《素问·脏气法时论》云：“肾苦燥，急食辛以润之”，辛温通阳化气，助肾与膀胱蒸化水液；三者，“开鬼门，洁净府”（《素问·汤液醪醴论》），一物而两擅其功，亦为使药。诸药相伍，行肺气主治节，疏利三焦水道，复膀胱气化之权，治水湿诸证。平胃散以白术易苍术，燥湿健脾，更能补益脾气；厚朴燥湿化痰，下气除满；陈皮调和脾胃，止呕止泻。两方相合，祛痰湿食积，补益中气，健运脾胃。后用七味白术散，即四君子汤伍藿香、木香、葛根，益气健脾，理气化湿，醒脾和胃，升发脾胃清阳。脾升则健，故可收全功。

保婴撮要·卷二

案1　发搐之心火虚而不能生脾土

一小儿，巳午时搐热惊悸，发时形气倦怠，面黄懒食，流涎饮汤，此心火虚而不能生脾土也。不信，自服凉心之药，更加吐泻，睡而露睛，几成慢脾风，用六君、姜、桂，佐以地黄丸而愈。

【赏析】

《内经》曰："心者，君主之官"，五行中属火，有助脾的运化、胃的受纳腐熟之职。脾为后天之本，气血生化之源，但需心血之濡养，心神之主宰；心对脾的正常运行起至关重要的作用。若心阳不振，心火不能生养脾土，致脾阳虚衰，阴寒内生，水谷不化，气血不生。气虚则倦怠乏力，血虚则面黄食少，气虚不能固摄则口角流涎；脾虚清阳不升，津液不能上承，故口渴喜饮汤。为何见搐热惊悸？《小儿药证直诀》云："巳午未时发搐，心神惊悸……此心旺也"，薛氏亦指出："巳午未时发搐……若作渴饮汤，体倦不语，土虚而木旺也。"《素问·至真要大论》云："诸热瞀瘛，皆属于火"，巳时是指上午9点到11点，这个时候是脾经当令；午时是指中午11点到13点，这个时候是心经当令。该患儿巳午时搐热惊悸，此时天阳当旺，心气应火，故心火气盛，燔灼阴液，筋脉失养而动风；心火盛则神不安，故惊悸。此心火虽盛乃假象，应天时而变也。病家不用薛氏之言，以为心火亢盛而自服凉心之药，心不当泻而反泻之，且苦寒之品更戕害脾土，脾不升清，胃不降浊，清浊相干，吐泻交作。脾胃为后天之本，气血生化之源，苦寒伤胃，气血衰少，不能濡养肝脉。阴虚则风动，筋脉劲急，故发为抽搐、睡而露睛，薛氏言："几成慢脾风"，《小儿药证直诀·慢惊》云："脾胃虚损，遍身冷，口鼻气出亦冷，手足时瘛疭，昏睡，睡露睛，此无阳也"，并提出治则："慢惊合温补"。薛氏从其法，以六君子汤补脾，地黄丸补益肝肾，滋水涵木，化生精血以濡养筋脉，则虚风自止；且合干姜、肉桂则于阴中求阳，温补肾阳，命门火旺则温煦脾土，脾气健运，气血生化以养肝，风亦止。薛氏用药，肝肾脾三脏同调，虚则补母，实则泻子，以中气为枢，重后天气血，故可取覆杯之效。

案2　目睛瞤动之肝经虚热传心

一小儿，三岁，因惊抽搐发热，久服抱龙丸等药，面色或赤或青。余曰：始因肝有实邪，故宜用前药，今面色青赤，乃肝经虚热传心矣。遂用六味丸以养肝肾，佐以六君、升麻、柴胡，以补脾胃，诸症痊愈。

【赏析】

小儿元气未充，心神怯懦，若暴受惊恐，神无所归，则惊惕不安；惊则气乱，恐则气逆，风痰上扰，蒙蔽清窍，故抽搐；气机不利，郁久化火则发热。病机为邪陷厥阴，蒙蔽心窍，引动肝风。故用抱龙丸祛风化痰，健脾和胃，方中琥珀、朱砂镇惊安神，牛黄抗惊厥且解热，檀香理气和胃，党参、茯苓、山药、甘草健脾补中，天竺黄、枳实、胆南星化痰，且天竺黄清热，枳实、枳壳降气。久服抱龙丸之后，肝经实邪转为虚热传至心。方用六味丸肝脾肾三阴并补，以补肾阴为主。肾水充足，则心火得以制约，则心热得清；且水能涵木，肾水充足，则肝木得到滋养。又佐以六君子汤，人参、白术、茯苓、甘草、陈皮、半夏合用益气健脾，燥湿化痰，从根源上杜绝痰的生成，同时脾胃为后天之本，补充后天之本，则先天之本亦可得到补充；柴胡、升麻，一者令清气从左而上达，一者使清气从右而上达，且能疏肝升阳、清热，使心肝之热得清。

案3　唇口蠕动之胃经虚热

一小儿，伤食发热，呕吐唇动，服消导清热之剂，饮食已消，热赤如故。余曰：此胃经虚热耳。用四君子、升麻、柴胡，四剂而愈。

【赏析】

小儿脾胃之体成而未全，脾胃之气全而未壮，加之小儿饮食无度，以致脾胃纳运失职，升降失司，饮食聚而不运，壅塞胃脘，而致伤食。《寿世保元·吐泻》言："食积者，因伤食过多，积滞脾胃，则肚胀发热，若吐如酸馊气，若泻如败卵臭……大抵吐泻之症，多因乳食过伤脾胃，乳食伤胃则为呕吐，乳食伤脾则为泄泻，吐泻不止，渐至日深，导其胃气之虚。"伤食日久可导致脾胃虚弱，从而形成虚实夹杂证。食阻中焦，脾失健运，胃气上逆，而致呕吐；虚热外越则发热；《张氏医通·唇口蠕动》言："唇为脾之华，阳明之脉，环唇而交人中，是以脾胃虚者，多有此证，不独病后而已。"脾胃乃多气多血之经，脾胃既虚，气血生化乏源，则唇失所养，血虚则风动，风动则唇口蠕动。然医者仅用清胃消导之剂治疗伤食而未顾及其虚，虽饮食已消，但热赤如故。《张氏医通·七窍门下·面》言："阳明经虚，面热而赤者，补中益气加熟附子二三分。"又《张氏医通·劳倦·脾胃之气俱病似痿弱证》言："内伤中虚表热，或潮热自汗，补中正方……凡用补中，病热已退，升、柴不可用也。"此小儿饮食已去，热赤如故，当知其邪去正虚，虚火炎上，发为面赤，此虽有热，但决不像承气汤证般蒸蒸发热甚则汗出。观其面赤如故，不可不辨虚实，妄用清法则为祸不浅。此胃经虚热，治当补中益气。此案四君子汤取其温能益气，甘能助脾而缓火，能使元气复而火息也。升麻、柴胡既可清宣热邪，又助四君子汤升阳举气，况伤食已久加之小儿脾胃娇弱易酿食毒，而升麻可以解毒祛邪。此胃经虚热治法，效法李东垣甘温除热之法，"阳气下溜于阴中而发热者，补中益气"。方证相合，四剂而愈。

案4　惊搐目直之饮食内停，郁热发外

姚仪部子，每停食则身发赤晕。此饮食内停不消，郁热发外，而用清中解郁汤愈。后患摇头，咬牙，痰盛发搐，吐出酸味，伺其吐尽，翌日，少以七味白术散，调理肠胃，遂不复患。

【赏析】

小儿脏气未充，脾胃尚弱，乳食过多则脾胃运化失常，使食滞于中焦，久则食积郁而化热，蕴热于内，后而透达于肌表，则身发赤晕。治当健脾和胃，泻热消食，用清中解郁汤。方中山楂、神曲、麦芽消食健脾和胃，白术、茯苓补气健脾；栀子清泻郁热；陈皮理气和胃，醒脾化湿；甘草调和诸药，又能补中益气。正如汪昂在《医方集解》中所云："夫脾胃受伤，则需补益，饮食难化，则宜消导，合斯二者，所以健脾。"药后病虽见愈，然脾胃气已损，故症状反复。土虚则不能荣木，饮食痰饮停滞中焦，致使清阳不升，浊阴不降，肝木主发之气不得升，致生虚风，故摇头、咬牙、发搐；脾虚生湿，湿聚成痰，故痰盛。七味白术

散，出自《小儿药证直诀》，方用人参增强补益脾气之力，茯苓、白术健脾祛湿，藿香、木香行气和胃，甘草调和诸药，兼有补益之功。原方葛根升阳止泻，而本案未谈及泄泻，盖用葛根升阳之功，清阳升则虚风自止。虽病之不同，而病机相同，所谓异病同治即是此理。再者，酸本肝味，脾胃气不和，则无以资肝脏之血，且湿盛则胃气不和，故多吐酸，待其吐尽方用药，不敛邪也。与七味白术散，总理脾胃，使脾气充、积滞消、湿邪去，故患儿之病遂愈而不再复发。

案5　睡中惊动之肝火亢盛

一小儿，不时睡中惊动发搐，作渴饮冷，左腮青，额间赤。先用柴胡清肝散加钩藤四剂以治肝火，后用五味异功散以健脾，又用地黄丸补肾肝而安。

【赏析】

《灵枢·本神》云："肝藏血，血舍魂，肝气虚则恐"，《素问·调经论》云："血有余则怒，不足则恐"，故惊恐大抵责之肝胆气血不和。《素问·至真要大论》云："诸风掉眩，皆属于肝"，兼见口渴饮冷、左腮青、额间赤，为肝火盛极，横逆犯胃，灼伤阴津，筋脉失养而风动。《素问·刺禁论》云："肝生于左"，肝之清气从左升发，故肝病则左腮青；《灵枢·经脉》云："胃足阳明之脉，起于鼻之交頞中……循发际，至额颅"，故额头为阳明胃经所主，额间赤为胃经热盛之象。法当泻火平肝，息风定惊。薛氏云：柴胡清肝散"治肝胆三焦风热怒火"，用辛苦微寒之柴胡，苦则泻肝，辛则利气，《神农本草经》云："主心腹肠胃中结气，饮食积聚，寒热邪气，推陈致新"，清泻肝胆风火。黄芩苦寒，清泻少阳火热，《神农本草经》云：黄芩味苦，主诸热。人参甘温，益气生津养血，复已伤之阴液，养血柔肝，兼能安神定惊，《神农本草经》云："主补五脏，安精神，定魂魄，止惊悸"，补益脾胃，培土以荣木，防肝木克伐脾土、更伤后天气血。川芎辛温走窜，入肝、胆经，疏利肝气，通利血脉，气血并调。《神农本草经》云："栀子主五内邪气，胃中热气，面赤"，大苦大寒，清热解毒，除烦定惊，清三焦气分兼能凉肝经血分之热；合川芎气血并治。连翘苦而微寒，功能疏散风热，清热解毒；合川芎并主内外之风，以防内风引动外风。《素问·刺禁论》云："肝生于左，肺藏于右"，肝木左升，肺金右降，为一身气机升降出入之枢。该患儿肝经热盛，引动肝风，升动太过，常法固当清肝平肝，今亦当用清肃肺金之法，则肺气降以助肝气平。故用桔梗，性平不助热，辛苦之性能宣降肺气，则肺降肝亦降，即《素问·宝命全形论》云："木得金而伐"。且从《金匮要略·脏腑经络先后病篇》"见肝之病，知肝传脾"之精神，推知五行生克乘侮之传变，肝火气盛，反侮肺金，肺气上逆，炼液为痰，发为咳、痰、喘之症，故以桔梗宣利肺气，祛痰止咳，寓治未病之意。生甘草清热解毒，助诸药。钩藤甘凉，功擅息风定惊，清肝平肝，非大苦大寒之品，更适宜小儿体质。凡四剂，清肝火，平肝阳，止痉搐。标病已止，当固本培元，用异功散补中益气，健脾燥湿，理气宽中。诸药相合，有虚则补，有邪则去，故病愈。

案6　目动咬牙之肝木克脾土

奚氏女，六岁，忽然发惊，目动咬牙，或睡中惊搐，痰涎壅盛，或用化痰祛风等药，益甚。余曰：面青而见前症，乃属肝木克脾土，不能摄涎而上涌也，当滋肾水生肝血，则风自息而痰自消矣。遂用六味丸而愈。

【赏析】

肝为厥阴风木，内寄相火，主升主动，其气以疏泄为用。脾为太阴湿土，其气以健运为贵，至阴之脏，降极而升，故常言"脾升则健"。《素问·宝命全形论》云："土得木而达"，《医碥》云："木疏土而脾滞以行"，肝气疏通畅达一身气机，则脾胃受纳运化协调，升清降浊得宜，水谷化为精微而不滞。肝体阴用阳，以阴血为本，《医宗金鉴·删补名医方论》云："肝为木气，全赖土以滋培"，《素问·灵兰秘典论》云："脾胃者，仓廪之官，五味出焉"，脾化生气血以养肝，则肝经气血调和，阴平阳秘，疏泄得宜，不郁不亢。概而言之，木达以疏土，土运以荣木。

患儿突发惊悸瘛疭，目珠动，牙关紧咬，兼见睡中惊搐，痰涎壅盛。盖肝主身之筋脉，"诸风掉眩，皆属于肝"（《素问·至真要大论》），目动咬牙、睡中惊搐，皆虚风内动之象；脾主一身水液，肝气疏泄太过，克伐脾土，脾失健运则水湿内生，随亢逆之木气流窜三焦。此为本虚标实之证，法当养血柔肝息风，健脾化痰开窍，补中寓泻，以补为主，以泻为辅。前医用化痰祛风之品，攻逐太过，反伤气血，阴血更虚，筋脉失和，风动不止。中焦失运，水湿不化，留滞三焦，更阻阳气，是以诸症不减反增。

薛氏诊其面色青而见前症，断为虚风内动，脾土失运，气虚不摄痰涎之证。肾寄元阴、元阳，为水火之宅，是人体生命活动的原动力，推动与调控一身脏腑经络、形体官窍，《景岳全书·传忠录》曰："五脏之阴气非此不能滋，五脏之阳气非此不能发"，故肾之阴阳与他脏之阴阳相互资助、相互为用。本案中薛氏用地黄丸，其一，水生木者，乙癸同源，精血互化，肾水为肝木之母，故当肝肾并补，肝血充则虚风止；其二，火生土者，肾阳温煦脾土，是以命门之火旺，则脾气健运，故当益火补土，脾阳复则痰涎消。且薛氏曰："小儿睡中惊动，由心肾不足所致"，《难经·六十九难》云："虚则补其母"，故补肝即所以补心；心肾皆少阴，故补肾亦所以补心，治用六味地黄丸。《素问·五脏别论》云："所谓五脏者，藏精气而不泻也，故满而不能实。"五脏藏精气，故当满，不可令邪气壅塞而为实。戴天章《广瘟疫论》云："补泻合剂之谓和"，此其意也。

案7　摇头便血之脾虚肺弱，腠理不密，风邪外乘

一小儿，伤风咳嗽痰涌，余谓：脾虚肺弱，腠理不密，风邪外乘。用六君子汤加桔梗、桑皮、杏仁而愈。后饮食停滞，作泻腹胀，仍用六君子汤加山楂、厚朴而安。又停食作泻，服消导之药，更加咳嗽。余谓：当调补脾土。不信，自用发表克滞，前症益甚，更加摇头。余以天麻散倍加钩藤钩及异功散而愈。

【赏析】

《素问·经脉别论》云："脾气散精，上归于肺，通调水道，下输膀胱"，肺气宣降，主治节，通调三焦水道，为津液运化之主。患儿外感伤风，肺气被郁，失于宣降，肺气上逆而咳嗽；水道失于通调，水湿壅滞三焦，痰随气逆，故咳痰。《灵枢·营卫生会》云："人受气于谷，谷入于胃，以传于肺，五脏六腑，皆以受气，其清者为营，浊者为卫"，营卫之气，皆出于中焦。脾主运化，性喜燥恶湿，脾虚则失于健运，痰湿内生；土不生金，肺气亦虚。《灵枢·经脉》云："肺手太阴之脉，起于中焦，下络大肠，还循胃口，上膈属肺"，故中焦痰湿之邪随经脉上逆，留滞于肺，更阻肺气，故常言"脾为生痰之本，肺为贮痰之

器”。此为本虚标实之证，脾肺气虚，气不化津，痰湿内停；卫外不固，易受风邪所扰。治水湿诸证，其本在脾，其标在肺，皆当治气为先。法当用六君子汤加桔梗、桑白皮、杏仁，益气健脾，理气化痰，中气实则肺卫盛，疏利气机则痰涎自去。然脾胃素虚，因食积而复伤，《金匮要略》云：“食伤脾胃”，脾不升清，胃不降浊，《素问·阴阳应象大论》云：“清气在下，则生飧泄；浊气在上，则生䐜胀”，症见腹胀腹泻，用六君子汤加山楂健脾消食，厚朴燥湿化痰、下气除满、导积滞下行。后食积之证再发，医用消导之品，症未减而见咳嗽。该患儿素体中气不足，消食导滞之品过耗正气，《医学衷中参西录·三棱莪术解》云：“盖人之气血壮旺，愈能驾驭药力以胜病也”，今消导之品不能祛邪，反伤脾胃，土不生金，故咳嗽复发。脾肺皆伤，法当补中。医者不信，用发散表邪、消食导滞之药，前症益甚，更加摇头一症。虚者虚之，重伤元气，土虚而木乘，肝风虚动，故头动摇。此时应注重祛除风邪，用天麻散祛风，倍加钩藤而息风止痉、祛风通络，合用异功散益气健脾、行气化滞，后得痉愈。

案8　偏风口噤之土虚木乘

一小儿，痢后患前症，发搐，面色萎黄，肢体倦怠。此元气虚，克伐多矣。余用补中益汤加钩藤饮子服而渐愈。后因乳母七情饮食失宜，或儿乳食过多，前症仍作，服补中益气汤、五味异功散而应。

【赏析】

小儿脏腑娇嫩，病后下利，耗伤气阴，损及脾胃，气血不化，筋脉失养。《素问·至真要大论》云：“诸风掉眩，皆属于肝”，故口眼㖞斜、发搐。面色或青或赤，薛氏云：“此肝心风火乘脾也”，色青为肝，责之虚风内动；色赤为火，责之心火亢盛。脾之病色黄，主四肢肌肉，脾虚则萎黄不泽，筋脉、肌肉失养则倦怠无力。薛氏辨为脾虚之证，认为攻伐太多伤及脾胃之气，则水谷不化，气血不生，先天元气失养而不充。此证虽为土虚木乘，固当以虚为本，但木本乘土，肝气不疏，脾失健运，水湿内生，含因虚致实之机转。法当益气健脾，生津养血，息风止痉，稍兼化湿祛痰法，方用补中益气汤加钩藤饮子。

后因乳母情志失调、饮食失宜，或患儿食乳过多，诱发前症。乳母的情志、饮食不调易使母乳味厚而积热，《保婴家秘》云："乳子之母当节饮食，慎七情，调六气，养太和。"缘其病史，可知患儿素体脾胃虚弱，兼乳食内停，故用益气健脾，燥湿化滞之法；或用补中益气汤，补气升阳，行滞散结；或用异功散，益气健脾，燥湿理气。攻补兼施以应本虚标实之证，故患儿渐愈。

案9　角弓反张之肝气乘脾

一小儿，素患前症，痰盛面色素白而兼青。余谓：肺气不能平肝，肝气乘脾，脾气虚而生痰耳。先用抱龙丸二服以平肝，随用六君子汤以补脾，月余而痊。半载之后复发，谓非逐痰不能痊愈。遂用下剂，痰涎甚多，而咽喉如锯声。余曰：乃脾不能摄涎也，咽间鸣乃肺气虚甚也。遂用人参五钱、炮姜三分，水煎服而醒。后每发非独参汤不应。若执常方，鲜有不误者。

【赏析】

患儿常发角弓反张，痰涎壅盛，喉中如曳锯，面色素白而兼青。薛氏诊曰：肺气不能平肝，肝气乘脾，脾气虚而生痰。《素问·刺禁论》云："肝生于左，肺藏于右"，角弓反张者，肝风劲急，木气亢逆；而肺金肃降不及，金不克木反为木侮，故咳嗽痰喘；面白者，肝气太盛，疏泄太过而乘土，《金匮要略·脏腑经络先后病篇》云："见肝之病，知肝传脾"，脾胃气虚而不能生化气血以濡养肝脉；中焦失运，水液不化，变为痰湿，《灵枢·经脉》云："肺手太阴之脉，起于中焦，下络大肠，还循胃口，上膈属肺"，故中焦痰湿随经脉上犯，阻遏肺气，或咳或喘，不拘一端；青为肝色，责之肝旺。薛氏云，抱龙丸治痰实壅嗽，审其用药，盖治一时之标。胆南星苦而微寒，息风止痉，燥湿化痰，主痰迷中风；天竺黄甘寒，清热豁痰，清心定惊；雄黄辛温雄烈，功善燥湿化痰；朱砂味甘微寒，清热解毒，镇静安神；麝香辛香温通，走窜之性甚烈，有极强的开窍通闭之力，为醒神之要药；以甘草汁为丸，取"甘者缓也""丸者缓也"之意，安中益气，峻药缓攻；薄荷汤送下者，芳香醒脾，疏肝行气，以助药力。

二服后肝气已平，痰涎壅闭已开，改用六君子汤，补益中气，培土生金。半年后复发，诊为痰涎壅塞之重证，非峻下逐水不可祛邪，药后痰涎甚多，而喉中如锯声。峻下之品，正邪俱伤，患儿素体脾肺两虚，今虚者虚之，而更甚，常言道“脾为生痰之源，肺为贮痰之器”，脾虚生湿，随气上逆，阻遏于肺，复伤肺气。薛氏曰：此为脾虚不能摄涎，咽间鸣乃肺气虚甚也。咽喉为肺胃之门户，肺胃湿盛，上泛于咽喉，呼吸不利，故喉中痰鸣。土不生金，兼阴邪伤阳，故肺气虚衰，宣降无权，急当温中化痰，补益脾肺。故重用人参大补脾肺之气，生津养血，气阴双补，合炮姜温中燥湿化痰，标本并治，以补为主，补而不滞。

薛氏论此案云：守常法，执常方，鲜有不误者。临证不当为主症所迷惑，以为角弓反张皆肝实证，或热极生风，或燥屎坚结，而武断用方。须坚持四诊合参，辨证立足于整体，方可见病知机，随证立法处方而不误。

保婴撮要·卷三

案1　急惊之肝木克脾

一小儿，忽然发热，目动咬牙，惊搐痰盛，或与祛风化痰药益甚，面色青黄，乃肝木克脾。脾之液为涎，虚则涎不能摄，上涌而似痰也。法当生肝补脾，则风自息痰自愈矣。遂用六味丸及六君子汤而愈。

【赏析】

肝为厥阴风木，其气以疏泄为用，内寄相火，主升主动，开窍于目，主一身之筋脉。肝旺而相火动，阳气亢，故忽发身热；火气上扰，故眼珠动；木气犯土，《灵枢·经脉》云："足阳明之脉，入上齿中，还出挟口环唇；手阳明之脉，入下齿中，还出挟口，交人中"，阳明经脉不和，故牙关紧咬；肝脉拘急不利，故抽搐。《格致余论·阳有余阴不足论》云："司疏泄者肝也"，肝气疏通、畅达一身之气，则水液随之布化，不致湿聚成痰；胃藏津液，以阴气为用，阴液充足，则胃气得降。《素问·刺禁论》云："肝生于左，肺藏于右……脾为之使，胃为之市。"今肝气犯胃，肝脾气机郁滞，升降出入之枢不利，故胃津四溢，随气周流。证为本虚标实，法当补虚泻实。《金匮要略·脏腑经络先后病篇》云："见肝之病，知肝传脾，当先实脾，四季脾旺不受邪"，治以益气健脾，燥湿化痰，兼以养血柔肝，清虚热，则脾气健运，肝风自息。前医用祛风化痰之品，徒散表气无益；胃津上泛，法当和降，徒燥之无益。故正已伤而邪气未去，正气虚甚。薛氏诊曰：面色青黄，乃肝木克脾。脾之液为涎，虚则涎不能摄，上涌而似痰也。望其面，见青黄相间，可知肝脾不和。用化痰之品，风动更甚，可知温燥之品重伤津液，筋脉不得滋润濡养而虚风内动。脾气主统摄诸津液，今木气乘土，脾气虚则不能统领津液，胃气不降反上逆，故津液上泛似乎为痰涎壅盛之象。辨证不明，用药焉能中的？薛氏云，以生肝补脾治之，则虚风自止，痰湿自去。宗《难经·六十九难》"虚则补其母"之精神，补肝脾之母，用地黄丸合六君子汤。肾寄元阴、元阳，为水火之宅，《景岳全书·传忠录》曰："五脏之阴气非此不能滋，五脏之阳气非此不能发"，故肾之阴阳推动与调控他脏之阴阳。

本案中薛氏用地黄丸，一者，肾水生肝木，肝肾并补则肝血充，虚风止；二者，肾火生脾土，是以命门之火旺，则脾气健运，益火补土则脾阳复，痰湿去。

且薛氏曰："小儿睡中惊动，由心肾不足所致"，故补肝即所以补心。心肾皆少阴，故补肾亦所以补心。方用六味地黄丸，《医方论》："此方非但治肝肾不足，实三阴并治之剂。有熟地之腻补肾水，即有泽泻之宣泄肾浊以济之，有萸肉之温涩肝经，即有丹皮之清泻肝火以佐之，有山药之收摄脾经，即有茯苓之淡渗脾湿以和。药止六味，而大开大合，三阴并治，洵补方之正鹄也。"此方肝肾脾同补，但补脾之力较弱，故配伍六君子汤。两方相合，阴阳并补，以阳为重，《素问·生气通天论》云："阳气者，精则养神，柔则养筋"，筋脉柔和，痰湿得平，故病愈。

案2　惊痫之气血不足，痰浊内生

一小儿，患前症，每发吐痰困倦，半晌而苏，诸药不应。年至十三而频发，用紫河车生研烂入人参、当归末，乌桐子丸大。每服三五十丸，日进三五服，乳化下，一月渐愈，又佐八珍汤痊愈。

【赏析】

《素问·调经论》云："血有余则怒，不足则恐"，《灵枢·本神》云："肝藏血，血舍魂，肝气虚则恐"，惊恐之症，责之肝胆气虚。《素问·灵兰秘典论》云："心者，君主之官也，神明出焉"，《灵枢·邪客》云："心者，五脏六腑之大主"，故心窍当开通，君火当明耀。惊痫见猝然昏倒，不省人事，口中痰涎壅盛，喉中痰鸣或犬吠，良久方醒，皆心神失用之象。《丹溪心法·痫》云："无非痰涎壅塞，迷闷孔窍"。《素问·至真要大论》云："诸风掉眩，皆属于肝"，肝主一身之筋脉，其气疏泄，体阴用阳，内藏相火，易亢易逆，邪气犯肝，发为风动；肝失疏泄，气机不利，水湿不化，湿聚成痰。《小儿药证直诀》云："小儿发痫，因气血未充，神气未实，或为风邪所伤，或为惊悸所触。"小儿脏腑娇嫩，不耐邪侵，更兼肝风易动，故常发为惊痫。

该患儿发作时昏睡不醒，兼有吐痰，半晌后，风止醒来，每每困倦，诸医治之无效。惊痫之作，前有眩晕、胸闷之征兆，后有倦怠乏力的症状，总属肝失疏泄，木郁乘土，脾失健运，痰浊内生，随气上逆，蒙蔽心窍。《内经》有云："女子二七，而天癸至，任脉通，太冲脉盛，月事以时下，故有子""丈夫二八，肾气盛，天癸至，精气溢泻，阴阳和，故能有子”。故小儿13岁时最需要肾气充盛，以维持正常生长发育，而正气反虚，亏损日久，耗伤肾气，故年至十三而频发。风动日久，由实转虚。《金匮要略·脏腑经络先后病篇》云：“见肝之病，知肝传脾，当先实脾，四季脾旺不受邪。”邪入于肝，肝气盛而克伐脾土，脾胃气虚，不能化生气血以养肝。肝病能传脾，但脾气旺盛则不受肝之邪气所扰，故可用“实脾”之法，补脾治肝。筋脉赖阳气之温阳、阴血之濡润。阴阳气血俱虚，故用紫河车，为血肉有情之品，甘温大补，温补肾精，益气养血，既能补火助阳以温煦脾土，助中焦健运，又能益精养血，滋水涵木，养血息风。《张氏医通》云：“气不耗，归精于肾而为精；精不泄，归精于肝而化清血。”故用甘温之人参大补五脏之气，生津养血，《神农本草经》云：“主补五脏，安精神，定魂魄，止惊悸”。当归辛温入肝经，补血活血，补而不滞。为桐子丸，日数服，量稍大，取“丸者缓也”之意，以紫河车、人参皆大补之品，缓缓进补，以利脾胃。《医学衷中参西录·三棱莪术解》云：“盖人之气血壮旺，愈能驾驭药力以胜病也”，脾胃既旺，更能运化药力；《素问·灵兰秘典论》云：“脾胃者，仓廪之官，五味出焉”，化生气血养五脏，则肝血生，肾精足。后用八珍汤，即四君子汤合四物汤，益气补血。薛氏立足脏腑辨证，虚则补母，实则泻子，效若桴鼓。

案3　天钓内钓之寒气所乘内钓腹痛

一小儿，曲腰而啼，面青唇黑，此寒气所乘内钓腹痛也。用五味异功散加木香、干姜一剂，与母服之顿愈。后因母感寒腹痛而啼，用人参理中汤一剂，与母服其子亦安。

【赏析】

小儿患内钓，症见曲腰，类似角弓反张，薛氏云：“内钓者，伛偻反张。”寒气内陷足厥阴肝经，筋脉拘急不利，故曲腰、反张；腹为脾所主，寒凝肝脉，肝失疏泄，木郁乘土，脾络不和，拘急作痛；面色青，为肝病之象；肝体阴用阳，为藏血之脏，以疏泄为用，寒凝肝脉，气滞不行，一身气机不能畅达，寒凝血涩，故唇色黑；必见脉弦、腹痛喜温等诸里寒证候。《金匮要略·脏腑经络先后病篇》云："若五脏元真通畅，人即安和。"正气充沛，则邪不可伤；气机流通，则内生诸邪自去而安。

今因外感风寒，直中太阴，或恣食生冷，寒邪留滞，阻遏肝脾。《伤寒论》第100条云："阳脉涩，阴脉弦，法当腹中急痛，先与小建中汤。"元气不充，责之胃气不足，脾胃亏虚，又为肝木所乘，更兼寒客肝经，痛必极矣！仲景用小建中汤，薛氏用五味异功散加味，其治一也。盖"正气存内，邪不可干"（《素问遗篇·刺法论》），补元气必立足于中气，以脾胃为后天之本，气血生化之源，脾胃气盛则五脏盈满，正气得以充实。故以异功散温中益气、理气燥湿，合干姜散寒止痛、木香行气止痛。脾主运化水湿，中气虚失于健运，则水湿内停，因虚致实，病机传变之速，难以预判，唯以预设治法以应对，故用攻补兼施之方。诸药相合，温补脾气，行气止痛，补而不滞。其异者，在于其母用之而子亦愈，盖母体本虚寒，小儿从母禀受寒气，然脏腑娇弱，不能制之，故发病。补母以实子，薛氏已通《难经·六十九难》所云"虚则补其母"真意，令后学叹为观止。其母素体偏寒，复感寒气，患儿又从母乳得之，前症又发，腹痛而啼。辨证仍属肝经寒盛，克伐脾土而痛，用人参理中汤，方中人参甘温补中；白术益气健脾燥湿；炮姜入血分，味辛温通，散寒温经；炙甘草补益脾气，调和诸药。药证相符，一剂而已，母子平安。

案4　盘肠气痛之痰热壅盛

一小儿，啼叫面赤，手足不冷，用钩藤饮随愈。后因其母饮酒厚味，仍作啼，手足发冷，又用前药加生地黄而愈。后又面青，手足冷啼叫吐泻，其粪腥秽，用助胃膏一服而安。

【赏析】

小儿之病，易虚易实，发病容易，传变迅速。常言"肝为五脏之贼"，肝为刚脏，体阴用阳，内寄相火，主升主动，其气以疏泄为用，易郁易亢。《金匮要略·脏腑经络先后病篇》云："见肝之病，知肝传脾"，生理上肝气疏利脾土，脾胃化生气血养肝，受病则肝气郁滞或亢逆，克伐脾土，不能生血以养肝之体，则肝气愈盛。

该患儿啼哭不止，面色赤，手足不冷，则非真寒假热、阴盛格阳之烦躁不止、虚阳外越之面赤，亦非邪热太盛、壅遏于里所致。审钩藤饮用药，茯神、茯苓并用，宁心安神为重，兼渗湿利水，健脾；白芍味酸入肝经，补益肝血，柔肝息风，平抑肝阳，缓急止痛，于土中泻木；当归辛温，补血活血，补而兼行；川芎为血中气药，既能活血助白芍、当归，又能行气助肝气疏泄，更有良好的止痛之力，防肝气乘脾所致腹痛；木香苦辛性温，畅达一身上下表里，行气止痛力佳，为疏利三焦气分、调畅脾胃升降之要药；钩藤甘寒，息风定惊，清肝平肝，味甘无伤脾土之弊端；甘草补益脾胃，且用量于白芍相等，二味为仲景缓急止痛名方芍药甘草汤，益阴柔肝缓急。诸药相合，畅达肝胆疏泄，调和脾胃之气升降，气血并治，凉温并行，为和法之典范。戴天章《广瘟疫论》云："寒热并用之谓和，补泻合剂之谓和"，此其意也。

后乳母饮酒，酒大辛大热，湿热阻滞中焦，且入血分，增血中之热。"乳为血之所化"，其热传于小儿。食味厚重浊之物，脾失健运，水湿内生。母体气血不和，母病及子，症见发热、啼哭、手足冷，盖湿热传子，气血两经俱热。治当清气凉血，健脾除湿。因为母病所传，病轻易愈，所以仍用前方甘寒清气，健脾除湿，疏利气血；加一味生地黄，甘寒清热凉血，兼能益阴，防湿热耗伤阴血。

后病，见面色青，手足冷，啼哭，吐泻，粪腥秽。色青责之肝，手足冷因肝失疏泄，阳气阻滞于中，不达于四末；肝气乘土，腹痛而哭；脾胃不和，升清降浊失常，脾不升清则泄泻，胃不降浊则呕吐；脾失健运，水湿内停，故下利腥秽。该患儿素体脾虚，可诊为土虚木乘之证，法当益气健脾。《金匮要略·脏腑经络先后病篇》云："四季脾旺不受邪"，土实则能承木气之邪，且"正气存内，邪不可干"（《素问遗篇·刺法论》），肝经邪气可因此作解。薛氏用助胃膏，内含四君子汤，甘温益气，健运脾胃，燥湿利水，攻补兼施。诸药为丸，"丸者缓也"，缓缓进补，脾胃之气渐旺，则正气复而邪气平。

案5　五软之阳虚湿盛

一老年得子，四肢痿软，而恶风寒，见日则喜。余令乳母日服加减八味丸三次，十全大补汤一剂，兼于其子。年余肢体渐强，至二周而能行。

【赏析】

《素问·上古天真论》有男子八八之数，肾气渐充，由弱至强，由满而虚。论云：年老虽有子，男不过尽八八。男子七八而天癸竭，精少，肾脏衰。故老来得子，其胎中禀赋弱，阳气已虚，精血衰少。患儿肾阳素虚，火不生土，脾气无以壮旺，《素问·太阴阳明论》云："脾病而不能为胃行其津液，四肢不得禀水谷气，气日以衰，脉道不利，筋骨肌肉，皆无气以生，故不用焉"，脾肾俱病，故四肢痿软。《灵枢·营卫生会》云："卫出于下焦"，卫者阳气也，主护卫一身之表，肾阳虚则太阳之气虚。《灵枢·营卫生会》云："人受气于谷，谷入于胃，以传于肺，五脏六腑皆以受气，其清者为营，浊者为卫"，脾胃气虚，水谷不化，营卫皆虚，是以卫气不足而不能护卫肌表，故恶风寒。《小儿药证直诀·肾虚》云："肾水，阴也。肾虚则畏明……地黄丸主之"，肾阴虚则畏明，可知该患儿阴盛之体，脾肾阳虚，水湿内盛，须赖天阳之助阴寒始运，故喜光亮。阳虚湿盛，法当温阳燥湿利水。《难经·六十九难》云："虚则补其母"，故治母以救子，温肾以暖脾。用八味丸合十全大补汤治之。"丸者缓也""汤者荡也"，一快一慢，脾肾双补，母子并调，肢体渐有力，尔后能行。

保婴撮要 · 卷四

案1　痉症之脾肺气虚

一小儿，感冒发热，咳嗽咬牙。余以为脾肺气虚。不信，乃用解散之药，果项强口噤，汗出不止，手足并冷。遂用五味异功散加柴胡、木香治之，渐愈。但日晡微热，睡而露睛，用补中益气而愈。

【赏析】

肺为五脏华盖，开窍于鼻，外合一身之皮毛，故最易受邪气所扰。肺主治节，敷布营卫，肃降清气，畅达水谷精微，通调三焦水道，全赖肺气宣降。患儿外感风寒，凝滞营卫，卫者阳也，郁而化热，故身热恶寒；卫外失司，肺失宣降，肺气上逆而咳嗽。薛氏辨证为脾肺气虚。可知此风为虚风，因脾为气血生化之源，脾胃气虚则化源不足，筋脉失养而虚风内动，外感为诱因，外风引动内风也。脾土为肺金之母，土不生金，故肺气弱，卫外不利，故易发外感。病家不信其论，自服解表散寒之品，强发虚人之汗，犯虚虚之戒，阳气更损，阴血更亏，筋脉不得阳气温养、阴血濡润，劲急更甚，故头项强、口噤不开；汗出则阳随阴泄，阳气耗伤，表阳虚不能固摄，故自汗出不止；里阳虚则手足逆冷。乃信此为虚证，用异功散合柴胡、木香。诸药相合，益气健脾，升清燥湿，理气和中，渐愈。唯余日晡微热、睡时露睛。脾胃为一身气机升降出入之枢，脾气升清，胃气降浊，则一身之气升降得宜，条达舒畅。今脾胃气虚，枢纽不利，升降失常，气机郁滞而从火化，故见发热；睡露睛者，从“五轮八廓”学说，脾主肉轮，脾虚不荣，故睡时露睛。此时可用补中益气汤补中益气，升阳举陷。

案2　夜啼之脾肺气虚，风木所乘，痰食积于胸腹

一小儿，发热夜啼，乳食不进，昏迷抽搐，痰盛口噤，此脾肺气虚，风木所乘，痰食积于胸腹也。先用大安丸，后用六君、钩藤而痊。

【赏析】

《素问·刺禁论》云：“脾为之使，胃为之市”，胃主受纳，脾主运化，纳运协调，则升降得宜，清浊分道而走。患儿脾胃气虚，中焦失运，水反为湿，谷反

为滞，食积、水湿内阻，郁而化热，故发热；《素问·逆调论》云："胃不和则卧不安"，胃中积热上扰心神，则惊悸不安、夜啼；食积于中，胃气不降，故乳食不进。《格致余论·阳有余阴不足论》云："司疏泄者肝也"，肝木疏通一身之气，助脾胃运化；《素问·宝命全形论》云："土得木而达"，若脾胃虚弱，不耐木气疏泄，反为所乘，则脾胃失运，气血不能生化以养肝血，濡筋脉。肝体阴用阳，以阴血为本体，以疏泄为用事，物质基础异常，则功能异常，故见疏泄失司，肝阳亢逆，虚风内动，筋脉拘急，则抽搐、口噤不开；肝经虚火上炎，母病及子，心火亦亢，故昏迷。《灵枢·经脉》云："肺手太阴之脉，起于中焦，下络大肠，还循胃口，上膈属肺"，中焦脾胃本虚，土不生金，累及肺虚，宣降无权，肺气上逆；痰饮、食积停留胃脘，胃不降浊亦上逆，痰涎随肺脉上逆，所谓"脾为生痰之源，肺为贮痰之器"，痰涎壅塞于肺，故曰"痰盛"。薛氏云，此证为脾肺两虚，风木乘土，痰饮、食积不化而停聚。病机特点为本虚标实，且标病急而本虚缓，当先取其标，化痰消食导滞，合息风之法。大安丸即保和丸加白术。山楂味酸，健脾开胃消食，善消一切食积；神曲辛温，消食和胃；莱菔子辛平，消食除胀，降气化痰，顺胃气下行之势；半夏辛温，燥湿化痰，降气疏利肺胃，《神农本草经》云："主心下坚，下气……胸胀咳逆"；陈皮辛苦性温，禀升降之性，和胃健脾，助脾运化，升清降浊；茯苓甘淡，健脾利水以祛痰湿，兼能宁心，《神农本草经》云："主心下结痛，咳逆，利小便"；"六气皆从火化"，食积、痰湿化热，用连翘苦寒，清郁热，散郁结，节制温燥之品；《金匮要略·脏腑经络先后病篇》云："食伤脾胃"，且该患儿素体中焦不足，用白术益气健脾，燥湿利水，运脾祛痰、食，攻补兼施。诸药相合，痰食皆去，病稍平。标病稍解，后宜用补中寓泻之法，方得圆满。用六君子汤合钩藤，诸药相合，补脾肺之气，兼以祛痰息风，正气复，邪气去，故病愈。

案3　悲哭之肺肝二经，相击而作

一周岁儿，痰嗽不已，用抱龙丸不止，良久亦然，余视其右腮洁白，左腮青赤，此肺肝二经，相击而作。先用泻白散祛肺邪，次用柴胡栀子散平肝木，后用地黄丸滋肾水而痊。

【赏析】

薛氏云，悲哭者，肺之声；泪者，肝之液也。《素问·刺禁论》曰："肝生于左，肺藏于右"，古代"圣人南面而立"，左为东方，右为西方。《素问·阴阳应象大论》曰："左右者，阴阳之道路也"，日出东方，自西而降，故东方（左）主阳气上升，西方（右）主阴气下降。在五行中，肝主东方，为厥阴风木，其气疏泄，内寄相火，主升主动；肺主西方，性喜凉润下行，其气以肃降为顺。"肝升肺降"是一身之气升降出入的重要一环，既是肺金主治节、肝木司疏泄的体现，又是病机传变的快捷通路。

该患儿悲哭不已，兼咳痰，肝肺俱病，气机不利，肝阳上亢，火灼肺津，故咳痰；肺失宣降，故咳嗽；肺"在志为悲"，故悲哭不已。用抱龙丸，以麝香、胆南星、天竺黄、朱砂、雄黄为末，甘草汁为丸，薄荷煎汤送服，清热豁痰，化瘀开窍，病虽稍减，然终不见愈。细察其右腮洁白，左腮青赤，辨为肺肝二经，相击而作，有先后次第之别，故应当分而治之。前用抱龙丸，不辨病之先后缓急，故治之无功。先用泻白散，桑白皮味甘性寒，泻肺平喘，利水消肿，肝木反侮肺金，故性寒清其热，性润化其痰；地骨皮甘寒，凉血除蒸，清肺降火，《名医别录》云："主下胸胁气"，调畅气机下行；生甘草清热和中；粳米甘平，合甘草益气和中。诸药相合，泻肺平喘，甘寒清润，肺气得以肃降。薛氏云："肝火炎炽，反侮肺金，金木相击，故悲哭有声者，宜用六君、柴胡、山栀以补脾清肝，用六味丸以壮水生木。"肺金已平，其次治肝，用柴胡栀子散，薛氏云："治三焦及足少阳经风热发热"。全方清肝凉血，调补气血，清热解毒，肝木风火可定。《难经·六十九难》云："虚则补其母。"此证肝肺之气逆乱，责之虚也。肾为先天之本，藏元阴元阳，《景岳全书·传忠录》曰："五脏之阴气非此不能滋，五脏之阳气非此不能发。"且肾水为肝木之母，补肾精即所以生肝血；肾阴能滋肺阴，益肾阴即所以润肺。法当滋水涵木、金水相生，方用地黄丸。

案4　解颅囟填囟陷之肾精不足，阳虚水泛

一小儿，颅解足软，两膝渐大，不能行履，用六味地黄丸加鹿茸治之，三月而起。

【赏析】

该患儿解颅兼有足软、不能步行，乃肾精亏虚，不能主骨、生髓、充脑、养神，骨弱髓虚所致。肾为先天之本，内藏元阴元阳，精亏则阴阳俱虚，肾气不能充沛。《素问·逆调论》曰："肾者水脏，主津液"，《景岳全书·传忠录》云："五脏之阳气非此不能发"，肾阳亏虚，气化不利，水饮内停。水湿为阴邪，性趋下行，易袭阴位，肾主下焦，水湿泛溢从下焦起，故见两膝渐大。此证病机为肾精不足，阳虚水泛，病机特点为本虚标实。若不补则肾精不能充实，肾阳不能主司气化以利水邪；若不泻则水浊壅塞，补之无益，反而闭门留寇。故用地黄丸合鹿茸，温补脾肾，通利水道，益精填髓。方中鹿茸味甘大补，咸能入血，性温，入肾、肝经，功能壮肾阳，益精血，强筋骨，调冲任，禀纯阳之性，具升发之气，峻补肾阳，益精血。于滋阴养血之地黄丸中加一味甘温补阳的鹿茸，合张景岳"善补阳者，必于阴中求阳，则阳得阴助而生化无穷"之旨。诸药相合，温肾助阳，利水泻浊，养血补精。药已中的，故 3 个月后手足渐有力，筋骨肌肉渐强，故"渐起"，而囟门闭合，乃是不言而喻。

案 5　目症之肝经风热

一小儿，目赤作痛，咬牙寒热。余谓肝经风热，用柴胡饮子一剂而赤痛止；又用四物、参、芪、白术、柴胡，而寒热退；又用补中益气汤而饮食加。

【赏析】

肝开窍于目，患儿目赤疼痛，兼牙关紧咬，为风动之象，《素问·至真要大论》云："诸风掉眩，皆属于肝"，可知为肝经火热炽盛，火气循经上炎所致，热极生风，故见筋脉拘急之症，咬牙即是一例。身发恶寒发热者，以肝经邪气太盛，木气乘土，脾失健运，不能化生气血，营卫不和，致发热恶寒。《灵枢·营卫生会》云："人受气于谷，谷入于胃，以传于肺，五脏六腑，皆以受气。其清者为营，浊者为卫，营周不休。"可知营卫者，气血耳。肝为风木之脏，其气疏泄，助脾胃之运，《素问·宝命全形论》云："土得木而达"；脾为五脏大主，气血生化之源，脾运则气血濡养肝木，《医宗金鉴·删补名医方论》云："肝为木气，全赖土以滋培"。故木达以疏土，土运以荣木。今木气亢逆，克伐脾土，脾胃不能生化气血，则肝血更虚，肝阳更亢。薛氏诊为肝经风热之证，先用治标之法以柴胡饮子平肝木，息内风，清热解毒止痛。再用四物汤加人参、黄芪、白术、柴胡补益营血，健运脾气，兼升发清阳，疏利气机，则脾胃纳运协调，复升降之职，化生营卫，阴阳和则愈。后用补中益气汤，仍宗此意，补气升阳，调达气机，散肝疏脾，病愈。

案6　耳症之肝经郁滞，乘克脾土，母病及子

一小儿，耳内出脓，久不愈。视其母，两脸青黄，属乳母郁怒致之也。遂朝用加味归脾汤，夕用加味逍遥散，母子皆愈。

【赏析】

《灵枢·经脉》云："胆足少阳之脉……从耳后入耳中，出走耳前"，足少阳胆经循行于耳，其为病之特点，易发为经腑同病，故相火不能敛藏，升动为患，气火上炎，迫津外泄而为脓；或失于疏泄，气郁化火，皆致此证。患儿久不愈，辨证用方之变法已穷，试治其母，或可取意外之效。薛氏诊其母，脸色青黄。色青责之肝，色黄责之脾。盖肝木与脾土，相互为用，气机疏利相因，津液阴血互荣。《素问·宝命全形论》云："土得木而达"，脾胃受纳、运化饮食水谷，中气之运化，必因于肝胆木气，疏泄得宜，受纳、运化协调，饮食水谷得化。《医宗金鉴·删补名医方论》云："肝为木气，全赖土以滋培"，脾胃健运，则化生气血以养肝，肝体阴用阳，阴血足则疏泄适中，既无肝阳亢逆，亦无肝气郁结。患儿之乳母善郁怒，郁则肝失疏泄，气郁化火，脾土郁滞；怒则肝阳上亢，耗伤阴血，木气伐土。乳母之气血如此，则母病及子，可知患儿肝经火气太过，火性炎上，燔灼津液为痰，痰热外泄，发为耳道流脓；疏泄失司，木气亢逆，土气郁滞，脾胃升降失职，气满于中，水谷不化。薛氏先用加味归脾汤益气健脾，养血清肝；后用加味逍遥散，清肝疏肝，养血健脾。

案7　鼻塞鼻衄之脾肺气虚，外邪所乘

一小儿，咳嗽，恶心，鼻塞涕流，右腮青白。此乃脾肺气虚，而外邪所乘

也。先用惺惺散，咳嗽顿愈。但饮食不思，手足指冷，用六君子少加升麻，一剂而痊。

【赏析】

《灵枢·经脉》云："肺手太阴之脉，起于中焦，下络大肠，还循胃口，上膈属肺"，肺胃二经共主气机肃降，互为因果。《伤寒论》第3条："太阳病，或已发热，或未发热，必恶寒，体痛呕逆"，第12条："太阳中风……鼻鸣干呕"，外邪袭肺，郁闭肺气，肺失宣降，肺经不能和降，引动胃气上逆。该患儿咳嗽，鼻塞涕流，为外感风寒之征；肺气上逆则咳嗽；肺开窍于鼻，涕为肺之液，肺气不利，故鼻塞、流涕。视其右腮，青白相间。《素问·阴阳应象大论》云："左右者，阴阳之道路也"，《素问·刺禁论》云："肝生于左，肺藏于右"，肝从左升发清阳，肺从右肃降清气，肝升肺降为一身气机升降出入之通路。病邪袭肺，肺之病色外见，故色白，亦主气血两虚；色青者，肝之色，以肺金不降，肝气不升，升降失司，肝气亦因之受病，故发为病色青。此证肝肺俱病，肺病传肝，当治肺为主。然《难经·六十九难》云："虚则补其母"，薛氏从其意，治肺金取之脾土，补中益气，中气建立，则土生金；金气实，里气和，则表邪解，即《素问遗篇·刺法论》所云"正气存内，邪不可干"。予惺惺散补益脾肺，培土生金，攻补兼施，补而兼行，咳嗽、鼻塞流涕即止。调畅气机，外邪已解，然里虚稍重。脾主四肢，脾胃不足，不能行气于四末，《素问·阳明脉解》云："四肢者，诸阳之本"，脾胃气虚，故手足指冷；中焦气虚，脾失健运，胃失和降，故纳少；饮食水谷不充，气虚益甚。故沿用补中益气之法，方用六君子汤合升麻调和脾胃之气，脾气升清，胃气降浊，水谷精微布散，痰浊糟粕下行，阴阳调和而愈。

保婴撮要·卷五

案1　鹤膝行迟之足三阴经虚

一小儿，体瘦腿细，不能行，齿不坚，发不茂。属足三阴经虚也。用六味丸、补中益气汤，年余诸症悉愈。

【赏析】

“小儿虚羸，因脾胃不和，不能乳食，使肌肤瘦弱，或大病后脾气尚弱，不能传化谷气所致。若冷者，时时下利，唇口清白；热者，身温壮热，肌体微黄，更当审形色，察见症。如面赤多啼，心之虚羸也；面青目札，肝之虚羸也；耳前后或耳下结核，肝经虚火也；颈间肉里结核，食积虚热也；面黄痞满，脾之虚羸也；面白气喘，肺之虚羸也；目睛多白，肾之虚羸也；脏腑骨脉皆虚，诸阳之气不足也。乃天柱骨弱，肾主骨，足少阴太阳经虚也。手足软者，脾主四肢，乃中州之气不足，不能营养四肢，故肉少皮宽，饮食不为肌肤也；口软者，口为脾之窍，上下龈属手足阳明，阳明主胃，脾胃气虚舌不能藏而常舒出也。夫心主血，肝主筋，脾主肉，肺主气，肾主骨，此五者皆因禀五脏之气虚弱，不能滋养充达，故骨脉不强，肢体痿弱，源其要总归于胃。”小儿禀赋不足，先天亏虚，发为“五迟”：立迟、行迟、齿迟、发迟、语迟。该患儿不能行，齿不坚，发不茂，五迟见三，必为肾精亏虚之证无疑。《景岳全书·传忠录》云：“五脏之阴气非此不能滋，五脏之阳气非此不能发”，见体瘦腿细者，命门火衰，火不生土，脾胃气虚，《素问·太阴阳明论》云：“脾病不能为胃行其津液，四肢不得禀水谷气，气日以衰，脉道不利，筋骨肌肉，皆无气以生，故不用焉。”脾胃为后天之本，中气虚则水谷精微不能生化、敷布，故四肢肌肉不得气血温养，不能充实而痿废。肝以藏血为体，以疏泄为用，合一身之筋脉，气血不生，肝血亏虚，筋脉不得滋润，亦痿废不用，不能主司关节运动。故该患儿之证，其本为肾亏，累及肝肾脾，此即薛氏所言：“属足三阴经虚也”，治之当肾、脾、肝并补。且《素问·评热病论》云：“邪之所凑，其气必虚”，正气虚则内生诸病理产物：脾虚失运，痰湿、食积内停；肾虚不能主水液代谢，内生“肾浊”；肝血不足，相火虚动。是以用地黄丸合补中益气汤三阴并补，兼祛内邪，补中寓泻，故元气渐充，年余渐愈。

案2　咬牙之脾胃积热

一小儿，十四岁，素食膏粱炙煿，睡中咬牙。此脾胃积热。先用清胃散及二陈、黄连、犀角、山楂各数剂，间服补中益气汤而愈。

【赏析】

该患儿嗜食膏粱厚味、烤肉及煎炒之品，皆气味重浊、阻滞脾胃气机之物。小儿脏腑娇嫩，《小儿药证直诀》云："小儿五脏六腑，成而未全……全而未壮"，《万氏家藏育婴秘诀·幼科发微赋》论曰：小儿"肠胃脆薄"，皆说明小儿脾胃之气未盛，受纳、腐熟、运化水谷之力不及，易为味厚、滋腻、金石之品阻滞。《金匮要略·脏腑经络先后病篇》云："食伤脾胃"，若胃中饮食物失于运化，留滞中焦而为邪，则反伤脾胃之气。脾失健运，水反为湿，谷反为滞，则痰湿、宿食阻滞中焦；胃不降浊，则脾不升清，精微不能化生、敷布，故邪实以致正虚。实邪阻滞，郁而化热，故热气熏中，上炎扰心，心神不安，睡卧不宁，《素问·逆调论》云："胃不和则卧不安"。薛氏云，牙床属手足阳明经，《灵枢·经脉》云："足阳明之脉，入上齿中；手阳明之脉，入下齿中。"证属痰食化热，脾失健运，本虚标实，实证为重。薛氏诊为脾胃积热，方用清胃散合二陈汤加味，消食导滞，清热宁心，益气运脾。此方苦寒之性较强，气血两清，而小儿脏腑娇嫩，恐不胜药力，《医学衷中参西录·三棱莪术解》云："盖人之气血壮旺，则愈能驾驭药力以胜病也"，故于服用此方间隙，以补中益气汤调补脾胃，补其不足，升发清阳，所谓"脾升则健"，全面兼顾，痰食得消，脾胃调和，故病愈。

案3　语迟之肺肾不足

一小儿，五岁不能言，咸以为废人也，但其形色悉属肺肾不足，遂用六味地黄丸加五味子、鹿茸，及补中益气汤加五味子。两月余，形气渐健；将半载，能发一二言；至年许，始音声如常。

【赏析】

正常生长发育的小儿，出生后 7 ~ 8 个月会发简单的复音，1 岁后会说日常生活用语，2 岁已能简单交谈。该患儿 5 岁仍不能言语，属“五迟”范畴，因胎气虚弱，禀赋不足，肾精亏虚，不能主骨生髓充脑养神，故不能言语。同时，语言功能正常亦需宗气生成、运行正常，《读医随笔·气血精神论》说：“宗气者，动气也。凡呼吸、语言、声音，以及肢体运动，筋力强弱者，宗气之功用也。”宗气生成，缘于脾胃化生的水谷精微之气，以及肺摄纳的自然界清气。脾胃为后天之本，气血生化之源，中焦气虚，脾失健运，气血衰少，宗气因之虚弱；肺主一身之气，肺气虚失于宣降，气机不利，宗气亦虚；且脾土为肺金之母，土不生金，脾肺两虚，亦导致此病。肾藏先天之精，寄元阴、元阳，为人体生命活动的原动力，推动与调控一身脏腑经络、形体官窍。《景岳全书·传忠录》曰：“五脏之阴气非此不能滋，五脏之阳气非此不能发”，故肾之阴阳与他脏之阴阳生理上相互资助、相互为用。命门之火温煦脾土，肾阴滋肺阴，故虚证之语迟，首因于肾，责之脾肺。宗《难经·六十九难》“虚则补其母”之旨，用六味地黄丸加五味子、鹿茸，温肾助阳，利水泻浊，养血补精；补中益气汤加五味子益气养血，调畅气机。用药中的，患儿渐愈。

案 4　喑之肾虚

一小儿，面色目睛多白，两足胫常热，所患之证，悉属肾虚。毕姻后，唾痰口干，头晕久泻，忽然失音。先君云：此亦肾虚也。用补中益气汤，八味、四神二丸，补之寻愈。

【赏析】

患儿面色偏白，目睛白，为肾精不足，阴血亏虚，不能上荣，故色白；肾主下焦，精血不充，阴虚生内热，故两足胫自觉发热。故薛氏云：所患之证，悉属肾虚。盖肾藏先天之精，寄元阴、元阳，为人体生命活动的原动力，推动与调控一身脏腑经络、形体官窍。《景岳全书·传忠录》曰：“五脏之阴气非此不能滋，五脏之阳气非此不能发”，故肾之阴阳与他脏之阴阳生理上相互资助、相互为用，病理上相互影响。素体肾虚，经久不治，婚后入房，《素问·阴阳应象大论》云：“阴在内，阳之守也”，阴阳俱耗伤，故其病更重，肾阴不能上济肺阴，故虚火妄动，灼伤津液而为痰，故吐痰；《素问·逆调论》云：“肾者水脏，主津液”，肾阳蒸化一身之阴液，上腾下达，肾精不足，不能生阳气以化气行水，津液不润于上，故口渴；久病肾亏，不能主骨生髓，“脑为髓之海”（《灵枢·海论》），兼之命门火衰，火不煦土，脾胃失于受纳、运化，气血不荣，故头晕；常言“脾不伤不泻，肾不伤不久泻”，今脾肾阳虚，故久泻；《读医随笔·气血精神论》说：“宗气者，动气也。凡呼吸、语言、声音，以及肢体运动，筋力强弱者，宗气之功用也。”肺气虚升降无权，自然界清气不降，宗气无以生；脾气虚水谷精微不生，宗气亦无以生；《灵枢·经脉》云：“肾足少阴之脉……循喉咙，挟舌本”，肾精不足以荣，故咽喉、舌体痿废不用；肾气不能纳气归元，先后天之本俱病，故失音。脾肾阳气俱损，《素问·阴阳应象大论》云：“阳在外，阴之使也”，阳气不固，阴精更亡，以致肺脾肾三脏阴阳俱虚。法当温阳益气，滋阴养血。《灵枢·终始》云：“阴阳俱不足，补阳则阴竭，泻阴则阳脱，如是者，可将以甘药”，指出，阴阳两虚，不当温阳益阴，而予甘药。味甘之品，能和、能补、能缓，故用之调和阴阳，补益脾胃，生化气血以养五脏，是以用补中益气汤合肾气丸、四神丸。

案5　滞颐之脾胃气虚

一小儿，滞颐，面色萎黄。余谓当调补中气。不信，用清热之剂，更加弄舌。乃用五味异功散，渐愈。后因停乳，吐泻复功，先用大安丸消其宿，次用五味异功散补其中气而痊。

【赏析】

该患儿滞颐（即流涎不收）兼见面色萎黄，为脾虚不能固摄，中焦不能运化水液而上泛为涎。薛氏辨为脾胃气虚，病家不用其言，用他医之苦寒清热之品，病不愈而更增弄舌一症。盖脾喜温燥，前医用苦寒之品，反其所喜，克伐脾土，损阴伤阳，故其病更甚。用异功散补中益气，健脾除热，升发清阳，则脾胃之虚得补，气机升降得宜，故病情向愈。患儿素体脾虚，后因食积而复发，《金匮要略·脏腑经络先后病篇》云：“食伤脾胃”，食积中焦，阻滞脾胃之气，不能行受纳、运化之令，故反伤脾胃。水谷入口，藏于胃肠，脾失健运，则水反为湿，谷反为滞，故食积、痰湿内停，又含因实致虚之机转。《金匮要略·脏腑经络先后病篇》云："夫病痼疾，加以卒病，当先治其卒病，后乃治其痼疾也。"用大安丸消其食，再用异功散补其中气。

案6 腹痛之脾气虚寒

一小儿，肚腹膨痛，食后即泻，手足逆冷。此脾气虚寒也。先用人参理中丸，后用六君子汤而愈。

【赏析】

脾胃主受纳、运化水谷，化为精微以养五脏六腑、四肢百骸。《灵枢·本输》云："大肠小肠皆属于胃"，胃气统摄大小肠之气，受盛化物，传导糟粕，皆赖胃气通降下行。该患儿食后即泻，为脾胃阳虚，胃肠不固之征；手足逆冷，为里阳不足之象。四诊合参，知为脾阳虚。《素问·异法方宜论》云："脏寒生满病"，中焦虚寒，脾不升清，胃不降浊，气滞不行，故发为胀满；寒性收引、凝滞，阻遏气血，不通则痛。证属脾阳不足，气滞于中。法当温阳健脾，调达升降。薛氏云：此脾气虚寒也，"内生之寒，温必兼补"；《素问遗篇·刺法论》云："正气存内，邪不可干"，扶正则内生诸邪自去。因前证中焦虚寒，寒为重、虚为标，虚病则缓，当先用人参理中丸温中燥湿，兼以补益。其寒得温散，内生邪去，则用六君子汤以补气，否则邪气留滞于中焦，误补益疾，闭门留寇。

案7 腹胀之形病俱实

一小儿，腹胀，面赤痰喘，大便秘，壮热饮冷。此形病俱实。用紫霜丸一服，诸症益甚，面色顿白，饮汤不绝。余以为邪气退而真气复伤，故面白而喜汤，用白术散大剂煎汤令恣饮，良久而睡，翌日顿安。

【赏析】

《素问·六微旨大论》云："升降出入，无器不有"，脾升胃降、肝升肺降、肾升心降，脏腑为人身之本，而气机升降出入为脏腑生化之本。而其中脾胃之气升降为中枢，故邪气阻滞中焦，升降失常，则五脏六腑不安；邪热壅遏中焦，气滞不通，则腹部胀满；邪热之色现于面则色赤。《灵枢·经脉》云："肺手太阴之脉，起于中焦，下络大肠，还循胃口，上膈属肺。”胃中火热循经上炎，扰及肺气，失于宣降，发为咳嗽、喘息；火邪炼液为痰，故喉中痰鸣；火性炎上，胃失和降，腑气不通，故大便秘结；热火熏蒸于外，见身大热；喜饮冷，为中焦热盛的本质。薛氏诊曰：患儿内热炽盛，但形体壮实，正气未虚，尚可承受大苦大寒之品克伐。故予紫霜丸，用代赭石性微寒，质重下坠，擅重镇降逆，《医学衷中参西录》云：“能生血兼能凉血，而其质重坠，又善镇逆气，降痰涎，止呕吐，通燥结……性甚和平，虽降逆气而不伤正气，通燥结而毫无开破”。患儿邪热内盛，兼大便秘结，恐肠中糟粕与邪热互结，故先下糟粕，热邪无所依附，《金匮要略·脏腑经络先后病篇》云：“夫诸病在脏，欲攻之，当随其所得而攻之”，无形邪热易与有形之糟粕相结，先其时下糟粕，则“屎去热孤”。杏仁辛苦微温，肃降肺气以平喘咳，降中有升，疏利肺气，助里气和。巴豆大辛大热大毒，峻下胃肠中积滞，《神农本草经》云：“破癥瘕结聚，坚积……荡涤五脏六腑，开通闭塞，利水谷道”；合代赭石共主胃气下行，峻下燥结。赤石脂微温，主收涩大肠，兼制赭石、巴豆峻烈之性。虽薛氏仅用一服，但攻逐失宜，下之太过，伤及正气，故诸症不减，面色反白，不喜饮冷，反而饮热。薛氏思曰：邪气退而真气复伤，面白责之虚，喜汤责之内寒。改用白术散，即四君子汤加藿香、木香、葛根。大剂煎汤以代热饮，益气健脾，理气化湿，醒脾和胃，升发脾胃清阳。脾升则健，故可收全功。

案8　癖块痞结之食积伤脾，痰湿内生

一小儿，素嗜肉食，腹痛，大便不调，半载后右胁结一块，三月后左胁又结一块，腹胀食少，作渴，小便赤涩，大便色秽。又半载后颌下亦结一核，妄服消块行滞等药，而元气益虚。用四味肥儿丸、五味异功散之类，热渴渐止，腹胀渐可；佐以九味芦荟丸，结核渐消；后用四君子为主，佐以四味肥儿丸之类，三月余而愈。

【赏析】

患儿平素嗜食膏粱厚味，皆气味重浊、阻滞脾胃气机之物。小儿脏腑娇嫩，《小儿药证直诀》云：“小儿五脏六腑，成而未全……全而未壮”，《万氏家藏育

婴秘诀·幼科发微赋》论曰：小儿“肠胃脆薄”，皆说明小儿脾胃之气未盛，受纳、运化之力不及，易为味厚、滋腻之品阻遏气机。《金匮要略·脏腑经络先后病篇》云：“食伤脾胃”，若胃中饮食物失于运化，留滞中焦而为邪，则反伤脾胃之气；脾失健运，水反为湿，谷反为滞，则痰湿、宿食阻滞中焦；胃不降浊，则脾不升清，精微不能化生、敷布，故邪实以致正虚。实邪阻滞，气机不畅，血运失调，故腹痛；邪滞中焦，胃气不降，且脾胃气伤，不能很好地运化水湿，故大便不调。《灵枢·经脉》云：“肺手太阴之脉，起于中焦，下络大肠，还循胃口，上膈属肺”，中焦痰湿循经上逆，阻滞于肺，所谓“脾为生痰之源，肺为贮痰之器”。《素问·阴阳应象大论》云：“左右者，阴阳之道路也”，《素问·刺禁论》云：“肝生于左，肺藏于右”，故肝木从左升，肺金从右肃降。肝升肺降为一身之气升降出入的重要一环，土气虚不能生金，肺失宣降，痰湿阻滞于右，故右胁下亦生结块；肺降不及，渐累及肝气不升，肝气郁滞，痰气交阻，故左胁又生结块；脾胃气虚，不能受纳、运化，故纳少；气机郁滞，津不上承，故口渴；气郁化热，不能通利三焦水道，故小便赤涩；肝木乘脾土，大便色秽为肝色之征；未经治疗，痰阻气郁更重，故颔下再结一核。此病起于食积伤脾，因实致虚，虚实夹杂，须标本兼顾，方可取效，否则误补益疾，或过伤正气。病家不用薛氏之言，用消块行滞等药，皆破气逐瘀、软坚散结之品，攻击过当，补之不及，故正气益虚，而病未见起色。薛氏用肥儿丸、异功散，佐以九味芦荟丸，气血并调，攻补兼施，故痰核渐消。后用四君子为主，佐以肥儿丸类方，以补益为主，兼以燥湿祛痰，消积导滞。

案9　积滞之乳食停滞

一小儿，腹痛，以手按之痛益甚，此乳食停滞也。用保和丸末一钱，槟榔末三分，下酸臭粪而安。后患腹痛，别服峻利之剂，其痛益甚，手按则已，面色黄白。此因饮食失宜，脾气不调，土虚不能生金也，用六君子汤而愈。

【赏析】

《金匮要略·脏腑经络先后病篇》云：“食伤脾胃”，若胃中饮食物失于运化，留滞中焦而为邪，则反伤脾胃之气；脾失健运，水反为湿，谷反为滞，则痰湿、宿食阻滞中焦；胃不降浊，则脾不升清，精微不能化生、敷布，故邪实以致正虚。实邪阻滞，气机不畅，血行不利，故腹痛，且按之痛甚，为明证。辨为乳食积滞证。用保和丸，稍佐槟榔，和降阳明气机下行，导积滞从大便而出，故药后患儿下酸臭粪。实邪得去，正气自和，故病愈。后再发腹痛，他医用峻下之品，诸症反增，薛氏按之则痛止。临床腹部按诊，实则拒按，虚则喜按，兼之面色萎黄、淡白，为脾胃不足之证无疑。薛氏云："此因饮食失宜，脾气不调，土虚不能生金也。"脾土为肺金之母，脾气虚失于运化水谷，精微不能上输于肺，肺不能布散精微至全身，不行治节之令。《难经·六十九难》云："虚则补其母"，故肺气虚当取中焦，用六君子汤攻补兼施，脾虚得补，土气生金，痰湿得去，则病愈。

保婴撮要·卷六

案1 发热之食积中阻

一小儿，饮食停滞，腹痛作呕，用大安丸而愈，饮食虽进，其腹仍痛，用六君、山楂、神曲，痛少止。余以为脾气伤，而饮食难化。乃去前二味，服六君子四剂而愈。后又伤食，仍服前药，痛止而至暮发热，用六君、柴胡、升麻而痊。此由脾虚下陷，不能升发，故至暮发热也。

【赏析】

本案小儿食积中阻，实邪阻滞，气血不和，故腹痛；胃气不降而上逆，故呕吐。脾失健运，水反为湿，谷反为滞，则痰湿、宿食阻滞中焦。用大安丸攻补兼施，使痰食皆去，病稍平。能进饮食，但腹痛仍作，《金匮要略·脏腑经络先后病篇》云："食伤脾胃"，因思前证食积中脘，伤及中气，不荣则痛，故用补法，补中寓泻，化食积、痰涎。用六君子汤加山楂、神曲，扶正祛邪并举，补气为主，病稍愈。后薛氏诊曰，脾气伤，而饮食难化。乃去前二味，服六君子汤。去山楂、神曲者，因其为克伐之品，易耗中气，故去之。用六君子汤，仍是攻补兼施，但补益之力更胜，脾胃气虚得补，病愈。后伤食而复，仍以前方治之，腹痛虽愈，但新增至暮发热一症，薛氏云，此由脾虚下陷，不能升发，故至暮发热也。法当补中益气，升阳举陷。合李东垣补中益气汤方意，用六君子汤加柴胡、升麻。

案2 潮热之肺肠有热

一小儿，潮热烦渴，大便干实，气促咳嗽，右腮色赤，此肺与大肠有热。用柴胡饮子，一服顿愈。后因微惊，发搐咬牙顿闷。此肝脾气血虚也，用四君、芎、归、钩藤钩而愈。

【赏析】

本案病属"肺与大肠有热"。小儿脾胃气虚，运化不利，食积内停，留滞肠中而不下，故发热；因阳明经气旺于日晡，胃肠燥热结实，常见下午3~5点发热，为日晡潮热；食积不下，郁而化火，燥热伤津，故大便干硬；手阳明大肠与手太阴肺相表里，经络相互络属，故大肠燥热，上扰于肺，肺气不利，失于宣降，故气促咳嗽。《素问·阴阳应象大论》曰：“左右者，阴阳之道路也”，《素问·刺禁论》曰：“肝生于左，肺藏于右”，肝气左升，肺气右降，“肝升肺降”是一身之气升降出入的重要一环，既是肺金主治节、肝木司疏泄的体现，又是病机传变的快捷通路。肺与大肠气分热盛，经气失于清肃敛降，则气火上逆，故右腮色赤。薛氏云，此皆肺与胃肠热盛之象，用柴胡饮子主之。

小儿气血未盛，不能充养神气，故因惊易发病；《素问·至真要大论》云：“诸风掉眩，皆属于肝”，发搐、咬牙皆风动之象；母病及子，肝风动引心火，兼《灵枢·经脉》言“肝足厥阴之脉……复从肝别贯膈肌，上注肺”，肝木反侮肺金，故心胸顿闷。薛氏云，此肝脾气血虚也。《素问·宝命全形论》云：“土得木而达”，脾土健运赖肝气疏泄得宜；《医宗金鉴·删补名医方论》云：“肝为木气，全赖土以滋培”，肝血充沛赖脾胃气旺。于此证当肝脾并治，用四君子汤、川芎、当归、钩藤。

案3　寒热之肝经血虚，气郁化火

一小儿，寒热不愈。诊其乳母，左关脉弦数，左胁作痛，遇劳则遍身瘙痒，遇怒则小便不利，此因肝经血虚，郁火所致也。先用小柴胡汤加山栀、牡丹皮，诸症顿退；又用加味逍遥散，母子并痊。

【赏析】

患儿发热、恶寒阵发，诸治法用之无效。小儿从其母得禀，从其乳得气血，故诊其母，或可知病源。切其脉，左关脉弦数。左关候肝，脉来弦数，则责之肝血不充，气郁化火。《伤寒论》第265条：“伤寒，脉弦细，头痛发热者，属少阳”，弦为肝胆病主脉，数主热；《灵枢·经脉》云：“肝足厥阴之脉……上贯膈，布胁肋”，兼左胁疼痛，为肝火炽盛之征；劳则遍身瘙痒，劳则耗伤气血，“痒者阳也”，阴血不足，营气虚少，故身痒、劳则发。《格致余论·阳有余阴不足论》云：“司疏泄者肝也”，肝气疏通、畅达一身之气，则水液随之布化。肝体阴用阳，以藏血为体，以疏泄为用，其母肝血不足，故疏泄不利；且怒则伤肝血，肝气亢逆，反侮肺金而不能主治节，三焦水道不利，膀胱气化不行，故小便不利。薛氏诊为肝经血虚，气郁化火之证，法当疏肝泄热，条达枢机，益气养血，用小柴胡汤加栀子、牡丹皮。后用加味逍遥散肝脾并治，母愈则子痊。

案4　百晬内嗽之脾胃气虚兼痰湿

一小儿，咳嗽，服抱龙丸，反吐泻不乳，腹胀发热，用六君子汤，母子并服而瘥。后因母饮酒仍嗽，用清胃散加曲芽，母服而子亦愈。

【赏析】

本案病属脾虚土不生金，前医辨证不清，妄用抱龙丸，辛散温燥，克伐太过。脾胃气机逆乱，脾不升清则泄泻；胃气不降则呕吐、乳食不进；脾胃为气机升降出入之中枢，脾失健运，气机郁滞，脘腹胀满；气郁化热，故见发热。法当补中益气，健运脾胃，“甘温除大热”，用六君子汤。宗《保婴撮要》“大抵抱婴之法，未病则调治乳母，既病则审治婴儿，亦必兼治其为母为善”“病从乳受，药从乳传”之精神，乳母亦服汤药，母子并治而愈。小儿初生，脾胃不足，乃禀气血于母乳。因乳母饮酒，湿热之品郁滞中焦，味辛，能入血分化热，故为湿热中阻，兼有血热之证。子因之咳嗽，亦成湿热阻滞，血分有热之证，《灵枢·经脉》云：“肺手太阴之脉，起于中焦，下络大肠，还循胃口，上膈属肺”，故中焦湿热之邪随经上逆扰肺，困遏清虚之脏，肺失宣降，故咳嗽。法当清热化湿，兼清血热，用清胃散加曲芽。此证母病及子，以母为重，故母服汤药，正复邪去；其子证轻，随之亦解。

案5　作喘之外寒内饮

一小儿，伤风，喘急不能卧，服参苏饮之类不痊，余用小青龙汤一剂而愈。后复感寒，嗽喘益甚，服发表之药，手足并冷，腹胀少食，余谓脾肺俱虚也，用六君子加桔梗、杏仁而愈。

【赏析】

患儿外感风寒，闭郁肺气，肺失宣降，肺气上逆为咳喘。然患儿见喘促急迫，不能平卧。《素问·经脉别论》云：“脾气散精，上归于肺，通调水道，下输膀胱，水精四布，五经并行”，肺气宣降，主治节，通调三焦水道，下归膀胱以蒸化津液，为津液运化之主。患儿肺气被郁，水道失于通调，水湿壅滞三焦，因而推知胸脘有痰饮郁滞，外寒入里，与寒饮搏结而不解。前医用参苏饮之辈，含紫苏叶、葛根、半夏、前胡、茯苓、人参之品，益气解表，理气化痰，虽为正治，然药力不及，病重药轻，尚有误补益疾之虞，故不可愈。寒饮、外邪互结不解，当见痰涎壅盛、呼吸喘促、泛吐清水、恶心呕吐等寒饮上逆之征。薛氏用小青龙汤荡涤寒饮，宣散外寒，表里双解，药力峻猛，一剂而愈。后因复感寒邪而发病，嗽喘更胜从前，医以为急症，未明辨虚实，用发表散邪之剂，症不减而手足冷，此因汗不得法，过伤阴液，阳随阴泄，以致阴阳两虚。脾胃为气血生化之源，阴阳两虚，脾胃亏损，失于健运，中气郁滞，故腹部胀满、纳少。薛氏诊曰：此脾肺俱虚也，予六君子汤加桔梗、杏仁，使脾虚得补，肺气得宣，土旺以生金，气机通利而痰涎去。

案6　黄疸之湿热阻滞，肝气郁结

一小儿，因乳母食郁而致饱胀咽酸，遍身皆黄，余以越鞠丸治其母，泻黄散治其子并愈。

【赏析】

小儿出生后以母乳为气血之源，禀气于母。然母有病，又常可延祸及子。肝为厥阴风木，内寄相火，主升主动，其气以疏泄为用。脾为太阴湿土，其气以健运为贵，至阴之脏，降极而升，故常言“脾升则健”。《素问·宝命全形论》云：“土得木而达”，《医碥》云：“木疏土而脾滞以行”，肝气疏通畅达一身气机，则脾胃受纳运化协调，升清降浊得宜，水谷化为精微而不滞。肝体阴用阳，以阴血为本，《医宗金鉴·删补名医方论》云：“肝为木气，全赖土以滋培”，《素问·灵兰秘典论》云：“脾胃者，仓廪之官，五味出焉”，脾化生气血以养肝，则肝经气血调和，阴平阳秘，疏泄得宜，不郁不亢。概而言之，木达以疏土，土运以荣木。该患儿之母因饮食过饱郁滞中焦，影响脾胃肝升降运化功能，导致气机郁滞，痰湿内生，郁久化热，湿热随乳传于儿，泛溢肌肤，即发为黄疸。湿热中阻，脾失健运，胃失和降，则见饮食易饱、脘腹胀满、咽喉泛酸。薛氏以越鞠丸治其母，开气、血、痰、火、湿、食六郁。以香附为君开气郁，辛苦性平，走三焦经，上行胸膈，外达皮肤，下走肝肾，调达一身之气，擅入血分，为气中血药，通行气血，李时珍赞曰："气病之总司，女科之主帅"；以川芎为臣开血郁，味辛性温燥，上行头目，下行血海，活血行气止痛；栀子大苦大寒为臣，开火郁，"引三焦火热曲屈下行"，导热从小便而出，入血分，凉血热，气血并治；苍术苦温为佐开湿郁，燥湿健脾，气味雄烈；神曲辛温为佐，擅消食和胃以泻黄散治其子，《神农本草经》云："石膏辛甘微寒，主中风寒热，心下逆气"，清中焦火热；栀子苦寒，清热解毒，燥湿利水，除湿退黄；藿香味辛气芳香，化湿浊；防风辛而微温，为风中润剂，散肝疏脾；生甘草清热补中，调和诸药。辨证论治，分而治之，皆取良效。

案7　呕吐乳食之土虚木乘

一小儿，吐酸乳食，用四君、吴萸、黄连、木香，补脾平肝而愈。后口中有酸水，仍用前药随愈。后吐苦水，而口亦苦，用龙胆汤以清肝火，四君子汤以补脾土而痊。

【赏析】

该患儿为乳食阻滞，反伤脾胃，脾不升清，胃不降浊，故呕吐。酸为肝木之味，所谓"木郁作酸"，吐酸乳食，责之食积中阻，气机郁滞，同时须兼顾小儿正气不足、脾胃虚弱的特点。《素问遗篇·刺法论》云："正气存内，邪不可干"，补益脾胃，即所以祛邪气。用四君子汤加吴茱萸、黄连、木香。薛氏云：补脾平肝而愈。《证治汇补·吐酸》曰："大凡积滞中焦，久郁成热，则本从火化，因而作酸者，酸之热也"，《素问·至真要大论》曰："诸呕吐酸……皆属于热"，故仍用四君子汤加吴茱萸、黄连、木香，益气健脾，燥湿利水，消食导滞，疏利肝气。后吐苦水，口亦苦，《素问·痿论》："肝气热，则胆泄口苦"，《灵枢·四时气》："胆液泄则口苦，胃气逆则呕苦"，脾失健运，水津不布，凝聚为痰涎上泛。苦为肝胆火热之象，根据《金匮要略》中杂病治则中的"虚实必须异治"所得，肝实证最易传之所克之脏即脾，故其治当先治脾，以防肝病传之。所以方中用龙胆汤清泻肝胆实火，清利肝经湿热，降中寓升，苦寒降泄之中又寓疏畅升达气机之效；又因该患为小儿，脏腑娇嫩，泻中有补，清泻渗利之中寓滋阴养血，再用四君子汤健补脾胃，防肝病传之。

案8　吐舌弄舌之肝脾虚热

一小儿，弄舌发搐，手指不冷，余谓肝脾虚热，用异功散加升麻柴胡而愈。后因伤乳腹胀，服克滞，作泻弄舌，手指发热，审乳母肝火，与小柴胡汤加升麻白术治之，母子并愈。

【赏析】

小儿弄舌是指小儿时时伸舌，上下左右，有如蛇舔。《灵枢·经脉》云："脾足太阴之脉……连舌本，散舌下"，故中焦郁热，沿脾经上扰，则见弄舌、吐舌。《医碥》云："木疏土而脾滞以行"，《医宗金鉴·删补名医方论》云："肝为木气，全赖土以滋培"，脾化生气血以养肝，则肝血得养，气机疏泄得宜，不郁不亢。概而言之，木达以疏土，土运以荣木。今脾中积热不去，灼伤精微，气血虚不能生化以养肝血，筋脉拘急而风动；兼木气乘土，疏泄太过，故息风内动。薛氏诊其手不冷，可知正气虚损不重。证属脾热气虚，肝风虚动，法当清热益气，养血息风，用异功散加升麻、柴胡。诸药相合，补中益气，健脾除热，升发清阳，则脾胃之虚得补，气机升降得宜。后因饮食而复发，见腹胀，前医用克伐消导之品，症不减而新增下利、弄舌、手指发热。《灵枢·本输》云："大肠小肠皆属于胃"，今下泄不止，为胃肠之气下行之常候，可知克伐消导之品已中的，积滞已去；但毕竟为消耗正气之品，过用已伤正，故脾气不升而下利；土虚则木乘，虚风内动，肝阳虚亢，故手指发热。诊其母，亦为肝旺之体，故法当清肝行气，益气健脾，调肝补脾，用小柴胡汤加升麻、白术。

保婴撮要·卷七

案1　热吐之暑热扰胃，宿食内停

一小儿，呕吐作渴，暑月或用玉露饮子之类而愈。又伤食吐酸，余先用保和丸一服，吐止；次用五味异功散，饮食渐进；又以四君子汤而愈。

【赏析】

暑月出现呕吐作渴，乃暑热扰胃，导致胃气上逆，加之暑为阳邪，易伤津耗气所致。此时可用玉露饮子之类方清热消暑，芳香化湿，和中止呕。《素问·痹论》云："饮食自倍，肠胃乃伤"，小儿脾胃之气未盛，受纳、腐熟水谷之力不及，若饮食不节，易致宿食内停。今脾胃中实邪阻滞，肝气反为脾土所侮，故疏泄不利，气机郁滞，"木郁作酸"。胃气上逆发为呕吐，肝气郁结故吐物酸腐。此痰食留中，肝气郁滞之证，法当消食导滞，和降胃气，疏肝解郁，用保和丸。薛氏辨证精准，用药中的，一服而止呕。痰热、食积已去，而正气未复，故改用异功散，补中益气，健脾燥湿，理气宽中。正气复则邪气安，中气健运则饮食增，后去陈皮，以其燥性易亏耗津液。又以四君子汤益气健脾而愈。

案2　霍乱吐泻之脾肺不足，形病俱虚

一小儿，吐泻乳食，色白不化，露睛气喘。此脾肺不足，形病俱虚也。先用异功散加柴胡、桔梗顿愈，再用补中益气汤而安。

【赏析】

《灵枢·五乱》云："清浊相干……乱于肠胃，则为霍乱。"脾胃为后天之本，气血生化之源，主受纳、运化饮食水谷，布散精微以养五脏六腑、四肢百骸。脾气升清，胃气降浊，则精微、糟粕分道而走。现脾胃乖乱，升降失职，则见上吐下泻；中焦气虚，运化失司，故所吐之乳食尚未消化；脾主肉轮，脾虚不荣，故睡时露睛；脾土为肺金之母，土不生金，脾肺两虚，故见虚喘。此乃"脾肺不足，形病俱虚也"，正气已虚，余邪未尽，法当扶正为主兼祛邪，用异功散加柴胡、桔梗，补中益气，健脾燥湿，理气宽中。余邪已尽，正气稍复，后更用补中益气汤调补脾胃，升举清阳而愈。

案3　冷泻之中焦阳虚，土虚木乘

一小儿，泻利青白，手冷面青，或时吃逆。余用人参理中汤，更加腹痛，仍前汤加木香、干姜，二剂稍缓。又以五味异功散加木香，渐愈；又用五味异功散加升麻，调理而愈。

【赏析】

《灵枢·本输》云："大肠小肠，皆属于胃"，中气不固，胃气下行太过，则肠道失于固涩，下利不止。《素问·宝命全形论》云："土得木而达"，《医宗金鉴·删补名医方论》云："肝为木气，全赖土以滋培"，肝木与脾土，相互为用，气机疏利相因，津液阴血互荣。脾胃阳虚，土气不实，反为肝木所乘，木陷土中，则泻下之物色青白相间、面色青；脾阳不足，不能布达四肢，故手冷；肝气犯胃，胃气失于和降，胃气上逆则为吃逆（即呃逆）。此为中焦阳虚，土虚木乘所致，由于以脾虚为重，故用人参理中汤温中益气健脾为先。然药后更加腹痛，乃经络之邪郁滞不通，初用辛散温通之品，力不能及，反激惹邪气更甚所致。此时可加干姜通络止痛，木香上下通达、疏利肝脾，合人参理中汤更增其行气止痛之力，连进两剂，果然郁结得开，病势缓解。又以五味异功散加木香补中益气，健脾燥湿，理气宽中，行气止痛，诸症大减。后恐木香辛散，易耗伤元气，故改用升麻升举脾胃清气，《脾胃论》曰："引胃气上腾而复其本位，便是行春升之令。"补气升阳，脾升则健，故病愈。

案4　热泻之脾肾阳虚

一小儿，侵晨泄泻，服消痞清热之剂，不应。余谓脾肾虚，用二神丸治之。不信，仍服前药，形体骨立。复求治，用四神、六味二丸治之寻愈。停药数日，饮食渐减，泄泻仍作。至十七岁毕姻，泄渴顿作，用前药治之无效，乃用补中益气汤、八味丸而始应。

【赏析】

侵晨意即黎明，本案患儿黎明时分泄泻，属脾肾阳虚之五更泄，即黎明之前，阴气盛，阳气未复，脾肾阳虚者，胃关不固，隐痛而作，肠鸣即泻。前医误以为是宿食壅滞化热所致，而用消疳清热之剂，然效不显。此当以二神丸温肾暖脾。方中重用补骨脂温补命门之火以温养脾土，为君药；臣以肉豆蔻温脾暖肾，涩肠止泻。二药合用，肾脾皆治。病家不用薛氏之言，仍用消疳清热之剂，导致脾肾更虚。《素问·太阴阳明论》云："四肢皆禀气于胃，而不得经至，必因于脾，乃得禀也。今脾病不能为胃行其津液，四肢不得禀水谷气，气日以衰，脉道不利，筋骨肌肉，皆无气以生。"胃藏水谷以养五脏，然其运化、输布必因于脾，即《素问·刺禁论》所云："脾为之使，胃为之市。"故患儿肌肉不得荣养，渐形体瘦削，骨骼突出。复求薛氏治之，证仍属命门火衰，火不生土，脾阳不足，即所谓"脾不伤不泻，肾不伤不久泻"。《素问·逆调论》云："肾者水脏，主津液"，肾阳虚不能蒸腾津液，气化不利，水湿内停。故法当温肾散寒，化气行水，补脾涩肠，用四神丸治之。由于泄泻日久，伤津耗气，脾肾阳虚更甚，气血生化不足，阳损及阴，肾阴亦不足，单用四神丸不能兼顾肾阴不足之证，故合用六味地黄丸以滋肾阴。二方相合，温补肝肾精血，兼能温中运脾，故不久病渐愈。患儿脾肾虚甚，难以速愈，故在诸症缓解消失后，仍需服药巩固一段时间。由于病人见病情向愈即停药，导致宿根未尽，延及17岁时结姻，入房劳肾，命门清冷，脾土失济，泄渴顿作。此时由于泄泻日久，阴阳两伤，尤以阳虚为重，且有中气下陷，当用补中益气汤、八味肾气丸温肾健脾，升阳举陷。

案5　食泻之脾胃不和，痰湿留滞

一小儿，泄泻不食，嗳腐酸气，用平胃散一服而泻止，又用五味异功散而饮食增。后复伤，吐泻喘嗽，手足指冷，面色黄白。余谓脾虚不能生肺也，用六君、升麻、桔梗而愈。

【赏析】

本案病属脾胃不和，痰湿留滞。脾胃虚弱，导致清浊不分，症见泄泻；纳运失职，则不思饮食；痰湿中阻，导致胃气上逆，则嗳腐酸气。此时当治以燥湿运脾、行气和胃之法，方用平胃散。方中苍术、厚朴苦温燥湿，陈皮理气和胃，甘草、生姜、大枣顾护脾胃。诸药泻中有补，祛邪不伤正。服平胃散泻止，知其湿邪已去大半，但脾虚为本，故用异功散益气健脾，燥湿理气。由此，脾升则健，胃降则和，故饮食增加。

《金匮要略·脏腑经络先后病篇》云："食伤脾胃"，小儿脾常不足，加之病初愈而正气尚未全复，此时假令饮食不节，必致胃中饮食物失于运化，留滞中焦而为邪，更伤脾胃之气。《素问·经脉别论》曰："饮入于胃，游溢精气，上输于脾，脾气散精，上归于肺。"脾伤则运化失职，水湿内生，湿邪下趋肠腑加之脾不升清则泄泻，胃不降浊则呕吐；脾土为肺金之母，中焦气虚，土不生金，肺失宣降，故咳喘；肺卫虚则不温皮毛，脾阳虚则不达四肢，故手足指冷；"面色黄白"为脾肺两虚兼有寒饮的表现。此小儿先有脾虚，后发展为脾肺两虚，乃脾虚不能生肺金也。法当健脾益气，燥湿化痰，培土生金，用六君子汤加升麻、桔梗。

附录一　薛己生平及学术思想

一、生平及著作

（一）生平

薛己，字新甫，号立斋。明代吴郡（今江苏苏州）人，生活于公元1487－1559年（明成化二十三年至嘉靖三十七年）。薛己幼承家学，其父薛铠，字良武，精医术，治病多奇中，尤以儿科及外科见长，任职太医院院士；及长孜孜好学，初为疡医，后以内科驰名，并通晓各科。明正德年间（公元1506－1512年），薛己被选为御医，后擢太医院判，嘉靖年间（公元1522－1566年）迁为院使，中年告归。《苏州府志》称："薛己，性颖异，过目辄成诵，尤殚精方书，于医术无所不通"，堪称明朝著名医家。

薛己业医，以岐黄之学为宗，兼采诸家之长，于微词要旨，均能寻究根底。其认为如果不精研外科，就不能贯通经络原委；不精研内科，必不会深究阴阳气血盛衰变化，内外殊科，而其理一贯。明朝中期，医界承元代遗风，不究辨证，不分脏腑，唯重降火，动辄恣用寒凉之剂克伐生气，对此流弊，薛己甚为感慨："世以脾虚误为肾虚，辄用黄柏、知母之类，反伤胃中生气，害人多矣。"（《内科摘要·饮食劳倦亏损元气等症》）有鉴于此，薛己注重脾胃与肾、命之辨证，重视甘温以生发脾胃之阳气，主张视病不问深浅、新旧，必务求其本源，倡导以温补治本为第一要义。这一思想传承于金元易水学派，在其辨治内、外、妇及儿科病证中均得以体现，对推动明清温补学派的形成、发展具有深远影响。

（二）著作

薛己著述宏富，各科皆有。其中包括他自己的著作，如《内科摘要》《外科发挥》《外科心法》《外科枢要》《外科经验方》《女科撮要》《保婴撮要》《正体类要》《口齿类要》《疠疡机要》《过秦新录》《本草约言》等；以及他所评注的书籍，如其父薛铠的《保婴撮要》、钱乙的《小儿药证直诀》、王纶的《明医杂著》、陈文中的《小儿痘疹方论》、陈自明的《妇人大全良方》和《外科精要》、倪维德的《原机启微》等。后人将其著作及评注之书，汇编成《薛氏医案》78卷。现将其主要著作简介如下。

《内科摘要》2卷，为内科著作。全书共收录200余例内科医案，包含20余种内科病证，均从虚证立论，认为诸病皆以脾胃、脾肾亏损，命门火衰为要，治疗重在调补脾胃、补益肝肾。几乎每一种病证均冠以“某某亏损”之名，每案均论述病因、病机、治法、方药及预后或误治等。全书言简意赅，颇有精意。

《外科发挥》8卷、《外科心法》7卷、《外科枢要》4卷，此三书为外科著作。论述肿疡、溃疡、发背、脑疽、肺痈、肺痿、疔疮、瘰疬等外科主要病证，凡31种。每病先总论病机、辨证、治则，再分列医案。每案均载脉症，论病机，立治法，处方药。文字简明，医理明晰，内外兼治，切于临床实际。

《女科撮要》2卷，为妇科著作。上卷为月经病、带下病、乳房病及前阴诸病等妇科常见病证，凡15种，并附各病证方药；下卷为妊娠病、产时病及产后病等产科常见病证，亦为15种，附各病证方药，并列举临床病案。将妇科与产科疾病分类证治，是本书的特点。

《保婴撮要》20卷，为薛铠、薛己父子同著的儿科专著。前10卷正文部分由薛铠原作，主要论述初生儿护养法，儿科疾病的诊断方法、五脏主病及小儿内科杂病证治，其中所有的医案均由薛己补入。后10卷论述小儿外科、伤科、皮肤科病证，均由薛己所作。书中所论治法丰富，医案亦多。

《正体类要》2卷，为伤科专著。上卷论述伤科的治疗大法19条，载跌仆损伤、金疮、火烫伤医案65则；下卷收入伤科用方71首。此书对伤科治疗十分强调脏腑气血辨证论治，对后世影响较大，清代《医宗金鉴·正骨心法要诀》即以本书为蓝本。

《口齿类要》1卷，为口腔及五官科专著。主要论述茧唇、口疮、齿痛、舌症等口齿疾患，及喉痹、喉痛、骨鲠等喉科疾患，并有附方69首及治疗验案，是现存最早的该专科著作。

《疠疡机要》3卷，为麻风病专著。首论疠疡的病因、病机、病位、治则，其次论疠疡各类证候治法，包括本症、变症、兼症及类症的辨证治疗，对验案以及方药也分别作了介绍，特别是所举的医案例数较多，论述的病候条目比较清晰。为后世研究麻风病的重要参考书。

二、学术思想

薛己的学术思想是以“治病必求其本”的观点立论，既继承了张元素、李东垣的脾胃理论，又遥承了王冰、钱乙的肾命水火学说，形成了脾胃与肾命并重的学术理论，故临床施治强调脏腑病机，注重调理脾胃与肾命，以求本滋源。

（一）既重脾胃，又重肾命

1. 重视脾胃

薛己的脾胃学说渊源于《内经》，上承东垣之学。薛己认为人体之所以有生机和活力，全赖脾胃的滋养与健运。其论道：“《内经》千言万语，只在有胃气则生，以及四时皆以胃气为本”（《明医杂著·风症论注》），又谓：“人以脾胃为本，纳五谷精液，其清者入营，浊者入卫，阴阳得此是谓橐龠。故阳则发于四肢，阴则行于五脏，土旺四时，善载乎万物，人得土以养百骸，身失土以枯四肢”（《明医杂著·医论注》），以阐述脾胃在诸脏腑之中的重要地位。薛己认为人体诸脏腑所以能发挥其正常生理功能，皆是因为接受了脾胃所生化之水谷精气。因此，又指出：“胃为五脏本源，人身之根蒂”“人之一身，以脾胃为主，脾胃气实，则肺得其所养，肺气既盛，水自生焉，水升则火降，水火既济而天地交泰之令矣。若脾胃一虚，四脏俱无生气”（《明医杂著·补中益气汤论注》）。另外，薛己认为脾胃为气血之本，脾为统血行气之经，指出：“血生于脾，故云脾统血，凡血病当用苦甘之剂，以助阳气而生阴血”“血虚者，多因脾气衰弱，不能生血，皆当调补脾胃之气”（《妇人良方·月水不调方论注》）。脾胃纳腐、运化功能正常，则血液生化旺盛；反之，脾胃一虚，纳运失职，则生血不足，从而出现阴血亏损之证。脾胃为人身之本，气血之生化又以中焦脾胃为源，生血必以调补脾胃之阳气为先，这是薛己论述脾胃与气血的精髓之处。

由于脾胃是人身之根蒂，气血之本源，一旦脾胃亏虚，化源不足，气血亏虚，则诸症蜂起。因此，薛己在论述病机时，非常注重脾胃虚衰，其谓：“人之胃气受伤，则虚症蜂起”（《明医杂著·风症注》），又指出：“内因之证，属脾胃虚弱”（《明医杂著·咳嗽注》）。甚至提到某些外感疾病也是由于脾胃虚弱，元气不足而引起的，如其谓：“设或六淫外侵而见诸症，亦因其气内虚而外邪乘袭”（《妇人良方·精血篇第五注》），“若人体脾胃充实，营血健壮，经隧流行而邪自无所容”（《妇人良方·精血篇第五注》）。他的这种邪正观，不仅继承了《内经》“邪之所凑，其气必虚”的理论，而且是对李东垣“脾胃内伤”的进一步发展。如对于发热病证，或由阳虚，或由阴虚，薛己认为：“二证虽有阴阳气血之分，实则皆因脾胃阳气不足所致”（《明医杂著·医论注》），阳虚、阴虚所致发热，其证候有殊，病机有别，但根本在“脾胃阳气不足”。对于腹中䐜胀之证，多因食滞胃肠、寒热错杂于中焦等致使脾胃失和，从而痞满内生；薛己认为除此以外，还可因为脾胃阳气不能升举，其气陷于下所致，当用李东垣所制之补中益气汤，使清气升，浊气降，则䐜胀自除。对于头面病证，薛己指出：“脾胃发生之气不能上升，邪害空窍，故不利而不闻香臭者，宜养脾胃，使阳气上行，则鼻通矣”（《明医杂著·续医论注》），明确提出了脾胃元气不足可致各种头面疾患，对其治疗亦当补养脾胃，充实元气。由此可见，在论述各科疾病病机时，薛己均将其责之于脾胃不足这个根本，是其重视脾胃的鲜明体现。

对于内、外诸科病证的治疗，薛己强调治病求本，而责其本于脾胃。《明医杂著·医论注》中指出：“经云：‘治病必求其本’，本于四时五脏之根也”，而四时五脏之根本即脾胃也，即其所谓“胃为五脏本源，人身之根蒂”。故其临证时，首重脾胃，但凡属脾胃虚弱者，统以补中益气汤为主，或出入于四君、六君之间，或辅以参苓白术散、理中汤、甘草干姜汤等。如对于阴血亏虚证，若阳气虚弱而不能生阴血者，宜用六君子汤，阳气虚寒者加炮姜；若胃土燥热而不能生阴血者，宜用四物汤；若脾胃虚寒而不能生阴血者，宜用八味丸。又如对于久泻的治疗，若脾胃虚寒下陷者，用补中益气加木香、肉豆蔻、补骨脂；脾气虚寒不禁者，用六君子汤加炮姜、肉桂；命门火衰而脾土虚寒者，用八味丸；脾肾气血俱虚者，用十全大补汤送服四神丸；大便滑利，小便赤涩或肢体渐肿，喘嗽唾痰者，为脾肾亏损，用金匮肾气丸加减；等等。薛己还根据临床实践，归纳出脾胃病的四证四方，即饮食不适，脾虚气滞者用枳术丸；纳少乏力，脾胃虚弱者四君子汤；腹痛便溏，脾胃虚寒者用四君子汤加炮姜；腰酸腹冷，神疲倦怠，命门火衰者用八味丸。此四证概述了脾胃病常见证候，四方为来自于《伤寒论》《金匮要略》之经方，将张仲景辨治脾胃病的思想，简明扼要地作了条理性概括，不仅为经验之谈，而且也是对经方的创新运用。

如上所述，薛己的脾胃理论与李东垣之脾胃学说，确有共同之处，都重视温补脾胃，升发阳气。然李氏论述脾胃病以阴火上乘的内伤热中证为主，薛氏则除此以外，还对脾胃虚弱而致的寒中作了颇多的阐发，指出"脾病也当益火，则土自实而脾安矣"(《明医杂著·枳实丸论注》)。对火衰土弱之虚寒之证，不仅强调生发脾胃之阳，还进而指出了补火生土，强调了肾命对脾胃的温煦作用，使治疗脾胃虚损病治法渐趋完备。薛己对黄柏、知母、栀子等苦寒药十分慎用，以防其戕伐阳气；对麦冬、芍药、生地黄等药也不主张多用，恐其滋碍脾胃；对淡渗之剂也主张不宜滥用，虑其渗泄过度而致阳气外泄。薛己在这些方面的见解，较之李东垣所论，确有新意，而且对临床有一定的指导意义。

2. 阐发肾命

薛己对肾命的阐发是其主要的学术观点之一。薛己论及肾、命，观点仍未超越《难经》之左肾、右命门之说，且遥承王冰、钱乙之学，重视肾中水火。如在论述气血方长而劳心亏损，或精血未满而纵情恣欲，根本不固，火不归元所致的病证时指出："两尺各有阴阳，水火互相生化，当于二脏中各分阴阳虚实，求其属而平之。若左尺脉虚弱而细数者，是左肾之真阴不足也，用六味丸；右尺脉迟软或沉细而数欲绝者，是命门之相火不足也，用八味丸……"(《明医杂著·劳瘵注》)因而薛氏常以六味丸、八味丸调肾命阴阳、水火。对劳瘵、咳嗽、咯血、吐血的治疗，薛己有特殊见解，如其论阴虚火旺咳嗽咯血，"设若肾经阴精不化，阳无所化，虚火妄动，以致前症者，宜用六味地黄丸补之，使阴旺则阳化；若肾经阳气燥热，阳无以生，虚火内动而致前症者，宜用八味地黄丸补之，使阳旺则阴生。若脾肺虚不能生肾，阴阳俱虚而致前症者，宜用补中益气汤、六味地黄丸培补元气，以滋肾水。若因阳络伤，血随气泛行，而患诸症者，宜用四君子加当归，纯补脾气，以摄血归经。太仆先生云'大寒而热，热之不热，是无火也；大热而盛，寒之不寒，是无水也'。又曰'倏忽往来，时发时止，是无水也；昼现夜伏，夜见昼止，不时而动，是无火也’。当求其属而主之，无火者，当益火之源，以消阴翳；无水者，宜壮水之主，以镇阳光，不可泥用沉寒之剂”（《明医杂著·补阴丸论注》）。由此可见，薛己调治肾阴不足，甚则虚火内动诸证，迥异于丹溪，力避知、柏的苦寒泻火，注重肾中阴阳的生化，药尚温补。因之，《四库全书总目提要》说：“薛己治病务求本源，用八味丸、六味丸直补真阳真阴，以滋化源，实自己发之。”在薛氏医案中，六味、八味是其习用之剂，尤其常见的是以补中益气汤与六味地黄丸合用，反映了其脾肾并重的学术思想，较之李东垣独重脾胃，又有极大地创新、发展。

脾属土，主运化水谷精微，肾属水，主藏精，两脏关系密切。当脾、肾气血阴阳失调时，两者亦相互影响，薛己认为脾肾病证互为因果，如脾土久虚可导致肾亏，亦可因肾亏而火不生土，导致脾胃虚衰。因而，对于脾土本虚为主者，主张“补肾不如补脾”之说。薛己在《明医杂著·补中益气汤注》中指出“愚谓人之一身，以脾胃为主……脾胃一虚，四脏俱无生气，故东垣先生著脾胃、内外伤等论，谆谆然皆以因脾胃为本，故‘补肾不如补脾’正此谓也”，这是其一方面。另一方面，对于脾肾虚寒之证，则认为多系“命门火衰不能生土”（《内科摘要》），采用益火生土之法，常以八味丸、四神丸治之，其道：“此命门火衰，不能生土而脾病，当补火以生土”，并强调指出：“此非脾胃病，乃命门火衰不能生土，虚寒使之然也，若专主脾胃误矣，可服八味丸则愈”（《内科摘要》），主张“脾病也当益火，则土自实而脾安矣”（《明医杂著·枳术丸注》）。对于一般脾肾虚损之证，又多以脾肾同治，火土兼顾。在其医案中有不少是朝服补中益气汤、十全大补汤以培补中土，夕进八味丸或四神丸，以调治肾火，形成了其治虚损病的特色方法。总之，薛己辨治脾肾亏损病证，或因脾土久虚而致肾亏，或因肾亏而不能生土等病证，着重于考虑脾肾互为因果，脾虚为主者补脾，肾虚为主者补肾。若脾肾虚寒，宜用四神丸；若脾肾虚脱，用六君子汤加姜、桂，如不应，急补命门火，以生脾土，常以八味丸治之，以补火生土。应该注意，薛己在强调补脾不应，急补其母的原则下，并未偏废对脾土本脏的治疗，而是常用脾肾同治之法，相互兼顾，不仅气虚、阳虚的情况下脾肾并治，在阴虚的情况下，也倡导脾肾并治，其说：“三阴亏损，虚火内动所作，非外因所致，皆宜六味丸、补中益气汤，滋其化源，是治本也”（《明医杂著·劳瘵注》），具体方法是朝用六君丸或补中益气丸以培后天，暮用六味丸或八味丸以补肾命，滋化源。这种根据脏腑阴阳盛衰的时间不同，而采用不同的治疗服药方法，确有独到之处，对慢性虚损病的调理具有一定的临床指导意义。

如上所述，薛己脾肾并重的观点，及其对脾肾关系的分析十分精辟，他的脾肾同治之法，为后世所取法，而对李中梓、赵献可、张介宾等的学术思想均有重要的影响。对此，《折肱漫录》曾谓："治病必以脾胃为本，东垣、立斋之书，养生家当奉为蓍蔡者也。至于脾土补之不应，则求端于其母，而补命门之真火以生之。立斋之论尤精。"这一学术评论是十分中肯的。《吴医汇讲》也以为"张景岳、李士材辈著述颇行，实皆立斋之余韵也"。

（二）治病求本，务滋化源

1. 治病求本

薛己根据《内经》"治病必求其本"的基本原则，在临证治疗疾病时极为重视治病求本的思想，并对此作了进一步发挥。沈启源在《疠疡机要·序》中指出："其治病，无问大小，必以治本为第一要义。"薛己重视治病求本思想，包含两方面的含义：

一是指辨证施治的原则，即必须抓住疾病的本质，无论内伤、外感之证，都必须掌握疾病发生之本源。薛己认为"凡医生治病，治标不治本，是不明正理也"（《明医杂著·述医论注》）。薛己认为准确辨证，施之以方，是治病求本的最根本体现，如其治韩姓病人，"色欲过度，烦热作渴，饮水不绝，小便淋沥，大便秘结……"认为"此肾阴虚，阳无所附而发于外，非火也"，遂以加减八味丸治之而"诸症悉退"，但该病人"翌日畏寒，足冷至膝，诸症仍至，或以为伤寒"，薛己却认为："非也，大寒而甚，热之不热，是无火也。阳气亦虚矣，急以八味丸一剂服之稍缓，四剂诸症复退。大便至十三日不通，以猪胆导之，诸症复作，急用十全大补汤数剂方应"（《内科摘要》）。该案先由"盖大热而甚，寒之不寒，是无水也"，翌日后变为"大寒而甚，热之不热，是无火也"，转瞬之间，水火虚极，证候迥异，若不能精准辨证，必定谬以千里，更奢谈治病求本。再如对前人"痛无补法"之说，薛己认为并非尽然，不能胶柱鼓瑟，对腹痛而见面色黄中带青，左关弦长，右关弦紧之症，辨明为土衰木旺，断然用益气汤加半夏、木香而愈。

二是指调治脾肾为治病之关键，薛己道：“经云：治病必求其本，本于四时五脏之根也。”（《明医杂著·医论注》）这是受钱乙五脏辨证以及张洁古脏腑虚实补泻的影响，着重于从脏腑立论，从脏腑论病机，就是求本。《内科摘要》所载医案，每篇的标题，都是用脏腑为纲的。而在诸脏腑中，尤以脾肾为本。就脾肾两脏而言，薛己认为脾胃为五脏之根蒂，人身之本源，脾胃一虚则诸症蜂起，其治病尤以强调“以胃气为本”的思想；又因肾阴肾阳为脏腑阴阳之根本，五脏之虚，穷必及肾，肾命受损，则命火不足，百病丛生，故温补肾命亦为其治病求本思想的重要内容。《内科摘要》所载医案 202 则，脾胃亏损案 92 则，肾命虚损案 50 则，脾肾两虚案 37 则，其中脾肾两脏虚损案占整个医案的 85% 以上；从方药上看，补脾之补中益气汤，补肾之六味丸、八味丸出现的频率最高，足见薛己对调补脾肾的重视。

2. 务滋化源

化源即生化之源，人体后天生化之源，当属脾胃之元气，土为万物之母，非土不能生物，惟土旺则万物昌盛，人体诸脏才能得以滋生，生气才能盎然勃发。因此，薛己所强调的滋化源，实为补脾土。黄履素在《折肱漫录·医药篇》中解释薛己滋化源时曾说：“化源者何？盖补脾土以资肺金，使金能生水，水足木自平而心火自降。”薛己认为凡病属虚损之证，皆可用滋化源之法，如在《内科摘要·脾肺亏损咳嗽痰喘等症》中对论治脾肺亏损所致咳嗽、痰喘等证候时指出：“脾土既不能生肺金，阴火又从而克之，当滋化源。朝用补中益气汤加山萸、麦门、五味，夕用六味地黄加五味子，三月余，喜得慎疾得愈。”对郁怒伤肝，脾胃失健所致咳喘证候时，谓：“乃肝木克脾土，而脾土不能生肺金也……用滋化源之药四剂，诸症顿退。彼以为愈，余曰：火令在迩，当补脾土以保肺金，彼不信，后复作，另用痰火之剂益甚……”对痰火内盛之肺痈，认为：“脾土既不能生肺金，而心火又乘之，此肺痈之作也，当滋化源，缓则不救。不信，后唾脓痰，复求治……此化源既绝，五脏已败，然药岂能生耶？已而果然。”在《明医杂著·枳实丸论注》中亦指出：“证属形气病气俱不足，脾胃虚弱，津血枯涸而大便难耳，法当滋补化源。”然而，薛己并未局限滋化源于补脾胃，而是将其应用范围扩充至补肾与命门的真阴真阳，经常运用六味丸、八味丸于各种虚损病证，即是明证，这进一步印证了其“治脾无效，则求之于肾”的治病求本观点，《四库全书总目·医家类》亦指出：“然己治病务求本源，用八味丸、六味丸直补真阳真阴，以滋化源。”

薛己在临证实践中，对张元素脏腑辨证十分推崇，在《医宗摘要》中指出：“洁古云：五脏子母虚实鬼邪微上，若不达其旨意，不易得而入焉”，常运用五行生克之理，采取虚则补其母的治法，以达到滋化源的目的。如肾乃肝之母，常以六味丸滋肾水以生肝木；脾乃肺之母，又常以补中益气汤、四君子汤、六君子汤等补脾土，既滋化源，又能达到土旺而金生。如《名医类案·咳嗽》载：“儒者张克明咳嗽，用二陈、芩、连、枳壳，胸满气喘，清晨吐痰，加苏子、杏仁，口出痰涎，口干作渴，薛曰：清晨吐痰，脾虚不能消化饮食，胸满气喘，脾虚不能生肺金，涎沫自出，脾虚不能自收摄，口干作渴，脾虚不能生津液。遂用六君加炮姜、肉果，温补脾胃，更用八味丸，以补土母而愈。”咳嗽证候表现在肺，但其根源在脾，通过滋化源，补火生土，达到脾土旺而诸症悉除。

三、临证经验

薛己初工于疡科，后渐浸及内科，并通晓妇、儿、口鼻诸科，临证经验丰富。其辨证，重视脏腑之虚，即令外科诸疾，如久患不愈，往往从虚论；其治病，务求其本，尤其善用滋脾土、补肾命，以旺脏腑之化源；其处方，常以古方化裁，补脾之补中益气汤、四君子汤、六君子汤，补肾之六味丸、八味丸等，均反复用于其案中；其用药，崇尚温补，少用寒凉，人参、茯苓、白术、黄芪、甘草、炮姜、肉桂、附子等频见，而黄柏、黄连、知母、金银花、连翘等少见，苦寒之药即使用于疮疡之证初起，亦中病即止，避免寒凉太过而损伤阳气。

（一）内伤虚损，只补不泻

薛己生平所治病证，以内伤杂病为多，尤对内伤虚损病证颇具丰富的临床经验，指出：“大凡杂病属内因，乃形气病气俱不足，当补不当泻”（《明医杂著·或问东垣丹溪治病之法注》），认为杂病以虚为多见，在治疗杂病虚损证时只能补，不能泻，以调整阴阳虚衰。

薛己论虚证，必言阴虚，此阴并非津液、精血之谓，是概括三阴肝、脾、肾之虚，认为“阴虚乃脾虚也，脾为至阴”。足三阴即足太阴脾、足少阴肾、足厥阴肝，而脾为至阴之脏，故阴虚即脾虚。黄履素在《折肱漫录》中指出：“大凡足三阴虚，多因饮食劳役，以致胃不能生肝，肝不能生火，而害脾土不能滋化，但补胃土则金旺水生，木得平而自相生矣。”可见其对于虚损之证十分强调肝、脾、肾三脏的调治，而三者间尤以脾土为关键。故其治疗，常以调理脾胃、滋养肝血、温补肾命为主而药尚甘温。即使是养阴之法，亦以温化为要，强调阳旺而生阴之理，这对明代以后诸家治杂病虚证多用温补的方法有一定的影响。对于血虚的治疗，既注意致虚的不同原因，又擅长以温补取效，薛己在《妇人良方注》中指出：“大凡血虚之证，或气虚血弱，或阳气脱陷，或大失血以致发热、烦渴等症，必用四君、归、芪或独参甘温之剂，使阳旺阴生，其病自愈，若用寒凉降火乃速其危也。”温补阳气，调治肝脾，这是薛己对血虚证论治之重要特点。

薛己对杂病中虚证的辨治，十分精详并多独见之处。其认为虚损之证，在某些情况下，可变生他证与假象，如“若气高而喘，身热而烦，或扬手掷足，口中痰甚者，属中气虚弱而变证也，宜用补中益气汤”（《明医杂著·风症注》），指出此类身热而烦是“脾胃虚弱之假证也，设认为热证则误矣”。又如“大抵病热伤渴饮冷，便秘，此证属实，为热故也，或恶寒发热，引衣蜷卧，或四肢逆冷，大便清利，此属真寒，或躁扰狂越，欲入水中，不欲近衣，属虚，外假热而真寒也”（《明医杂著·或问东垣丹溪治病之法注》），并以肚腹喜暖与口喜冷热为内伤虚证与外感实证之辨别要点，这在临床治疗上很有指导意义，值得借鉴。

（二）重视五脏，尤重补母

薛己临证注重脏腑辨证，运用五行生克乘侮规律，辨明脏腑传变，其谓：“五脏之证相乘，伏匿隐现莫测，然病机不离五行生克制化之理”（《小儿药证直诀·五脏相生证治注》），并据此调治脏腑虚实，或治本脏，或治子脏，或治母脏，或多脏腑同治，其中尤重虚则补母。

如治经漏不止时，薛己谓：“经云：阴虚阳搏，谓之崩。又云：阳络伤血外溢，阴络伤血内溢。又云：脾统血，肝藏血”，引用《内经》对经漏的阐述，并进而对其进行脏腑辨证，故进一步谓："其为患，因脾胃虚损，不能摄血归源；或因肝经有火，血得热而下行；或因肝经有风，血得风而妄行；或因怒当肝火，血热而沸腾；或因脾经郁结，血伤而不归经……"对其治疗，亦着眼于调治肝、脾两脏，又谓："治疗之法，脾胃虚弱者，六君子汤加当归、川芎、柴胡；脾胃虚陷者，补中益气汤加酒炒芍药、山栀；肝经血热者，四物汤加柴胡、山栀、苓、术；肝经怒火者，小柴胡加山栀、芍药、丹皮；脾经郁火者，归脾汤加山栀、柴胡、丹皮"（《女科撮要·经漏不止》）。

再如治疗心之病证时，薛己并非单独治心，而是心、肝、肾同治，其在《明医杂著·医论注》谓："心脏得病，必先调其肝肾……肾者心之鬼（克贼）。肝气通则心气和，肝气滞则心气乏，此心病先求于肝，清其源也。五脏受病必传其所胜，水能胜火，则肾之受邪必传于心，故先治其肾，逐其邪也。故有退肾邪，益肝气两方。"

薛己善用《难经》"虚者补其母"的治疗方法，如肾乃肝之母，用六味丸滋肾水以生肝木；肺气虚弱，补脾土为补其母，以滋化源，如不应，再补土之母，补火以生土，土旺以生金。如对产后咳嗽，薛己认为"产后咳嗽，或因阴血耗损，或因肺气亏伤，或阴火上炎，或风寒所感"，病因虽异，但其根源却在肺之母，即脾土不足所致，因而又谓："所患悉因胃气不足，盖胃为五脏之根本，人身之根蒂，胃气一虚，五脏失所，百病生焉。但患者多谓腠理不密所致，殊不知肺属辛金，生于巳土，亦因土虚不能生金，而腠理不密，外邪所感"（《女科撮要·产后咳嗽》），故其治多用壮土之法。这种补母，甚则补母之母的治虚方法，亦可谓其显著特色。

（三）调治脾肾，朝夕互补

薛己根据人体一天内阴阳之气消长进退，以及自然界昼夜晨昏阴阳之气的变化规律，确定病证的病机及治则。薛己认为："若朝宽暮急，属阴虚；暮宽朝急，属阳虚；朝暮皆急，阴阳俱虚也"（《疠疡机要·变症治法》），阐述了不同病证有朝暮阴阳偏虚之异，因而对其治疗，常常采用不同的朝夕用药配合，以图达到朝暮阴阳调和。薛己运用的具体办法，即"阳虚者，朝用六君子汤，夕用加减肾气丸；阴虚者，朝用四物汤加参、术，夕用加减肾气丸；真阴虚者，朝用八味地黄丸，夕用补中益气汤”（《明医杂著·或问东垣丹溪治病之法注》）；气阴两虚者，朝用补中益气汤和十全大补汤以培补脾胃元气，夕用六味丸或八味丸以调补肾命水火；气血俱虚者，朝用补中益气汤，夕用六君子汤加当归以图气血双补。

薛己着眼于调治脏腑的寒热虚实，在调补脏腑的虚损时，尤其重视对后天之本脾胃和先天之本肾命的调补，可以认为调治五脏是治虚之本，而补脾肾则可谓是本中之本。在调补脾肾时，薛己惯用朝夕补法，从其所采用的方剂配合来看，使用最多的仍为补脾之补中益气汤，补肾之六味丸、八味丸等。《内科摘要·元气亏损内伤外感等症》载：“宪幕顾斐斋饮食起居失宜，或半身并手不遂，汗出神昏，痰涎上涌……后不守禁，左腿自膝至足肿胀甚大，重坠如石，痛不能忍，其痰甚多，肝脾肾脉洪大而数，重按则软涩。余朝用补中益气加黄柏、知母、麦门、五味煎送地黄丸，晚用地黄丸加黄柏、知母，数剂诸症悉退。”对于类似的复杂病证，薛己往往采取朝夕不同用药，获得较好疗效。

（四）急证聚补，偏虚纯补

薛己治疗危急虚证，往往即刻采用聚补之法，常用方剂有八味丸、独参汤及参附汤等。八味丸用于肾元不固之危证，若因无根虚火上炎而见发热夜重，热从脚起，口干舌燥，小便频数，淋漓作痛，用八味丸引火归元，以固根本；或因火衰寒盛而见胸腹虚痞，小便不利，脘腹膨胀，手足逆冷，急用八味丸以回阳救逆；或因火不生土而五更泄泻，急用八味丸以补肾固摄。独参汤用于气血津液脱失之危重证，如疮疡病久，气虚不摄，汗出不止，急用之以补气止汗；如失血过多，不论其脉症如何，均可急用独参汤以补气固脱。参附汤用于阳虚气脱之危重证，如疮疡病过用寒凉之剂，或犯房事，或因吐泻，损伤阳气，出现发热头痛、恶寒憎寒、扬手掷足、汗出如水、腰背反张、郑声不绝等虚阳外越之假热证，须急以参附汤温阳救脱；又如见到畏寒头痛，耳聩目矇，玉茎短缩，冷汗时出，或厥冷身痛，或咬舌啮齿、舌根强硬等阳气虚脱之真寒证，则不论其脉其症，均当急以参附汤回阳救逆。

薛己治疗单纯的阴虚、阳虚、气虚或血虚病证，主张区别论治，根据虚之不同，纯补阴、阳、气、血。如发热昼夜俱重之重阳无阴证，用四物汤或六味丸纯补其阴；如见疮疡微肿，色暗不痛，脉大无力之纯阴无阳证，用回阳汤纯补阳气；如发热面赤而脉大虚弱之阴血不足证，用当归补血汤纯补其血；如疮疡脓多而清，或瘀肉不腐，溃而不敛，脉大无力之气血两虚证，用八珍汤双补气血。

（五）重视温补，反对苦寒

薛己用药重视温补，反对苦寒。从其临证所常用方来看，如补中益气汤、归脾汤、六君子汤、十全大补汤、人参养荣汤、八味丸等，多为温补之剂。薛己不仅对内科辨证重视温补，即使对外科病证，亦常以温补之剂治之。如对疮疡的认识，《内经》认为："诸痛痒疮，皆属于心""少阴司天，热淫所胜，怫热至，火行其政……甚则疮疡胕肿"，历代医家对疮疡多从心火论治，而薛己却认为："疮疡之作，皆由膏粱厚味，醇酒炙煿，房劳过度，七情郁火，阴虚阳辏，精虚气节，命门火衰，不能生土，荣卫虚弱，外邪所袭，气血受伤而患"（《外科枢要·论疮疡当明本末虚实》）。因此，薛己提出了对疮疡的治疗方法，"主治之法，若肿高焮痛者，先用仙方活命饮解之，后用托里消毒散。漫肿微痛者，用托里散；如不应，加姜、桂。若脓出而反痛，气血虚也，八珍汤。不作脓，不腐溃，阳气虚也，四君加归、芪、肉桂。不生肌，不收敛，脾气虚也，四君加芍药、木香。恶寒憎寒，阳气虚也，十全大补加姜、桂。晡热内热，阴血虚也，四物加参、术。欲呕作呕，胃气虚也，六君加炮姜。自汗盗汗，五脏虚也，六味丸料加五味子。食少体倦，脾气虚也，补中益气加茯苓、半夏。喘促咳嗽，脾肺虚也，前汤加麦门、五味。欲呕少食，脾胃虚也，人参理中汤。腹痛泄泻，脾胃虚寒也，附子理中汤。小腹痞，足胫肿，脾肾虚也，十全大补加山茱萸、山药、肉桂。泄泻足冷，脾肾虚寒也，前药加桂、附。热渴淋秘，肾虚火也，加味八味丸。喘嗽淋秘，肺肾虚火也，补中益气汤，加减八味丸。大凡怯弱之人，不必分其肿溃，惟当先补胃气。或疑参芪满中，间有用者，又加发散败毒，所补不偿所损。又有泥于气质素实，或有痰，不服补剂者，多致有误。殊不知疮疡之作，缘阴阳亏损，其脓既泄，气血愈虚，岂有不宜补者哉！故丹溪先生云：但见肿痛，参之脉症虚弱，便与滋补，气血无亏，可保终吉"（《外科枢要·论疮疡当明本末虚实》）。

薛己不独对脾肾阳虚者善用温补，即使是阴虚水亏火旺，须养阴者，也兼以温化。王冰提出"壮水之主，以制阳光；益火之源，以消阴翳"的原则，薛己宗之，常用六味、八味治疗肾之水火不足，但亦有补充发展。如治疗无水发热证，以加减八味丸治之，即六味丸加五味子润肾益阴，又加肉桂一两，既有引火归元之意，更寓阳化阴生之理。可见，薛己养阴之法，不仅只有壮水制阳一途，而又注重温化，不泥于寒凝。在用补阴药时，少加温药以温化，既寓阳生阴长，又能制阴药之凉。薛己重视温补，反复强调苦寒之弊，实为纠正当时医家滥用朱丹溪苦寒滋阴降火之时弊。因此，薛己治病重视温补，不尚苦寒，主张用甘温、甘纯之品，以温润补养为其用药目的和特色。

附录二　方剂索引

二画

二圣散　治疠疮。

大黄五钱　皂角刺烧灰，三钱

上为末，每服二钱，白汤调下，早服桦皮散，中服升麻汤下泻青丸，晚服二圣散，皆为疏泄血中风热也。

二陈汤　治脾胃虚弱，中脘停痰，或呕吐恶心，或头目不清，饮食少思。和中理气，健脾胃，消痰进饮食。

陈皮　茯苓　半夏各一钱　甘草炙，五分

上姜，水煎服。

二神丸　治脾肾虚弱，侵晨五更作泻，或全不思食，或食而不化，大便不实，神效。

补骨脂炒，四两　肉豆蔻生用，二两

上为末，用大红枣四十九枚，生姜四两，切碎，用水煮熟，去姜取枣肉，和药丸桐子大。每服五十丸，空心盐汤下。

十全大补汤　即八珍加黄芪、肉桂，治症同八珍汤。又治遗精白浊，自汗盗汗；或内热、晡热、潮热、发热；或口干作渴，喉痛舌裂；或胸乳膨胀，胁肋作痛；或脐腹阴冷，便溺余滴；或头颈时痛，眩晕目花；或心神不宁，寤而不寐；或形容不充，肢体作痛；或鼻吸气冷，急趋喘促。此皆是无根虚火，但服此药，诸症悉退。又治溃疡发热，或恶寒，或作痛，或脓多，或清，或自汗盗汗，及流注瘰疬便毒，久不作脓，或脓不成溃，溃而不敛。若血气不足之人，结肿未成脓者，宜加枳壳、香附、连翘，服之自消。

人参　肉桂　地黄酒洗，熏，焙　川芎　白芍炒　茯苓　白术炒　黄芪盐水拌炒　当

归酒拌，各一钱　甘草炙，五分

作一剂，用水二钟，姜三片，枣二枚，煎八分，食前服。

十宣散一名十奇散，又名内补散　此排脓消毒之剂，疮疡五六日间，欲溃不溃，微作痛者，宜服之。若至旬日，或久不溃，反不作痛，脉微数，或大而无力，宜服托里药为主，间服此药。

桔梗　人参　当归　川芎各一钱　生甘草五分　黄芪盐汤浸，炒，一钱　厚朴姜制　白芷　防风　桂枝各五分

上锉，每服一两，水煎服。

七味白术散　治中气亏损，津液短少，口舌干渴，或口舌生疮，不喜饮冷；或吐泻后口干，最宜服。

人参　白术　木香　白茯苓　甘草　藿香各五分　干葛根一钱

上水煎服。

八味丸　治命门火衰，不能生土，以致脾胃虚寒，饮食少思，大便不实，脐腹疼痛，夜多漩溺等症。即六味丸加肉桂、附子各一两。

熟地黄杵膏，八两　山茱萸肉　干山药各四两　牡丹皮　白茯苓　泽泻各三两　肉桂　附子各一两

八珍汤又名八物汤　治气血虚弱，恶寒发热，烦躁作渴，或不时寒热，眩晕昏愦；或大便不实，小便赤淋；或饮食少思，小腹胀痛；或疮疡溃后，气血亏损，脓水清稀，久不能愈；或伤损等症，失血过多；或因克伐，血气耗损，恶寒发热，烦躁作渴等症。即四物、四君合方。调和荣卫，顺理阴阳，滋养血气，进美饮食，退虚热。此气血虚之大药也。

当归　川芎　芍药　熟地黄　人参　白术　茯苓各一钱　甘草炙，三分

每服一两，姜、枣，水煎，空心温服。

人参丸　治经脉不利，化为水流走四肢，悉皆肿满，名曰血分。其候与水相类，若作水治之非也，宜用此。

人参　当归　大黄湿纸裹，饭上蒸熟，去纸，切，炒　桂心　瞿麦穗　赤芍　白茯苓各半两　葶苈子炒，另研，一钱

上为末，炼蜜丸桐子大。每服十五丸至二三十丸，空心饮汤下。

人参固本丸　治肺气燥热作渴，或小便短少赤色，及肺气虚热，小便涩滞如

淋，此虚而有火之圣药也。

生地黄酒拌　熟地黄用生者，酒拌，铜器蒸半日　天冬去心　麦冬去心，各一两　人参五钱

除人参为末，余药捣膏，加炼蜜少许，丸梧子大。每服五十丸，空心盐汤或温酒下。中寒人不可服。

人参败毒散　治疮疡焮痛，发寒热，或拘急头痛等症。

人参　羌活　独活　前胡　柴胡　桔梗　枳壳　茯苓　川芎　甘草各一钱

上水煎服。

人参养荣汤　治脾肺俱虚，发热恶寒，四肢倦怠，肌肉消瘦，面黄短气，食少作泻。又治溃疡发热，或恶寒，或四肢倦怠，肌肉消瘦，面色萎黄，汲汲短气，饮食无味，不能收敛；或气血原不足，不能收敛。若大疮愈后，多服之，不变他病。若气血虚而变见诸症，莫能名状，勿论其病，勿论其脉，但用此汤，其病悉退。

白芍一钱五分　人参　陈皮　黄芪蜜炙　桂心　当归　白术　甘草炙，各一钱　熟地黄　五味子炒，杵　茯苓各七分半　远志五分

上姜、枣，水煎服。

人参养胃汤　治外感风寒，内伤饮食，寒热头疼，或作疟疾。

半夏　厚朴姜制　橘红各八分　藿香叶　草果　茯苓　人参各五分　甘草炙，三分　苍术一钱

上姜七片，乌梅一个，水煎服。

人参理中汤　治脾胃虚弱，饮食少思，或去后无度，或呕吐腹痛，或饮食难化；或胸膈不利；或疟疾中气虚损久不能愈；或中气虚弱，痰气不利，口舌生疮。加附子名附子理中汤，治中气虚寒而患前症；又治入房腹痛，手足逆冷，或犯寒气，或食冷物。

人参　白术　干姜炮　甘草炙，各等份

上每服五七钱或一两，水煎服。

人参橘皮汤　治脾胃虚弱，气滞恶阻，呕吐痰水。

人参　陈皮　白术　麦冬去心，各一钱　甘草三分　厚朴制　白茯苓去皮，各五分

上用淡竹茹一块，姜、水煎温服。

若因中脘停痰，宜用二陈、枳壳；若因饮食停滞，宜用六君子加枳壳；若因

脾胃虚，宜用异功散。

九味羌活汤 治一切外因疮毒。

羌活 防风 苍术各一钱五分 川芎 白芷 生地黄 黄芩 甘草各一钱 细辛五分

上水煎服。

三画

三生饮 治卒中昏不知人，口眼㖞斜，半身不遂，并痰厥气厥。

南星生用，一两 川乌去皮，生用 附子去皮，生用，各半两 木香二钱

上每服五钱，姜、水煎。

《三因》遇仙丹 治大风癞疾，肌肉不仁，皮肤疡溃，鼻梁塌坏。

人参一两 紫参一两 苦参二两 白僵蚕去嘴，二两

上为末，白面糊为丸，如梧桐子大。每服三十丸，食前温盐汤吞下，日两次。次服疏风散。

大芎黄汤 治风在里，宜疏导，急服此汤。

川芎 羌活 黄芩 大黄各一两

上五七钱，水煎温服，脏腑通利为度。

大防风汤 治三阴之气不足，风邪乘之，两膝作痛，久则膝大，腿愈细，因名曰鹤膝风，乃败证也，非此方不能治。又治痢后脚痛缓弱，不能行步，或腿膝肿痛。

附子炮，一钱 白术炒 羌活 人参各二钱 川芎一钱五分 防风二钱 甘草炙，一钱 牛膝酒浸，一钱 当归酒拌，二钱 黄芪炙，二钱 白芍炒，二钱 杜仲姜制，三钱 熟地黄用生者，酒拌，蒸半日，忌铁器，二钱

作一剂，水二钟，姜三片，煎八分，空心服。愈后尤宜谨调摄，更服还少丹，或加桂以行地黄之滞。若脾胃虚寒之人，宜服八味丸。

大芜荑汤 治小儿黄疳，胃热荣燥，小便利，发黄脱落，鼻、下龈作疮，能乳，喜食土，面黑，大便青，为寒；小儿脾疳，少食，发热作渴，大便不调。

防风一分 黄连一分 炙甘草二分 麻黄不去根节，二分 羌活二分 栀子三分 柴胡三

分　茯苓三分　当归四分　大芜荑五分　白术五分

用水一大盏半，煎至六分。去滓，食前稍热服。

大芦荟丸一名九味芦荟丸　治大人小儿下疳溃烂，或作痛。又治肝疳食积，口鼻生疮，牙龈蚀烂。

胡黄连　黄连　芦荟　木香　白芜荑炒　青皮　白雷丸　鹤虱草各一两　麝香三钱

上为末，蒸饼糊丸如麻子大。每服一钱，空心米饮下。

大黄牡丹汤　治肠痈。

大黄四两　牡丹皮三两　芒硝二两　桃仁五十个

每服五钱，水煎服。

小柴胡汤　治肝胆经症，寒热往来，或日晡发热；或湿热身热，默默不欲食；或怒火口苦，耳聋，咳嗽发热，胁下作痛，甚者转侧不便，两胠痞满；或泄泻咳嗽；或吐酸食苦水；或因怒而患疟、痢等症。

柴胡二钱　黄芩一钱五分　人参　半夏各七分　甘草炙，五分

上姜，水煎服。

四画

木香饼　治一切气滞结肿，或痛或闪肭，及风寒所伤作痛，并效。

木香五钱　生地黄一两

上木香为末，地黄杵膏和匀，量患处大小作饼置患处，以热熨斗熨之。

五淋散　治膀胱有热，水道不通，淋涩不出，或尿如豆汁，或成砂石，或如膏汁，或热怫便血。

赤茯苓一钱五分　赤芍　栀子各一钱　当归　甘草各一钱二分

上入灯心，水煎服。

内托羌活汤　治尻臀患痈，坚硬肿痛，两尺脉紧，按之无力。

羌活　黄柏各二钱　防风　当归尾　藁本各一钱　肉桂一钱　连翘　甘草炙　苍术米泔水浸炒　陈皮各半钱　黄芪盐水拌炒，一钱半

作一剂，水、酒各一钟，煎至八分，食前服。

内托复煎散 治疮疡肿焮在外，其脉多浮。邪气盛，必侵内，宜用此药托之。

地骨皮 黄芩炒 茯苓 白芍炒 人参 黄芪盐水拌炒 白术炒 桂皮 甘草炙 防己酒拌 当归酒拌，各一钱 防风二钱

㕮咀，先以苍术一升，水五升煎。去术，入药，再煎至二升，终日饮之，苍术渣外再煎服。

内托黄芪酒煎汤 治寒湿腿外侧少阳经分患痈；或附骨痈，坚硬漫肿作痛；或侵足阳明经，亦治之。

黄芪盐水拌炒，二钱 柴胡一钱半 连翘 肉桂各一两 黄柏五分 牛蒡子炒，一钱 当归尾二钱 升麻七分 甘草炒，五分

作一剂，水、酒各一钟，煎八分，食前服。

内补黄芪汤 治溃疡作痛，倦怠少食，无睡自汗，口干或发热，久不愈。

黄芪盐水拌炒 麦冬去心 熟地黄酒拌 人参 茯苓各一钱 甘草炙炒，三分 白芍炒 远志去心，炒 川芎 官桂 当归酒拌，各五分

作一剂，水二钟，姜三片，枣一枚，煎八分，食远服。

内疏黄连汤一名黄连内疏汤 治疮疡热毒炽盛，肿硬木闷，根盘深大，皮色不变，呕哕烦热，大便秘结，脉象沉实者。此邪在脏也，急服以内除之，使邪不得犯经络。

黄连 芍药 当归 槟榔 木香 黄芩 栀子 薄荷 桔梗 甘草各一两 连翘二两

水煎服，一二服后加大黄一钱至二钱，以利为度。

升阳益胃汤 治脾胃虚弱，肢体怠惰；或体重节痛，口舌干渴，饮食无味，大便不调，小便频数，饮食不消；兼见肺病，洒淅恶寒，凄惨不乐，乃阳不和也。

羌活 独活 防风各五钱 柴胡 白术 茯苓渴者不用 泽泻各三钱 人参 半夏 甘草炙，各一两 黄芪二两 芍药 黄连 陈皮各四钱

上每服三五钱，姜、枣，水煎，早温服。如小便愈而病益加，是不宜利小便也，当少减茯苓。

升麻汤 治风热身如虫行，或唇反纵裂。

升麻三分　茯苓　人参　防风　犀角　羌活　官桂各二钱

上每服四钱，水煎，下泻青丸。

乌贼鱼骨丸　治妇人血枯，胸膈四肢满，妨于食饮，病至闻腥、臊、臭气先唾血，出清液；或前后泄血，目眩转，月事衰少不来。

乌贼鱼骨去甲，四两　藘茹一两

上为末，以雀卵和成剂，丸如小豆大。每服五丸，加至十丸，以鲍鱼煎汤下，以饭压之。

六君子汤　即四君子汤加半夏、陈皮。治脾胃虚弱，饮食少思；或久患疟痢，若见内热，或饮食难化作酸，乃属虚火，须加炮姜，其功甚速。治金疮、杖疮等症，因元气虚弱，肿痛不消，或不溃敛，或服克伐伤脾，或不思饮食，宜服之以壮营气。

人参　茯苓　白术　半夏　陈皮各一钱　甘草炙，五分

上姜、枣，水煎服。

六味丸一名地黄丸，一名肾气丸　夫人之生，以肾为主，凡病皆由肾虚而致。此方乃天一生水之剂，无有不可用者，世所罕知。治肾经不足，发热作渴、小便淋秘、气壅痰嗽、头目眩晕、眼花耳聋、咽燥舌痛、齿牙不固、腰腿痿软、自汗盗汗、便血诸血、失音、水泛为痰、血虚发热等症。其功不能尽述。

熟地黄杵膏，八两　山茱萸肉　干山药各四两　牡丹皮　白茯苓　泽泻各三两

上各另为末，和地黄加炼蜜，丸桐子大，每服七八十丸，空心食前，滚汤下。

六味逍遥散　即加味逍遥散去栀子、牡丹皮。

方脉流气饮子　治恼怒胸膈胀满，或肢体作痛，或结壅肿，血气无亏者；或治瘰疬流注，及郁结聚结肿块；或走注疼痛；或心胸痞闷，咽塞不利，胁腹膨胀，呕吐不食，上气喘急，咳嗽痰盛，面目或四肢浮肿，大小便秘。

紫苏叶　青皮　苦桔梗　半夏煨　当归　芍药　乌药　茯苓　川芎　黄芪　枳壳去穰，麸炒　防风各半两　甘草　橘皮各五分　大腹皮　木香各三分

上姜、枣，水煎服。

五画

左金丸一名四金丸　治肝火胁刺痛，或发寒热，或头目作痛，或大便不实，或小便淋秘，或小腹疼痛，一切肝火之证。

黄连六两　吴茱萸一两，汤煮片时用

上为末，粥丸，白术、陈皮汤下。

龙胆泻肝汤　治肝经湿热，下部肿焮作痛，小便涩滞，阴挺如菌，或出物如虫等症。

龙胆草酒拌，炒黄　泽泻各一钱　车前子炒　木通　生地黄酒拌　当归尾酒拌　栀子炒　黄芩　生甘草各五分

上水煎服。

归脾汤　治思虑伤脾，不能摄血，致血妄行；或健忘怔忡，惊悸盗汗，或心脾作痛，嗜卧少食，大便不调；或肢体重痛，月经不调，赤白带下；或思虑伤脾而患疟痢。

人参　白术　白茯苓　黄芪　龙眼肉　酸枣仁各二钱　远志一钱　木香　甘草炙，各五分　当归一钱

上姜、枣，水煎服。

四七汤　治七情郁结，咽间如有一核，吞吐不利，或中脘痞满，痰涎壅喘，或恶心少食。

紫苏叶一钱　厚朴一钱五分　茯苓一钱　半夏姜制，七分

上姜、枣，水煎服。若白带，以此汤送青州白丸子，其效如神。

四生散　治肾脏风，耳鸣目痒，鼻赤齿浮；或妇女血风疮。

白附子　独活　黄芪　白蒺藜各等份

上为末，每服二钱，用猪腰子劈开入药，湿纸裹，煨熟，细嚼，盐汤下；风癣酒下。为丸亦可。

四君子汤　治脾胃虚弱，饮食少进；或肢体肿胀，肚腹作痛；或大便不实，体瘦面黄；或胸膈虚痞，痰嗽吞酸；或因克伐肿痛不散，溃敛不能。宜用此以补脾胃，诸症自愈。若误用攻毒，七恶随至，脾胃虚弱，饮食少思，或食而难化，

或欲作呕，或大便不实，若脾胃气虚，疮口出血，吐血便血，尤宜用之，盖气能摄血故也。凡气血俱虚之证，宜于前汤，但加当归，脾胃既旺，饮食自进，阴血自生；若用四物汤沉阴之剂，脾胃复伤，诸症蜂起。若命门火衰而脾土虚寒，必用八味丸，以补土母。若因脾胃虚寒而致，宜香砂六君子。若因脾经郁结而致，宜归脾汤。若因肝木侮脾胃而致，宜用六君加木香、芍药。

人参　白术　茯苓各二钱　甘草炙，一钱

上姜、枣，水煎服。

四味肥儿丸　治小儿食积五疳，或白秃体瘦，肚大筋青，发稀成穗，或遍身疮疥等症。

芜荑炒　神曲炒　麦蘖炒　黄连各等份

上为末，猪胆汁丸黍米大。每服一二十丸，木通煎汤下，米糊丸亦可。

四物二连汤　治血虚五心烦热，或血虚发热，口舌生疮。昼则明了，夜则发热。

当归　生地黄　白芍炒，各一钱　川芎七分　黄连炒，五分　胡黄连三分

上每服五钱，水煎。

四物汤　治肝脾肾血虚发热，或日晡热甚，头目不清，或烦躁不寐，胸膈作胀，或胁作痛，宜用此汤。若脾气虚而不能生血，宜用四君子汤。若脾气郁而虚，宜用归脾汤。若肾水涸而不能生肝血，宜用六味丸。治血虚发热烦躁，或晡热作渴，头目不清。治产后主诸症血虚发热，或口舌生疮，或牙龈肿溃。

当归　熟地黄各三钱　芍药二钱　川芎一钱五分

上水煎服。

四顺散　治肺痈吐脓，五心烦热，壅闷咳嗽。

贝母去心　紫菀去苗　桔梗炒，各一钱半　甘草七分

作一剂，水二钟，煎八分，食远服。如咳嗽加杏仁。亦可为末，白汤调服。

四神丸　治脾肾虚弱，大便不实，饮食不思。

肉豆蔻　补骨脂　五味子　吴茱萸各为末　生姜各四两　红枣五十枚

上用水一碗，煮姜、枣，去姜、水，干取枣肉，丸桐子大。每服五七十丸，空心日前服。

生地黄丸　治师尼寡妇寒热，乍寒乍热，肝脉弦长而出鱼际。

生地黄酒拌，杵膏，一两　秦艽　黄芩　硬柴胡各五钱　赤芍一两

上为细末，入地黄膏，加炼蜜少许，丸桐子大。每服三十丸，乌梅煎汤下，日进二服。亦治室女患此。

失笑散　治产后心腹绞痛欲死，或血迷心窍，不知人事，及寻常腹内瘀血，积血作痛。

五灵脂　蒲黄俱炒，等份

上每服三钱，酒煎热服。

若瘀血去多，而元气虚损所致，宜用四君、川芎、当归、炮姜。

仙方活命饮　治一切疮疡，未作脓者内消，已成脓者即溃，又排脓止痛，消毒之圣药也。

穿山甲用蛤粉炒黄色　甘草节　防风　没药　赤芍　白芷　当归尾　乳香各一钱　天花粉　贝母各八分　金银花　陈皮各三钱　皂角刺炒黄，一钱

作一剂，用酒一碗，同入瓶内，纸糊瓶口，弗令泄气，慢火煎数沸，去渣。分病在上下，食前后服之。能饮酒者，再饮二三杯尤好。

偈曰：真人妙诀世间稀，一切痈疽总可医，消毒如同汤沃雪，化脓立见肉生肌。

加减八味丸　治肾水不足，虚火上炎，发热作渴，口舌生疮，或牙龈溃烂，咽喉作痛；或形体憔悴，寝汗发热，五脏齐损。即六味丸加肉桂一两。

熟地黄杵膏，八两　山茱萸肉　干山药各四两　牡丹皮　白茯苓　泽泻各三两　肉桂一两

加味小柴胡汤　治血虚大劳大怒，火动热入血室；或妇女经行感冒发热，寒热如疟，夜间热甚或谵语。即小柴胡汤加生地黄一钱。

柴胡二钱　黄芩一钱五分　人参　半夏各七分　甘草炙，五分　生地黄一钱

上姜，水煎服。

加味归脾汤　即归脾汤加柴胡、栀子。

人参　白术　白茯苓　黄芪　龙眼肉　酸枣仁各二钱　远志一钱　木香　甘草炙，各五分　当归一钱　柴胡　栀子

加味四物汤　即四物汤加白术、茯苓、柴胡、牡丹皮。

当归　熟地黄　芍药　川芎　白术　茯苓　柴胡　牡丹皮

上水煎服。

加味芎归汤　治分娩交骨不开，或五七日不下，垂死者。

川芎　当归各一两　生男女妇人发一握，烧灰存性　自死龟壳一个，如无占过者亦可酥炙

上为末，每一两，水煎服，良久不问，生死胎自下。

加味承气汤　治瘀血内停痛，胸腹胀痛，或大便不通等症。

大黄　朴硝各二钱　枳实一钱　厚朴一钱　甘草五分　当归　红花各一钱

用酒、水各一钟，煎一钟服。仍量虚实加减，病急不用甘草。

加味逍遥散　治肝脾血虚发热，或潮热晡热，或自汗盗汗，或头痛目涩，或怔忡不宁，或颊赤口干；或月经不调，肚腹作痛；或小腹重坠，水道涩痛；或肿痛出脓、内热作渴等症。即逍遥散加栀子、牡丹皮。

当归　芍药　茯苓　白术炒　柴胡各一钱　牡丹皮　栀子炒　甘草炙，各五分

上水煎服。

加减济生肾气丸　治脾肾虚，腰重脚肿，湿饮留积，小便不利；或肚腹肿胀，四肢浮肿，气喘痰盛；或已成水证。其效如神。

白茯苓三两　附子半两　川牛膝　桂枝　泽泻　车前子　山茱萸　山药　牡丹皮各一两　熟地黄掐碎，酒拌、杵膏，四两

上为末，和地黄膏，加炼蜜丸桐子大。每服七八十丸，空心米饮下。

圣愈汤　治一切失血或血虚，烦渴躁热，卧睡不宁；或疮症脓水出多、五心烦热作渴等症。

熟地黄生者自制　生地黄　当归酒拌，各一钱　人参　黄芪炒　川芎各二钱

上水煎服。

六画

地黄饮子　治肾气虚弱，舌喑不能言，足废不能行。

熟地黄　巴戟天去心　山茱萸去核　肉苁蓉酒浸，焙　石斛　附子炮　五味子　白茯苓　石菖蒲　远志去心　官桂　麦冬去心，各等份

上每服三钱，入薄荷少许，姜、枣，水煎服。

地黄清肺饮　治肺肝咳嗽。

明阿胶面炒，一钱　鼠粘子炒，三分　马兜铃　甘草各五分　杏仁去皮、尖，七枚　糯米

炒，十粒

上水煎服，量儿加减。

芍药汤 治便血后重。经曰：溲而便脓血，知气行而血止也，行血则便自愈，调气后则后重自除。

芍药一两 当归 黄连各半两 槟榔 木香 甘草炙，各二钱 桂二钱五分 黄芩五钱

上每服半两，水煎。如痢不减，加大黄。

再造散 治疠风恶疾。

郁金五钱 大黄煨 皂角刺炒黑，各一两 白牵牛半生半炒，六钱

上为末，每服五钱，日未出时面东，以无灰酒调下。

夺命丹 治疔疮发背，及恶证不痛，或麻木，或呕吐，重者昏愦。此药服之，不起发者即发，不痛者即痛，痛甚者即止，昏愦者即苏，呕吐者即解，未成者即消，已成者即溃，有回生之功，乃恶证之中至宝也。

蟾酥干者酒化 轻粉各半钱 白矾枯 寒水石煅 铜绿 乳香 没药 麝香各一钱 朱砂三钱 蜗牛二十个，另研，无亦效

上为细末，蜗牛别碾烂，入药末，捣匀为丸如绿豆大。如丸不就，入酒糊些小，每服一二丸。用生葱白三五寸，病者自嚼烂，吐于手心，男左女右，包药在内，用热酒和葱送下。如人行五七里，汗出为效，重者再服一二丸。

托里消毒散 治疮疽已攻发不消者，宜服此药，未成即消，已成即溃，腐肉易去，新肉易生。如有疮口，宜贴膏药。敛即不用，切不可用生肌之药。

人参 黄芪盐水拌炒 当归酒拌 川芎 芍药炒 白术炒 茯苓各一钱 白芷 金银花各七分 甘草五分

作一剂，用水二钟，煎至八分，疮在上下，食前后服之。

托里散 治金疮、杖疮，及一切疮毒，因气血虚不能成脓；或脓成不能溃敛，脓水清稀，久而不瘥。

人参一钱，气虚多用之 黄芪盐水拌炒，一两 白术炒 陈皮各七分 当归身酒拌，一钱 芍药酒炒 熟地黄生者自制 白茯苓各一钱

上水煎服。

当归川芎散 治手足少阳经血虚疮证，或风热耳内痒痛生疮出水；或头目不清，寒热少食；或妇女月经不调，胸膈不利，腹胁疼痛。

当归 川芎 柴胡 白术 芍药各一钱 栀子炒，一钱 牡丹皮 茯苓各八钱 蔓荆子 甘草各五分

上水煎服。

当归六黄汤 治气血虚，而发热盗汗等症。

当归二钱 黄芪炒 生地黄 熟地黄各一钱 黄连炒焦 黄芩炒焦 黄柏炒焦，各五分

上水煎服。

当归补血汤 治气血俱虚，肌热恶寒，面目赤色，烦渴引饮，脉洪大而虚，重按似无，此脉虚、血虚也，若误服白虎汤必死。此病多有得于饥饱劳役者。

黄芪炙，一两 当归酒制，二钱

上水煎服。

当归拈痛汤 治湿热下注，腿脚生疮，或脓水不绝，或赤肿，或痒痛，或四肢遍身重痛。

羌活五钱 人参 苦参酒制 升麻 葛根 苍术各二钱 甘草炙 黄芩酒拌 茵陈叶酒炒，各五钱 防风 当归身 知母酒炒 泽泻 猪苓各三钱 白术一钱半

作四剂，水二钟，煎一钟，空心并临睡服之。

回阳玉龙膏 治跌仆所伤，为敷凉药，或人元气虚寒，肿不消散，或不溃敛，及痈肿坚硬，肉色不变，久而不溃，溃而不敛；或筋挛骨痛，一切冷证并效。

草乌二钱 南星煨，一两 干姜炒，一两 白芷一两 赤芍炒，一两 肉桂五钱

上为末，葱汤调涂，热酒亦可。

竹叶石膏汤 治胃火盛而作渴。

淡竹叶 石膏煅 桔梗 木通 薄荷叶 甘草各一钱

上水煎服。

安胎饮 治妊娠五七个月，用数服可保全产。

白术 人参 当归 川芎 熟地黄 白芍 陈皮 甘草 紫苏 炙黄芩各一钱

上用姜、水煎服。

若因中气虚弱，须用四君子加陈皮、紫苏；若阴虚内热，宜用四物、黄芩、白术。

安神丸 镇心安神，清热养血。治心神烦乱，怔忡，兀兀欲吐，胸中气乱而热，有似懊憹之状，失眠多梦。

黄连酒洗，一钱半 朱砂水飞，一钱 酒生地黄 酒当归身 炙甘草各五分

上药除朱砂水飞外，余四味捣为细末，同和匀，汤浸蒸饼为丸，如黍米大。每服十五丸，食后津唾咽下。

异功散 治久咳不已，或腹满少食，或面肿气逆。又治脾胃虚弱，饮食少思等症。即四君子汤加陈皮。

人参 茯苓 白术 甘草 陈皮各等份

上每服三五钱，姜、枣，水煎。

防风通圣散 治风热炽盛，大便秘结，发热烦躁，表里俱实者。

防风 当归 川芎 芍药 大黄煨 芒硝 连翘 薄荷 麻黄 桔梗 石膏煨 黄芩炒，各一两 白术 栀子 荆芥各二钱五分 甘草二两 滑石三两 白芷 蒺藜炒 鼠粘子各五钱

上为末，每服三五钱，白汤调下。

七画

麦门冬汤 治火热乘肺，咳唾有血。

麦冬去心 防风 白茯苓各二钱 人参一钱

上水煎服。

豆豉饼 治疮疡肿硬不溃，及溃而不敛，并一切顽疮恶疮。

用江西豆豉为末，唾津和作饼子，如钱大，厚如三文，置患处，以艾壮于饼上灸之。饼若干，再用唾津和作。如背疮大，用漱口水调作饼，覆患处，以艾铺饼上烧之。如未成者，用之即消；已成者，虽不全消，其毒顿减。前人俱称有奇功，不可忽之。

还少丹 治脾肾虚寒，饮食少思，发热盗汗，遗精白浊。又治真气亏损，肌体瘦弱等症。

肉苁蓉 远志去心 茴香 巴戟天 干山药 枸杞子 熟地黄 石菖蒲 山茱萸去核 牛膝 杜仲去皮，姜制 楮实子 五味子 白茯苓各一两

上各另为末，和匀，用枣肉百枚，并炼蜜丸桐子大。每服五七十丸，空心温酒或盐汤下，日三服。

连翘饮子　治乳内结核。

连翘　川芎　瓜蒌仁研　皂角刺炒　橘叶　青皮去白　甘草节　桃仁各一钱半

上水煎服。

羌活当归散　治风毒血热，头面生疮，或赤肿，或成块；或瘾疹瘙痒，脓水淋漓。

川芎　黄连炒　鼠粘子蒸　防风　荆芥　甘草　黄芩酒浸，炒　连翘　白芷　升麻各一钱

上酒拌晒干，水煎。

羌活防风汤　治破伤风，邪初在表者，急服此药以解之。稍迟则邪入于里，与药不相合矣。

羌活　防风　甘草　川芎　藁本　当归　芍药各四两　地榆　细辛各二两

上每服五钱，水煎。

补中益气汤　治中气不足，肢体倦怠，口干发热，饮食无味；或饮食失节，劳倦身热，脉洪大而虚；或头痛恶寒，自汗；或气高而喘，身热而烦；或脉微细，软弱自汗，体倦少食；或中气虚弱而不能摄血；或饮食劳倦而患疟痢；或疟痢因脾胃虚而不能愈；或元气虚弱，感冒风寒，不胜发表，宜用此代之；或入房而后感冒；或感冒而后入房，亦用前汤，急加附子；或泻痢腹痛，急用附子理中汤。

黄芪炙　人参　白术　甘草炙，各一钱五分　当归一钱　陈皮五分　柴胡　升麻各三分

上姜、枣、水煎，空心午前服。

补气泻荣汤　治疠风。

升麻　连翘各五分　苏木　当归　黄连　黄芪　全蝎　地龙去土，各五分　生地黄　荆芥各四分　人参二分　甘草一分半　桔梗　梧桐泪各一分　麝香少许　桃仁三个　蠓虫去翅、足，炒，三个　白豆蔻二分　水蛭炒烟尽，三个

上先将白豆蔻、麝香、水蛭、蠓虫各另为末和匀，却将前药用水二钟煎至一钟，去渣，入梧桐泪，前末再煎，至七分，空心热服。

补肾丸

巴戟天去心　山药　补骨脂炒　小茴香炒　牡丹皮各五钱　肉苁蓉酒洗，一两　枸杞子一两　青盐二钱半，后入

为末，蜜丸梧子大，每服五十丸，空心盐汤下。作一剂，姜、枣，水煎服。

局方小续命汤　治历节痛风、痰盛口噤、腰背反张等症。

防己　肉桂去粗皮　杏仁去皮、尖，炒黄　黄芩　白芍　甘草　川芎　麻黄去节　人参去芦，各一两　防风一两五钱　附子炮，去皮、脐，半两

上为粗末，每服三钱，姜、枣，水煎服。

阿魏膏　治一切痞块，更服胡连丸。

羌活　独活　玄参　官桂　赤芍　穿山甲　生地黄　两头尖　大黄　白芷　天麻各五钱　槐柳桃枝各三钱　红花四钱　木鳖子去壳，二十枚　乱发如鸡子大，一块

上用香油二斤四两，煎黑去滓；入发煎，发化乃去滓；徐下黄丹煎，软硬得中，入芒硝、阿魏、苏合油、乳香、没药各五钱，麝香三钱，调匀即成膏矣。摊贴患处，内服丸药。黄丹须用真正者效。先用朴硝随患处铺半指厚，以纸盖，用热熨斗熨，良久，如硝耗再加，熨之二时许，方贴膏药。若是肝积，加芦荟末同熨。

附子六物汤　治四气流注于足太阴经，骨节烦痛，四肢拘急，自汗短气，小便不利，手足或时浮肿。

附子　防己各四钱　甘草炙，二钱　白术　茯苓各三钱　桂枝四钱

作二剂，水一钟半，姜三片，煎一钟，食远服。

附子饼　治溃疡气血虚不能收敛，或风邪袭之，以致气血不通，运于疮所，不能收敛。

用炮附子去皮、脐，研末，以唾津和为饼，置疮口处，将艾壮于饼上，灸之。每日灸数次，但令微热，勿令痛。如饼干，再用唾津和作，以疮口活润为度。

附子理中汤　治脾胃虚寒，手足厥冷，饮食不入．或肠鸣切痛，呕逆吐泻。即人参理中汤加附子等份。

人参　白术　干姜炮　甘草炙　附子各等份

上每服五七钱或一两，水煎服。

八画

青州白丸子　治风痰咳嗽，或牙关紧急，不知人事，或痰滞作麻。

南星三两　半夏七两　白附子二两　川乌半两，各生用

上为末，绢袋盛，井水摆浸，仍换水浸三五日，晒干，糯米粉丸。如急用，以姜汁糊丸亦可。

《易老》祛风丸　治疥癞风疮。

黄芪　枳壳炒　防风　芍药　甘草　地骨皮　枸杞子　熟地黄　生地黄各酒拌，杵膏

上各另为末，入二黄膏，加炼蜜丸桐子大。每服七八十丸，白汤下。

金银花散　消毒托里，止痛排脓，不问肿溃，并效。

金银花　黄芪盐水浸炒　当归酒拌　甘草各等份

为末，每服一二钱，滚汤调入，酒少许服。大人每服一两，水煎服，随饮酒二三杯。

法制清气化痰丸　顺气快脾，化痰消食。

半夏　南星去皮、尖　白矾　皂角切　干姜各四两

上先将白矾等三味，用水五碗，煎取水三碗，却入半夏二味，浸二日，再煮，至半夏、南星无白点为度，晒干。

泻青丸　治肝经郁火实热，胁乳作痛，大便秘结及肝经一切实火证。

当归　龙胆草　川芎　栀子　大黄　羌活　防风各等份

上为末，蜜丸鸡子大，每服一二丸。

治水分葶苈丸　治水分。妇人小便不利，身面浮肿，水乘于血，致经不行者。

葶苈子炒，另研　续随子去壳，研，各半两　干笋末一两

为末，枣肉丸，如梧子大。每服七丸，煎匾竹汤下。如大便利者，减续随子、葶苈子各一钱，加白术五钱。

参苏饮　治外感风寒，咳嗽气逆，血蕴上焦，发热气促，或咳血衄血，或痰嗽不止。加黄芩、栀子，名加味参苏饮。

人参　紫苏　半夏　茯苓　陈皮　桔梗　前胡　葛根　枳壳各一钱　甘草炙，五分

上姜、水煎服。

参附汤 治金疮、杖疮，失血过多。或脓瘀泄，阳随阴走，上气喘急、自汗盗汗、气短头晕等症。

人参四钱 附子炮，去皮、脐，三钱

用水煎服。阳气脱陷者，倍用之。

参苓白术散 治脾胃不和，饮食不进，或呕吐泄泻。凡大病后，皆宜服此药，以调理脾胃。

人参 茯苓 白扁豆去皮，姜汁拌炒 白术炒 莲肉去心、皮 砂仁炒 薏苡仁炒 桔梗炒 山药 甘草炙，各二两

上为细末，每服三钱，用石菖蒲煎汤下。

九画

荆防败毒散 治疮疡，上焦风热。

川芎 茯苓 枳壳 前胡 柴胡 羌活 独活 荆芥 防风各一钱

每服一两，水煎服。

胡麻散 治风热瘾疹瘙痒，或兼赤晕寒热，形病俱实者。

胡麻一两二钱 苦参 荆芥穗 何首乌不见铁器，各八钱 威灵仙 防风 石菖蒲 牛蒡子炒 甘菊花 蔓荆子 白蒺藜炒，去刺 甘草炒，各六钱

上每服三钱，酒调。

栀子清肝散一名柴胡栀子散 治三焦肝胆经血虚风热，耳、项、胸乳等处痒痛；或发热寒，晡热自汗；或唇搐动。

柴胡 栀子 牡丹皮各二钱 茯苓 川芎 芍药 当归 牛蒡子炒，各七分 甘草五分

上水煎服。若太阳头痛，加羌活。

香连丸 治痢疾并水泻、暑泻甚效。

黄连净，二十两 吴茱萸去枝梗，十两

上先将二味用热水拌和，入瓷器内，置热汤炖一日，同炒至黄连紫黄色，去茱用连，为末，每末四两，入木香末一两，淡醋米饮为丸，桐子大。每服二三十

丸，滚汤下。久痢中气下陷者，用补中益气下；中气虚者，用四君子下；中气虚寒者，加姜、桂。

香砂六君子汤 即六君子汤加香附、藿香、砂仁。

人参 茯苓 白术 甘草炙 半夏 陈皮 香附 藿香 砂仁

上姜，水煎服。

香薷饮加黄连名黄连香薷饮 治一切暑毒腹痛，霍乱吐泻，或头痛昏愦。

香薷 茯苓 白扁豆 厚朴 甘草各一钱

上水煎服。

保生无忧散 临产服之，补其血，顺其气，使易产。又治小产瘀血腹痛。

南木香 当归 川芎 白芍 枳壳 乳香 血余即乱发，煅

上等份，每服二三钱，水煎，日二服。

若胞衣既破，其血已涸，或元气困惫，急用八珍汤斤许，水数碗，煎熟时饮救之，饮尽再制，亦有得生者。

保和丸 治饮食停滞，胸膈痞满，或吞酸等症。

山楂取肉，蒸，二两 神曲炒 半夏 茯苓各一两 莱菔子炒 陈皮 连翘各五钱

上为末，粥丸。加白术二两，名大安丸。

独参汤 治一切失血，恶寒发热，作渴烦躁。盖血生于气，故血脱补气，阳生阴长之理也。

人参二两

上枣十枚，水煎服。

济阴地黄丸 治阴虚火燥，唇裂如茧。

五味子 熟地黄自制杵膏 麦冬 当归 肉苁蓉 山茱萸去核 干山药 枸杞子 甘州菊花 巴戟天各等份

上为末，炼蜜丸，桐子大。每服七八十丸，空心食前白汤送下。

神功散 治疮疡，不问阴阳肿溃，并效。

黄柏炒 川乌炮

另为末，各等份，用唾液调敷患处，并涂疮口。一道人不问阴阳肿溃，虚实痛否，此药用漱口水调搽，不留疮头，日易之，内服仙方活命饮，甚效。

神仙太乙膏 治痈疽，及一切疮毒，不问年月深浅，已未成脓，并治之。如

发背，先以温水洗净。软帛拭干，用绯帛摊贴，即用冷水送下；血气不通，温酒下；赤白带下，当归酒下；咳嗽，及喉闭缠喉风，并用新绵裹，置口中含化下；一切风赤眼，捏作小饼，贴太阳穴，以山栀子汤下；打仆伤损外贴，内服橘皮汤下；腰膝痛者，患处贴之，盐汤下；唾血者，桑白皮汤下。以蛤粉为衣，其膏可收，十余年不坏，愈久愈烈。又治瘰疬，并用盐汤洗贴，酒下一丸。妇人经脉不通，甘草汤下。一切疥，别炼油少许，和膏涂之。虎犬并蛇蝎汤火刀斧伤，皆可内服外贴。

玄参　白芷　当归　肉桂　大黄　赤芍　生地黄各一两

㕮咀，用麻油二斤，入铜锅内，煎至黑，滤去渣，入黄丹十二两，再煎，滴水中，捻软硬得中，即成膏矣。予尝用，但治疮毒诸内痈，有奇效。忽一妇月经不行，腹结块作痛，贴之经行痛止。遂随前云，治证用之，无不有效，愈知此方之妙用也。

神异膏　治痈疽疮毒甚效，此疮疡中第一药也。

露蜂房孔多者，一两　蛇蜕盐水洗，焙，半两　玄参半两　黄芪三钱　男子发洗，如鸡子一团　杏仁去皮、尖，一两　黄丹十二两　真麻油二斤

先以玄参、杏仁、黄芪入油，煎至将黑色，方入蜂房、蛇蜕、乱发，再煎至黑，滤去渣，徐徐下黄丹，慢火煎，以柳枝不住手搅，滴水中，捻软硬得中，即成膏矣。

神效瓜蒌散　治乳痈初起肿痛，及一切痈疽，或脓出后余毒，亦宜用之。

黄瓜蒌子多者，一个　当归半两　生甘草半两　没药另研，一钱　乳香一钱

上酒，水煎服。

神效当归膏　治杖仆汤火疮毒，不问已溃未溃，肉虽伤而未坏者，用之自愈。肉已死而用之自溃，新肉易生。搽至肉色渐白，其毒始尽，生肌最速。如棍杖者，外皮不破，肉内糜烂，其外皮因内焮干缩，坚硬不溃，爬连好肉作痛。故俗云丁痂皮，致脓瘀无从而泄，内愈胀痛，腐溃益深，往往不待其溃，就行割去，而疮口开张，难以溃敛。怯弱之人，多成破伤风证，每致不救。若杖疮内有瘀血者，即用有锋芒磁片，于患处贬去，涂以此药，则丁痂自结，死肉自溃，脓秽自出，所溃亦浅，生肌之际，亦不结痂，又免皴揭之痛，殊有神效。盖当归、地黄、麻油、二蜡，主生肌止痛，补血续筋。与新肉相宜。此方余以刊行，治者

亦多用之。

当归一两 麻油六两 黄蜡一两 生地黄一两

上先将当归、地黄入油煎黑，去渣，入蜡溶化，候冷搅匀，即成膏矣。白蜡尤效。

十画

桔梗汤 治心脏发咳，咳而喉中如梗状，甚则咽肿喉痹。

桔梗三钱 甘草六钱

上水煎服。

桃仁承气汤 治血结胸中，手不可近；或中焦蓄血，寒热胸满，漱水不欲咽，善忘昏迷，其人如狂。

桃仁半两 大黄一两 甘草二钱 桂三钱 芒硝三钱

上每服一两，姜、水煎服。

破棺丹 治疮疡热极，汗多大渴，便秘谵语，或发狂结热之证。

大黄半生半熟，二两五钱 芒硝 甘草各二两

为末，炼蜜为丸，如弹子大。每服一丸，食后童便酒化下，白汤化服亦可。

换肌散 治疠风久不愈，或眉毛脱落，鼻梁崩坏，不月奏效如神。

白花蛇酒浸 黑花蛇酒浸，各三两 地龙去土 当归 细辛 白芷 天麻 蔓荆子 威灵仙 荆芥穗 菊花 苦参 沙参 木贼草 白蒺藜炒 不灰木 甘草 天冬去心 赤芍 九节菖蒲 定风草 何首乌不犯铁 胡麻子炒 草乌炮，去皮、脐 川芎 苍术 木鳖子各一两

上各另为末，每服五钱，温酒调下，食后，酒多尤妙。

柴胡饮 治小儿骨蒸疳气，五心烦热，日晡转甚，口干无味，渴多身瘦，胸满痰多，小便黄色，食减神昏。

北柴胡去芦，净洗 人参去芦 当归酒洗 黄芩 赤芍 甘草炙，各一两 大黄生用 桔梗去芦，锉，炒 北五味子去梗 半夏各五两

上药㕮咀。

柴胡清肝散又名柴胡栀子散 治肝经怒火，风热传脾，唇肿裂，或患茧唇。

柴胡　黄芩炒，各一钱　黄连炒　栀子炒，各七分　当归一钱　川芎六分　生地黄一钱　升麻八分　牡丹皮一钱　甘草三分

上水煎服。若脾胃弱，去黄芩、黄连，加白术、茯苓。

柴胡疏肝散　治怒火伤肝，胁痛，血菀于上，呕血，脉弦数者。

柴胡二钱　橘皮醋炒，二钱　川芎一钱半　芍药一钱半　枳壳炒，一钱半　甘草炙，五分　香附醋炒，一钱半　栀子姜汁炒黑，一钱　煨姜一片

水煎，食前温服。

逍遥散　即加味逍遥散去山栀、牡丹皮。

射干连翘散　治寒热瘰疬。

射干　连翘　玄参　赤芍　木香　升麻　前胡　栀子　当归　甘草炙，各七分　大黄炒，二钱

作一剂，水二钟，煎八分，食后服。

益气养荣汤　治抑郁瘰疬，或四肢患肿，肉色不变，或日晡发热，或溃而不敛。

人参　茯苓　陈皮　贝母　香附　当归酒拌　川芎　黄芪盐水拌炒　熟地黄酒拌　芍药炒，各一钱　甘草炙　桔梗炒，各五分　白术炒，二钱

作一剂，水二钟，姜三片，煎八分，食远服。如胸膈痞，加枳壳、香附各一钱，人参、熟地黄各减二分。饮食不甘，暂加厚朴、苍术。往来寒热，加柴胡、地骨皮。脓溃作渴，加人参、黄芪、当归、白术。脓多或清，加当归、川芎。胁下痛或痞，加青皮、木香。肌肉生迟，加白蔹、官桂。痰多，加橘红、半夏。口干，加五味子、麦冬。发热，加柴胡、黄芩。渴不止，加知母、赤小豆，俱酒拌炒。脓不止，倍加人参、黄芪、当归。

益母草丸

用益母草一味。五月采阴干，石器为末，炼蜜丸弹子大。临产以童便和温酒化下。

凉膈散　治积热疮疡焮痛，发热烦渴，大便秘，及咽肿痛，或生疮毒。

连翘一钱　栀子炒　大黄炒　薄荷　黄芩各五分　甘草一钱半　朴硝五分

作一剂，水二钟，煎八分，食远服。或为末，每服五钱，水一钟，煎七分，温服亦可。

消风散　治风热瘾疹痒痛，或脓水淋漓，或头皮肿痒。

荆芥穗　甘草炙，各二钱　陈皮五钱　人参　白僵蚕炒　茯苓　防风　川芎　蝉壳去土　羌活　藿香各一两　厚朴姜制，五钱

上每服五钱，姜、水煎。

消凉饮

连翘一两　栀子　大黄　薄荷叶　黄芩各五分　甘草一两半

每服一两，水煎服。

润肠丸　治伏火风热，大肠干燥。治脾胃伏火，伤血或失血，大肠干燥，大便不通；或风热血结，便秘食少。若达失血，或因肾不足当滋肾，最忌此丸。

麻子仁　桃仁去皮、尖，另研　羌活　当归尾　大黄煨　皂角仁各一两　秦艽五钱

上为末，炼蜜或猪胆汁丸桐子大。每服三五十丸，食前滚汤下。如燥粪在肛门之间，用胆汁导之即通。若因津液干涸不通，当补血气。

调中益气汤　治湿热所伤，体重烦闷，口失滋味，二便清数，或痰嗽稠黏、热壅头目、体倦少食等症。

黄芪一钱　人参去芦　甘草　苍术各五分　柴胡　橘皮　升麻　木香各二分

上水煎，空心服。

桑木灸法　治发背不起发，或瘀肉不腐溃，阴疮瘰疬，流注臁疮，顽疮恶疮，久不愈者，须急用此法，未溃则拔毒止痛，已溃则补接阳气，诚良方也。

用桑木燃着，吹熄焰，用火灸患处，每次灸片时，以瘀肉腐动为度。丹溪云：火以畅达，拔引郁毒。此从治之意也。

十一画

黄芩清肺饮　治肺热小便不利，宜用此药清之。

黄芩一钱　栀子二钱

上水煎服。不利，加盐豉二十粒。

黄芪人参汤　治溃疡虚热，无睡少食，或秽气所触作痛。

黄芪盐水拌炒，二钱　人参　白术炒　麦冬去心　当归身酒拌　苍术米泔浸，各一钱　甘草炒　陈皮　升麻　神曲炒，各五分　黄柏酒制炒，三分　五味子捣炒，九粒

作一剂，水二钟，姜三片，枣一枚，煎八分，食远服。

黄连消毒散 治脑疽，或背疽，肿势外散，疼痛发焮，或不痛麻木，服此。更宜隔蒜灸之。

黄连酒拌 羌活 黄柏 黄芩酒拌 生地黄 知母 独活 防风 当归尾酒拌 连翘各一钱 黄芪盐水炒，二钱 苏木 藁本 防己酒拌 桔梗 陈皮 泽泻 人参 甘草炒，各五分

作一剂，水二钟，姜三片，煎八分，食后服。

黄连解毒汤 治积热疮疡，焮肿作痛，烦躁饮冷，脉洪数，或口舌生疮，或疫毒发狂。

黄芩 黄柏炒 黄连炒 栀子各一钱半

作一剂，水二钟，煎七分，热服。

梅仁汤 治肠痈壅痛，大便秘涩。

梅仁去皮、尖，九个 大黄炒 牡丹皮 芒硝各一钱 冬瓜仁研，三钱 犀角镑末，一钱

上水煎，入犀末服。

排脓散 治肺痈吐脓后，宜服此排脓补肺。

嫩黄芪盐水拌炒 白芷 五味子研，炒 人参各等份

为细末，每服三钱，食后，蜜汤调下。

麻子仁

麻子仁 桃仁去皮、尖，另研，各一两 羌活 当归尾 大黄煨 皂角仁 秦艽各五钱

上另研为末，炼蜜丸，猪胆汁丸尤妙。每服三十丸，食前滚汤下。若燥在直肠，用猪胆汁导之，亦忌前药。

清心莲子饮 治口舌生疮，烦躁作渴，小便赤涩，口干便浊，夜间安静，昼则举发，此热在血分。

黄芩 石莲肉 茯苓 黄芪炒 柴胡 人参各一钱 麦冬 地骨皮 车前子炒 甘草各一钱半

上水煎服。

清肝解郁汤 治肝经血虚风热，或肝经郁火伤血，乳内结核，或为肿溃不愈。凡肝胆经血气不和之证，皆宜用此药。

人参一钱 柴胡八分 白术一钱五分 牡丹皮八钱 茯苓一钱 陈皮八分 甘草五分 当归一钱五分 贝母一钱 川芎八分 栀子炒 芍药炒 熟地黄各一钱

上水煎服。

清胃散　治热毒在表，以此发散之。

升麻　白芷　防风　白芍　干葛　甘草　当归　川芎　羌活　麻黄　紫浮萍　木贼草各等份

上每服五七钱，水煎。

又方　治血伤火盛。或胃经湿热，唇口肿痛，牙龈溃烂；或发热恶寒等症。

生地黄五分　升麻一钱　牡丹皮五分　黄连五分　当归酒洗，五分

用水煎服。如痛未止，黄芩、石膏、大黄之类，皆可量加。

清咽消毒散　治咽喉生疮肿痛，痰涎壅盛；或口舌生疮，大便秘结。即荆防败毒散加黄芩、黄连、芒硝、大黄。

川芎　茯苓　枳壳　前胡　柴胡　羌活　独活　荆芥　防风各一钱　黄芩　黄连　芒硝　大黄

清燥汤　治跌仆疮疡，血气损伤；或溃后气血虚怯，湿热乘之，遍身酸软；或秋夏湿热太甚，肺金受邪，绝寒水生化之源，肾无所养，小便赤涩，大便不调；或腰腿痿软，口干作渴，体重麻木；或头目晕眩，饮食少思；或自汗体倦，胸满气促；或气高而喘，身热而烦。

黄芪一钱五分　苍术一钱　白术　陈皮　泽泻各五分　五味子九粒　白茯苓　人参　升麻各五分　麦冬　当归身　生地黄　神曲炒　猪苓　酒黄柏各五分　柴胡　黄连　甘草炙，各三分

上姜，水煎服。湿痰率先盛，参、芪、归、地之类，可暂减之。

十二画

越鞠丸　治六郁，胸膈痞满，呕吐吞酸，或湿热腹胀、腿脚酸疼等症。

苍术炒　神曲炒　香附　山楂　栀子炒　抚芎　麦芽炒，各等份

上各另为末，水调炒曲、面，糊为丸，桐子大。每服五七十丸，白滚汤下。

散肿溃坚汤　治马刀疮，坚硬如石，或在耳下，或至缺盆，或在肩上，或至胁下，皆手足少阳经；及瘰疬发于颏，或至颊车，坚而不溃，乃足阳明经中证，或已破流脓水。

柴胡四分　升麻二分　龙胆草酒炒，五分　连翘三分　黄芩酒炒，八分半　甘草炙，三分　桔梗五分　昆布五分　当归尾酒拌　白芍炒，各二分　黄柏酒炒，五分　知母酒炒，五分　葛根　黄连　三棱酒拌，微炒　广木香各三分　天花粉五分

作一剂，水二钟，煎八分，食后服。

椒仁丸　治先因经水断绝，后致四肢浮肿，小便不通，血化为水。

椒仁　甘遂　续随子去皮，研　附子炮　郁李仁　黑牵牛　五灵脂研碎　当归　吴茱萸　延胡索各五钱　芫花醋浸，一钱　石膏　蚖青去头、翅、足，同糯米炒黄，去米不用，十枚　斑蝥糯米炒黄，去米不用，十个　胆矾各一钱

上为末，面糊为丸，如豌豆大。每服一丸，橘皮汤下。

此方药虽峻利，所用不多。若畏而不服，有养病害身之患。常治虚弱之人，亦未见其有误也。

遇仙无比丸　治瘰疬未成脓，其人气体如常，宜服此丸。形气觉衰者，宜先服益气养荣汤，待血气少充，方服此丸。核消后，仍服前汤。如溃后有瘀肉者，宜用针头散，更不敛，亦宜服此丸。敛后，再服前汤。

白术炒　槟榔　防风　黑牵牛半生半炒　密陀僧　郁李仁汤泡，去皮　斑蝥去翅、足，用糯米同炒，去米不用　甘草各五钱

为细末，水糊丸，梧子大。每服二十丸，早、晚煎甘草槟榔汤下。服至月许，觉腹中微痛，自小便中取下疬毒，如鱼目状，已破者自合，未脓者自消。

黑丸子又名和血定痛丸　治跌仆坠堕，筋骨疼痛，或瘀血壅肿，或风寒肢体作痛。若流注膝风，初结服之自消。若溃而脓清发热，与补气血药兼服自敛。

百草霜　白芍各一两　赤小豆一两六钱　川乌炮，三钱　白蔹一两六钱　白及　当归各八钱　南星泡，三钱　牛膝焙，六钱　骨碎补焙，六钱

上各另为末，酒糊丸桐子大。每服二三十丸，盐汤、温酒送下。孕妇勿服。

滋肾丸　治热在血分，不渴而小便不利；或肾虚足热，腿膝无力，不能履地。

知母　黄柏各酒炒，各二两　肉桂二钱

上各另为末，水丸桐子大。每服二百丸，空心白滚汤下。

犀角地黄汤　治血虚火盛，血妄行，吐衄便下。若因忿怒而致，加栀子、柴胡。

犀角镑末　生地黄　白芍　牡丹皮各一钱半

上水煎，倾出，入犀角末服之。

隔蒜灸法　治一切疮毒，大痛或不痛；或麻木如痛者，灸至不痛；不痛者灸至痛，其毒随火而散。盖火以畅达，拔引郁毒，此从治之法也，有回生之功。

用大蒜头去皮，切三文钱厚，安疮头上，用艾壮于蒜上，灸之三壮，换蒜复灸，未成者即消，已成者亦杀其大势，不能为害。如疮大，用蒜捣烂摊患处，将艾铺上烧之，蒜败再换。如不痛，或不作脓，及不起发，或阴疮，尤宜多灸；灸而仍不痛，不作脓，不起发者不治，此气血虚极也。

十三画

愈风丹　治诸风肢体麻木、手足不遂等症。

天麻　牛膝同酒浸，焙干　萆薢另研细　玄参各六两　杜仲七两　羌活十四两　当归　熟地黄自制　生地黄各一斤　独活五两　肉桂三两

上为末，炼蜜丸桐子大。常服五七十丸，病大至百丸，空心食前，温酒或白汤下。

十五画

醉仙散　治疠风。

胡麻子　牛蒡子　枸杞子　蔓荆子各炒，各一两　白蒺藜　天花粉　苦参　防风各五钱

上为末，每一两五钱，入轻粉二钱拌匀，每服一钱，茶清调，晨、午各一服。至五七日于牙缝中出臭涎，令人如醉，或下脓血，病根乃去。仍量人轻重虚实用，病重者须先以再造散下之，候元气将复，方用此药。忌一切炙煿厚味，止或食淡粥时菜。诸蛇以淡酒蒸熟食之，可以助药势。

十六画

薏苡仁汤　治风热，唇口瞤动，或结核，或浮肿。

薏苡仁炒　防己　赤小豆　炙甘草各等份

上水煎服。

又方　治肠痈腹中疞痛，或胀满不食，小便涩。妇人产后多有此病，纵非痈，服之尤效。

薏苡仁　瓜蒌仁各三钱　牡丹皮　桃仁去皮、尖，各二钱

作一剂，水二钟，煎八分，空心服。

十八画

藜芦膏　治一切疮疽，肉突出，不问大小长短。

用藜芦一味为末，以生猪脂和研如膏，涂患处，周日易之。

十九画

藿香正气散　治外感风寒，内停饮食，头疼寒热，或霍乱泄泻，或作疟疾。

桔梗　大腹皮　紫苏　茯苓　厚朴制，各一钱　甘草炙，五分　藿香一钱五分

上姜、枣，水煎，热服。